Bezugsquellen

Aktivkalk Dr. Metz, 20g täglich (2 EL) entsprechen ca. 500 mg pflanzlichem Calcium oder pflanzliches Kalkpräparat *Ovocalcin-forte*, Apotheken

Alfalfa-Samen, Kräuter, Gewürze,Tee aus biologischem Anbau: nur natur, 08179-5368

Alfalfapflanzen-Preßlinge: Manfred Oetinger, Ruckhardthauser Str. 7. 74613 Öhringen

Aloe Vera-Essenz: Verlag Ernährung und Gesundheit, Leostr.14, 81375 München

Aminosäure Lysin: Carnisin-Kautabletten von Rosesse Pharma SA, Belgien (Apotheken)

Aminorheum-Kapseln: See-Apotheke, Tel. 06202-65533 oder*Gelacet*-Pulver (Apotheken)

Anti-Grau-Vitamin-Komplex sowie hochdosierter *Vitamin-B-Komplex mit Magnesium:* Centropa-Pharma, D-80337 München, Tel. 089-532554, Fax: 089-5380405

Boretsch-, Nachtkerzen- und Vitamin-E-Öl natürlicher Herkunft: Centropa-Pharma

Citricidin, Grapefruitsamenpulver in Kapseln: Centropa-Pharma

Gemüsebrühpulver hefefrei von Demeter und *Süßmolke-Pulver:* Naturkost Michael Raab, Kellerstraße 15, D-85283 Wolnzach, Tel. 08442-4422

Haifisch-Knorpel-Pulver: Centropa-Pharma, D-80337 München, Waltherst. 32; 089-532554

Kieselsäure-Gel: Eubiona Naturwaren GmbH, Postfach 1203, D-79217 Staufen

La-Pacho-Tee, reinste Baumrinde, kein Verschnitt! Spira-Versand, 82312 Starnberg

Lecithin-Granulat: Lecibon von Vitacron, Postfach, D-82140 Olching (oder Vitacron-Depot) und Buerlecithin Compact-Faszikel (Apotheken,Drogerien)

Magnerot von Wörwag, Orotsäure mit 500 mg Magnesium (Apotheken)

Orgon-Badesalz: Orgon GmbH, Hahnhoff 3, D-48301 Nottuln, Tel. 02502-6685

Papaya-Früchte: Exotik-Müller, 80331 München, Viktualienmarkt 2/25, Tel. 089-267780.

Papaya-Granulat und -Kernpulver: Spira-Versand, Postfach 3107, D-82312 Starnberg

Propolis-Tropfen: Bienenheil Naturmittel GmbH, Baden-Baden, Tel. 07221-31047

ProSeed Grapefruitsamen-Extrakt: Spira-Versand, D-82312 Starnberg

Schindele's Mineralien: R. Schindele, A-3122 Gansbach-Kicking, Tel. 0043-2753-289

Selen hefefrei plus Vitamin E von Sanatur (Apotheken; Auslieferung: Wira, Tel. 07162-8073) oder Spira-Versand, Postfach 3107, 82312 Starnberg, Tel. 08151-28777

Sentolöl: Medafarm AG, Kaspar-Pfeiffer-Str. 4, CH-4142 Münchenstein, 0041-61-4114232

Spirulina platensis als Pulver oder inTablettenform: Spira-Versand, 82312 Starnberg

Stuplich-Topf: Rai Stuplich, Görgenstr. 7, D-56068 Koblenz, Tel. 0261-32277

Vitamin C 500 mg calciumgepuffertes Vitamin C mit 50 mg Rutin, 75 mg Bioflavonoiden natürlicher Herkunft: Centropa-Pharma, Tel. 089-532554

Vit-Antox-M, Freie-Radikalen-Fänger: See-Apotheke, 68775 Ketsch, Tel. 0602-65533.

Weizengras-Entsafter: Verlag Ernährung und Gesundheit, Tel. 089-716134

Weizengras- und Gerstengraspulver, gemischt und pur aus Bioanbau, USA: Nature-Power-Sytem, Heinz Mülders, 81377 München, Franz-Senn-Str. 13, Tel. 089-717068

Zahnreinigungspulver Sapodent aus Yucca-Blättern: A. Holmeier, Tel. 089-302906

Nützliches für die natürliche Darmanregung und Reinigung

Aloe barbadensis-Pulver, natürliches, mildes Abführmittel: Centropa-Pharma

Bittersalz oder *Glaubersalz* nach Anleitung des Apothekers

Chufas-Erdmandelflocken, vakuumverpackt (Darm-Ballaststoffe, Apotheken)

Flohsamen-Schalen (Natupur und Berling's, Reformhaus), ideal zum Heilfasten!

Papaya-Granulat- und *Papaya-Kernpulver* aus Bio-Anbau: Spira-Versand

Superdophilus, MFA-Acidophilus und *Pro-Bionate,* milchfrei: Gesundheitskontor (früher Ostallgäu), Postfach 22, D-24851 Eggebek, Tel. 04609-388

Yacca plus Gerstengrün für schonende Generalreinigung, bes. Dickdarm; entzündungshemmend bei Rheuma und Arthritis. Info-Material und Bestellung: A. Holmeier, Ansprengerstraße 25, 80803 München, Tel. 089-302906

Klyso-Pumpe (80 cm) ermöglicht mehrmalige Darmspülungen ohne lästiges Schlauch Ein- und Ausschieben (beim Einlauf nötig); handlich für zu Hause und auf Reisen; von Verfa GmbH, Postf. 4105, D-89031 Ulm oder Apotheke

Der Darmsanierungsplan von Prof. Herget kann von jedem Hausarzt angefordert werden: Zentrum für Chirurgie und Urologie, Justus-v. Liebig-Universität, 35392 Gießen

Darmsanierung, Candida- u. ganzheitliche Krebstherapie: Institut für biologische Medizin und angewandte Ernährungstherapie (Privatklinik); Leitung HP Wolfgang Spiller, Niedere Str. 24, 78050 Villingen, Tel. 07721-4503

Seminare über Anti-Candida- und Krebs-Thematik, Entsäuerung und sicheres Heilfasten finden mit Frau Halima Neumann, Gesundheitsberaterin, (7-14 Tage in kleinen Gruppen im Münchner Raum) am Starnberger See statt. Sie lernen u.a. Ihre Frischzell-Nahrung selbst herzustellen und können mit Ihrem individuellen Diätplan das Erlernte zu Hause in den Alltag integrieren.

Information und Anmeldung: Fürhoff-Verlag, Postfach 3107
D-82312 Starnberg, Tel. 08151-28899

BUCHVERSAND: "Stop der Azidose" DM 29,50 zuzüglich DM 3,50 Versand
"Stop dem Krebs u. MS-Erkrankung" DM 13,- plus 2,50 Vsd.

AKASHA-Buchhandlung, Buttermelcherstr. 3, 80469 München, Tel. 089-222958; GESUNDHEITSBUCHHANDLUNG, Fraunhoferstr. 21, 80469 München und Fürhoff-Verlag, Postfach 3107, D-82312 Starnberg; Versand gegen Vorauskasse

Kassetten mit Halima Neumann: Entsäuerungsübungen u. Tiefenatmung DM 20,-
Aktivierung der Selbstheilungskräfte mit Atem- u. Visualisierungsübungen DM 25,-
(instrumental und vokal), erhältlich beim Spira-Versand, Postfach 3107,
D-82312 Starnberg (Vorauskasse zuzüglich Versandkosten DM 4,-).

Halima Neumann

Stop der Azidose, Allergien und Haarausfall

Halima Neumann

Stop der Azidose, Allergien und Haarausfall

Ursachen, Vorbeugung, Hilfen

Mit 2 Tabellen und einer Kopfzonenkarte

4. erweiterte Auflage

Fürhoff-Verlag
Starnberg

Die Deutsche Bibliothek
CIP-Einheitsaufnahme

Neumann, Halima:

Stop der Azidose, Allergien und Haarausfall; Ursachen, Vorbeugung, Hilfen
Mit 2 Tabellen und einer Kopfzonenkarte
-4. Auflage-Starnberg: Fürhoff, 1994-
ISBN 3-928469-04-5

Printed in CS

ISBN 3-928469-04-5

Inhaltsverzeichnis

Vorwort

Umweltschutz beginnt in unserem Körperzellstaat, direkt unter der Haut! Es wird viel über Umweltschutz, sauren Regen und sauren Boden geredet, jedoch nicht darüber, wie wir unseren Körperzellstaat vor den menschenfeindlichen Umwelteinflüssen schützen können. Die meisten Menschen leben in einem ständigen inneren Kriegszustand, da ihre Immunabwehr täglich Heere von Killerzellen gegen chemische Fremdsubstanzen, Viren und Bakterien aussenden muß. Von den über dreihundert zugelassenen Lebensmittelchemikalien müssen die meisten durch die Antikörper der Immunabwehr unschädlich gemacht werden. Die denaturierten Lebensmittel der Supermärkte, Kantinen und Schnell-Imbißecken sind durchweg säurebildende Mastkost.

Über neunzig Prozent unserer heutigen Krankheitsbilder stehen im direkten Zusammenhang mit Übersäuerungsschäden, wobei die Ausscheidungsorgane am meisten in Mitleidenschaft gezogen werden. Nach der chinesischen Heilungslehre wird mit Recht der Darm als die Wurzel des Lebensbaumes Mensch bezeichnet. Der etwa fünf Meter lange Dünndarm ist die wichtigste Umwandlungsstätte von fester Nahrung zur Zellnahrung, außerdem sind über achtzig Prozent der Immunabwehrfunktionen von der Gesundheit des Dünndarms abhängig. Darmpflege ist lebenswichtiger als "Außenpflege", denn je nach dem Grad der Darmverschlackung und sauren Gärung im Darm steht oder fällt der Lebensbaum. Wie die Baumwurzeln können die Organe aus übersäuerten Körperflüssigkeiten keine ausreichenden Nährstoffe mehr erhalten.

Ist die Übersäuerung bis zum Haarausfall fortgeschritten, haben wir trotz zunehmender Umweltbelastung eine Chance, uns gegen weitere Gesundheitsschäden zu wehren. Mit dem Wissen, "Gesundheit ist erlernbar" und der Willensstärke, dieses Wissen in die Tat umzusetzen, können wir uns aus der Angst vor dem Krankwerden und von der Krankheit selbst befreien. Jeder Gedanke und jeder Schritt auf dieses Ziel hin läßt uns um einen Tag an Leib und Seele gesünder werden. Damit Sie schneller zu diesem Ziel gelangen, habe ich auf meinem langjährigen Weg um die halbe Welt nach erfolgloser Chemotherapie und fast gänzlich zerstörtem Körperzellstaat alle hilfreichen Hinweise und Erfahrungen in diesem Buch zusammengetragen.

Wir können mit angewandtem Wissen ein Verständnis für unseren genialen Körperzellstaat entwickeln, seine Funktionen und Auswirkungen auf unser Gemüt und Wohlbefinden begreifen lernen und haben somit die beste Medizin gegen Angst und vorzeitiges Altern - das Zellsterben - in unserer Hand.

Was sind Basen und Säuren?

Säuren und Basen lassen sich am besten mit dem in Apotheken und Drogerien erhältlichen Lackmus- oder Indikatorpapier unterscheiden, denn die Zungenprobe ist nicht immer verläßlich und bei einigen Säuren und Basen auch lebensgefährlich. Lackmus ist der Farbstoff einer Flechtenart, der sich durch Säuren rot färbt. Auch Blaukraut wird bei Zugabe von Essig rot. Wird Lackmuspapier durch eine Flüssigkeit rot gefärbt, sagt man, "sie reagiert sauer". Die Bezeichnung Sauerstoff hat nichts mit einer sauren Reaktion zu tun, sondern ist historisch bedingt: Vor 200 Jahren hatte der Chemiker Lavoisier die Theorie, daß Säuren Sauerstoff enthalten. So entstand der wissenschaftliche Name Oxygenium, das heißt Säurebildner, auf deutsch Sauerstoff. Erst 100 Jahre später fand Justus von Liebig, daß Säuren Wasserstoffverbindungen sind.

Säuren bestehen demnach aus Wasserstoff (Hydrogenium, abgekürzt H) und dem sogenannten Säurerest (Sauerstoffverbindungen vor allem der Nichtmetalle Phosphor, Schwefel, Chlor und Kohlenstoff). Metalle, besonders die Erd- und Alkalimetalle Natrium, Kalium, Calcium und Magnesium, können den Wasserstoff der Säure ersetzen und mit dem Säurerest Verbindungen eingehen, die man Salze nennt und die nicht mehr sauer reagieren.

Für den Chemiker ist das Gegenteil von "sauer" nicht "süß", sondern basisch oder alkalisch. Denn die Erd- und Alkalimetalle können auch die Stelle des Wasserstoffs im normalen Wasser einnehmen. Es bilden sich basisch reagierende wässrige Lösungen, die sogenannten Alkalien oder Laugen. Als bezeichnenden "Rest" enthalten Basen nicht einfach nur Sauerstoff (symbolisch O für Oxygenium), sondern eine Gruppe aus Sauerstoff und Wasserstoff, die sogenannte Hydroxyl- oder OH-Gruppe. Basen färben rotes Lackmuspapier blau.

Basen und Säuren verbinden sich unter Wärmeentwicklung zu Wasser, das nicht mehr basisch oder sauer reagiert, und einem Salz (Neutralisation). Beispielsweise neutralisieren sich so gefährliche Lösungen wie Natronlauge und Salzsäure zu dem harmlosen Kochsalz.

Um die Stärke der Basen und Säuren zu bestimmen, benutzt man den pH-Wert (potentia hydrogenii, Wirksamkeit des Wasserstoffs). In wässrigen Lösungen spalten sich geladene Teilchen ab: bei den Säuren positive Wasserstoff-Ionen (H^+), bei den Basen negative Hydroxyl-Ionen (OH^-). Der pH-Wert ist ein Maß für die Konzentration der Wasserstoff-Ionen in einem Liter Lösung. Reines neutrales Wasser enthält gleich viele Ionen beider Gruppen, nämlich 10^{-7} oder ein Zehnmillionstel (oder 1 g in 10.000 Liter Wasser); pH 7 ist die vereinfachte Schreibweise, wobei nur noch der Exponent ohne das Vorzeichen angegeben wird. Alle Werte von pH 1 bis 6,9 gelten als sauer, 7 neutral und 7,1 bis 14 basisch.

Ein Mindestmaß an Säuren benötigt der Organismus, da diese durch Verbrennung zur Energiegewinnung beitragen. Daher ist ursprünglich in der Natur keine Substanz absolut sauer oder basisch. Säuren und Basen sind aber nicht nur ge-

gensätzlich, sie ergänzen sich auch. Am besten drückt dies die fernöstliche Betrachtungsweise aus. Dort war man bestrebt, im harmonischen Ausgleich mit der Natur zu leben, während wir im Westen gewohnt sind, alles einem dualistischen Prinzip (positiv - negativ, heiß - kalt) unterzuordnen.

Basen und Säuren im Körper

Beim gesunden Stoffwechsel entstehen hauptsächlich saure Endprodukte, besonders beim Abbau der Proteine, und Kohlendioxid beim Abbau der Fette und Kohlehydrate. Unter gewissen Bedingungen bilden sich spezielle Säuren, beispielsweise Milchsäure bei der Muskelkontraktion. Der gesunde Körper scheidet die überschüssigen Säuren über die Nieren und Lungen aus. Auf diese Weise wird ein Basen-Säure-Gleichgewicht mit dem schwach basischen pH-Wert 7,4 beibehalten. Dieser Vorgang wird durch eine basenüberschüssige Ernährungsweise unterstützt. Bei Störungen des Stoffwechselgeschehens oder Erkrankungen der Ausscheidungsorgane kommt es zur Übersäuerung (Azidose).

Der Säureanteil in der Nahrung hat zu einem bestimmten Teil seine notwendige Berechtigung. Basenüberschüssige Nahrungsmittel (Gemüse, Keimlinge, Obst und andere) enthalten Salze (vor allem des Kaliums), deren Säureanteil bei der Verstoffwechselung zur Energiegewinnung "verbrannt" wird, wie der Biochemiker sagt. Die basischen Anteile bleiben übrig. Bei säureüberschüssiger Ernährung (Fleisch, Fisch, Eier und andere) fehlen diese Anteile. Dieser Umstand führt irgendwann zu Störungen im Basen-Säure-Haushalt: der Körper kann nicht mehr auf normal verfügbare basische Reserven zurückgreifen, um die hohen Säureanteile abzupuffern und auszuscheiden. Die erforderliche Ausscheidung anderer saurer Stoffwechselprodukte wird beeinträchtigt, die Ablagerung beispielsweise von Harnsäure im Gewebe nimmt zu, die Folge sind Rheuma, Gicht usw.

Je mehr Säuren in den Blutstrom gelangen, um so mehr werden die basischen Mineralstoffbestände im Körper abgebaut; in erster Linie wird zum Abpuffern der Säuren das basische Calcium dem Gewebe und den Knochen entzogen. Sind mit fortschreitender Übersäuerung die letzten Mineralstoffreserven erschöpft, versucht der Körperzellstaat - bevor er die Knochensubstanz anzapft - die überschüssigen Säuren als Schlacken-Depots in für den Blutkreislauf weniger wichtige Körperbereiche abzuschieben. In diesen Säurehalden werden ebenso alle für den Körperzellstaat nicht ausscheidbaren und hinderlichen Stoffwechselschlacken zunächst entladen; meistens in das tiefere Bindegewebe. Bei nächster Gelegenheit versucht er dann, diesen Abfall mit Hilfe des "Heilfiebers" abzubrennen, falls er nicht durch Antibiotikageschosse an diesem natürlichen Aufräumungsvorgang gehindert wird. Leider ist dies meistens der Fall mit der Folge, daß das gesamte Immunsystem geschwächt wird.

Wiederholt reagiert der Körperzellstaat mit der Notwehrmaßnahme Fieber, um den Enzündungsherd abzubrennen. Werden abermals Medikamente eingesetzt, entwickelt sich die gefährliche Kettenreaktion weiter: der künstlich unterdrückte Entzündungsherd verkapselt sich zuerst einmal, die Ursache Stoffwechselgifte und Säureschlacken ist jedoch nicht behoben. Diese verkapselten Herde geben weiterhin Giftstoffe in die Blutbahn ab, schwächen die Immunabwehr und wir selbst fühlen uns trotz besiegtem Fieber abgeschlafft. Bei der geringsten Belastungsprobe bricht unser Immunsystem zusammen und es kann zu einem massiven, für alle Organe gefährdenden Infekt kommen. Einerseits setzt die Schulmedizin künstlich erzeugtes Fieber (Hyperthermie) zum Verbrennen und Auflösen von Tumorzellen erfolgreich ein, bekämpft jedoch auf der anderen Seite diesen natürlichen Reinigungs- und Heilprozeß. Je länger und massiver solche Azidose-Folgeschäden nur mit Symptombehandlung angegangen werden, um so schneller ersticken die gesunden Zellen in den Gift- und Schlackstoffen, die sich weiterhin anhäufen. Alle Pharma-Medikamente und der Streßfaktor "Sich-krank-fühlen" versäuern zusätzlich die Körperflüssigkeiten; dadurch leiden die gesunden Zellen zunehmend an Nährstoff- und Sauerstoffmangel, die Lebensenergie baut ab.

Die Körperflüssigkeit ist für die Zelle, was die Erde für die Pflanze ist.

Ist der Stoffwechselprozeß träge, verwandeln sich die nicht ausscheidbaren toten Zellen zu Säuren. Das daraus resultierende saure Milieu der Körperflüssigkeiten kann normale Zellen zu bösartigen Zellen (Wucherzellen) ausarten lassen. *Azidität (Übersäuerung) in den Zellzwischenräumen greift Nervenzellen an, die mit dem Gehirn verbunden sind, während die sauren Säfte in der Zelle den Zellkern und das Zellwachstum schädigen.*

Mit welchen Säuren belasten wir unseren Körperzellstaat?

Die Entfernung des Menschen in unserer Zivilisation von den Naturgesetzen und der Naturnahrung hat zunehmend mehr säuernde "Zuchtnahrung" auf den Markt gebracht. Kühe geben keine Sauermilch, noch trinkt diese ein Kalb oder eine Katze; auch ist die Muttermilch basisch. Alle erhitzten Milchsäureprodukte entziehen, wie alle anderen Säuren (Essigsäure, Gärungssäure etc.), dem Körper lebenswichtige Mineralstoffe; erstrangig den phosphorsauren Kalk aus den Knochen und weichen Geweben. Die pseudowissenschaftliche Propaganda "eßt gesundheitsfördernde Milchsäure-Produkte" widerlegten der deutsche Chemiker Fred W. Koch, in USA Prof. Pitts und Prof. McClure. Prof. M. v. Ardenne stellte fest, daß das Herz den Säuretod stirbt, wenn im Zellgewebe ein pH-Wert von 6,2 (also saurer Bereich) vorliegt, der auf eine entsprechende Milchsäurekonzentration von pH 2,5 - 3,5 zurückzuführen ist. Testversuche mit Menschen ergaben, daß diese nach täglich wiederholten Milchsäureinjektionen ein extrem aggressives Verhalten zeigten. Es ist bekannt, daß Pflanzen in saurer Erde langsam eingehen: nachdem robuste Testpflanzen einige Wochen mit Milchsäure begossen wurden, starben diese bedeutend schneller ab.

Wir schädigen unseren Zellstaat außer mit säuernden Zellschlacken mit säuernder Nahrung (s. Basen-Säure-Tabelle). Den Nieren obliegt die Aufgabe, überschüssige Säuren auszuscheiden; diese werden durch die tägliche Säureflut überbelastet (verursacht durch Streß, falsche Ernährungsweise, Chemie- und Umweltgifte). Die geschwächten Nieren können die durch säuernde Nahrung ständig im Körper entstehenden Säuren wie Essigsäure, Milchsäure und Schwefelsäure nicht mehr ausreichend ausscheiden; dadurch entsteht ein Rückstau der sauren

Körpersäfte in den Lymphbahnen. Der Körper schwemmt auf, ist aufgedunsen (Wasserstau) und zeigt Ödeme, indem er versucht, die Giftstoffe durch Zurückhalten von Flüssigkeit zu verdünnen. Bei Versulzung der Säuren können die Lymphknoten anschwellen. Die sich immer mehr ausbreitende Pilzerkrankung Candida albicans, eine Begleiterscheinung der Azidose, schädigt durch Stoffwechselgifte (Ammoniak und andere) massiv die Leber und die Gehirnzellen.

Ein Überkonsum von Fett erzeugt ein saures Milieu in den Körperflüssigkeiten. Das wasserunlösliche Fett (besonders wenn erhitzt) gelangt in die Arterien und verstopft die Kapillargefäße; die Versorgung der Zellen mit Nährstoffen und Sauerstoff über das Blut wird dadurch behindert.

Der übliche übermäßige Proteinkonsum trägt beträchtlich zur Azidose bei. Das überschüssige Eiweiß wird aufgespalten und zu Harnstoff abgebaut. Der menschliche Organismus kann nur ca. 2 % der Harnsäure neutralisieren, der Rest greift die feinen Filterkanäle in den Nieren an (s. Nützliche Aufklärung, Purine). Dieser Harnstoff veranlaßt die Nieren zur vermehrten Wasserausscheidung (Harndrang) und damit werden die für die Säureneutralisation so notwendigen basenbildenden Mineralstoffe mit ausgeschieden; eine Mitursache von Calcium-, Kalium- und Magnesiumverlust. Purine sind nicht nur in tierischen Nahrungsmitteln, auch in den Genußmitteln wie Kaffee, Schwarztee, Kakao, also auch in Schokolade und Schokoladengetränken reichlich enthalten. Dies ist auch ein Grund, daß bei übermäßigem Verzehr dieser säurebildenden "Süchtigmacher" früher oder später Nierenschäden und Gicht auftreten. Die Nebennierenrinden beeinflußen weitgehend den Hormonhaushalt und sind von funktionstüchtigen Nieren abhängig. Lange bevor Nierenschmerzen eintreten, signalisiert die Niere Säurebelastung und Stoffwechselgifte mit angeschwollenen Lidern, dunklen Augenringen, aufgedunsenem Gesicht und Körper, Haut- und Haarproblemen, Augen- und Kopfschmerzen, kalten Füßen und Durchblutungsstörungen in Beinen und Bauchbereich.

Wissenswertes über Säureschäden

Unsere Erde ist mit 70 % basischen Gewässern bedeckt, wobei Meerwasser weitaus mehr Basenelemente enthält als Binnengewässer. Der pH-Wert von Meerwasser ist 8 bis 8,5. Sinkt der Wert durch Chemiesäuren und -gifte in Seen und Flüssen unter pH 6, verätzen die empfindlichen Kiemen der Fische und bei einem Abfall auf pH 5 sind unsere Gewässer tot (großes Fischsterben). Auch der menschliche Körper besteht zu 70 - 80 % aus Flüssigkeiten, die leicht alkalisch, d. h. basisch sein müssen, um überhaupt eine gesunde Zellexistenz zu ermöglichen. Ebenfalls entwickelt sich das "neue Leben" im Mutterleib umgeben von basischem Fruchtwasser. Die westliche Medizin hat diese Tatsache zwar erkannt, jedoch nicht auf die Ernährungsweise ausgedehnt, welche grundlegend den Basen- oder Säuregehalt von Blutserum und Gewebesäften bestimmt. Der pH-Wert des Blutes liegt bei 7,4 und schon kleinste Abweichungen sind gefährlich. Zu saures Blut wird dickflüssig; dies bewirkt zuerst Blutdruckschwankungen, Stoffwechselstörungen, Herzüberbelastung und langsames Erschlaffen des Herzmuskels. Bei extremer Übersäuerung verdickt das Blut geleeartig; Blutstau ist die Folge, wodurch Herz- oder Gehirnschlag eintreten kann. Nun führen wir täglich unserem Körperzellstaat unwissentlich mit herkömmlicher Kost ein Zuviel an Säuren zu. Die Basen (Laugen) sind die Gegenspieler der Säuren und für deren Neutralisation notwendig. Eiweiße bilden Schwefel- und Phosphorsäure, Fette bilden Essig- und Milchsäure und die meisten fabrikbehandelten, teilzerstörten Kohlehydrate verstoffwechseln säurebildend (siehe Basen-Säure-Tabelle). Diese schädigenden Säuren muß unser Zellstaat schnellstens mit Hilfe von basischen Mineralstoffen aus den Körperreserven neutralisieren und über Darm und Nieren ausscheiden. Fehlt es an basenbildenden Elementen wie Calcium, Kalium, Magnesium und Natrium, muß unser Zellstaat diese für die Erhaltung der Zellfunktionen aus den Gewebesäften ziehen: Calcium aus den Knochen (Symptome: brüchige Haare und Nägel) und Kalium und Magnesium aus den Säften innerhalb der Zellen. Dies führt zum schleichenden Zellverfall einschließlich der Haarwurzeln. Bei Kalium- und Magnesiumschwund stellen die Nervenzellen ihre Arbeit als Impulsvermittler zusehends ein; daraus resultieren Spasmen, Krämpfe, Taubheitsgefühle, Gleichgewichts- und Stoffwechselstörungen bis hin zum Zustand "Koma". Das für den Stoffwechsel und die Muskeltätigkeit wichtigste Mineral Magnesium fehlt meistens in der heutigen mineralstoffarmen Ernährung.

Die Theorie der östlichen Medizin, daß Zellsterben und die meisten Krankheiten nur im "sauren Körpermilieu" möglich sind, wurde inzwischen im Westen von namhaften Wissenschaftlern bestätigt. *Es ist also eine Existenzfrage, wie wir unsere Körpersäfte im Basen-Säure-Gleichgewicht halten können.*

Der Nobelpreisträger Prof. Warburg erforschte, daß auch Krebs eine Säurekrankheit ist; dazu zählen unter anderem auch Darm- und Nierenerkrankungen. Die Gesunderhaltung von Darm und Nieren ist ebenso lebenswichtig wie eine basenbildende Kost, die wir überwiegend aus Pflanzennahrung erhalten.

Wie entsteht Azidose - Körperübersäuerung -

Jeder kennt die zerstörenden Auswirkungen des "sauren Regens" auf die Umwelt, doch über das "saure Körpermilieu" ist unsere westliche Zivilisation bisher noch wenig aufgeklärt. Die meisten Menschen leben heute mit übersäuerten Körpersäften, die ca. 70 Prozent unseres Körpergewichtes ausmachen.

Mit unserer denaturierten Zivilisationskost führen wir unserem Körper täglich 80 bis 90 % an säurebildender Nahrung und Getränken zu. Davon schmeckt das meiste nicht sauer, sondern süß, wird jedoch im Körper sauer verstoffwechselt. Alle mit Zucker und Süßstoffen angereicherten Nahrungsmittel und Getränke wirken säurebildend! Hinzu kommen die stark säuernden Hauptnahrungsmittel wie Fleisch, Geflügel, Fisch, Eier, erhitzte Fette, Sauermilchprodukte, Käse, Teig- und Brotwaren. Ein Übermaß an Fett kann der Körper nicht verbrennen und läßt Essigsäure und Schlackzellen zurück. Der übermäßige Eiweißkonsum verursacht Harnsäuren. Die harntreibende Wirkung dieser Säuren bewirkt, daß die Nieren zuviel

Wasser ausscheiden und gleichzeitig die lebenswichtigen Basenbildner Calcium, Natrium und Kalium mit ausschwemmen. Gerade diese Mineralien werden für die Neutralisierung von Säuren und für den Zellaufbau dringend benötigt.

Zucker, Süßstoff, Weißmehl, weißer Reis, chemische Zusatzstoffe und synthetische Arzneimittel enthalten säurebildende Elemente. Diese rauben die körpereigenen basenbildenden Mineralien, um den Säureüberschuß zu neutralisieren. Darmstörungen und Nierenschwäche (Harndrang, Durchfall oder Verstopfung) sind schon bei Kindern die Folgen von Körperübersäuerung. Durch das Übermaß an Zucker und Eiweiß gehen über die erhöhte Harnausscheidung die für Darm-, Nierenfunktion und Zellaufbau wichtigen Mineralien Calcium und Kalium verloren. Unverwertbares Fett und Eiweiß versucht der Körper in Form von Schleim, der mit zunehmenden Jahren zu Säurekristallen verhärtet und selbst bei Jugendlichen geschädigte Atmungsorgane, steife Gelenke und Durchblutungsstörungen verursacht, über Bronchien, Nase und Darm loszuwerden. Leider wird meistens diese Selbsthilfemethode des Zellstaates durch Symptomtherapien unterdrückt. Im Stoffwechselprozeß entstehen ständig Säuren wie Schwefelsäure, Essigsäure und Milchsäure, die durch geschwächte Nieren nicht mehr ausreichend ausgeschieden werden können und somit den Zustand Körperübersäuerung und Zellzerstörung beschleunigen.

Übersäuerte Zellen werden strukturstarr. Die erstarrten roten Blutkörperchen (Erythrozyten) verlieren ihre Beweglichkeit und die Fließfähigkeit des Blutes wird schlechter. Durchblutungsstörungen nehmen zu, auch können die erstarrten Blutkörperchen nicht mehr ausreichend Sauerstoff aufnehmen (Atemnot). Es kommt infolge anaerober Verbrennung zur Verstärkung der lokalen Azidose, die Zellstarre nimmt weiter zu, was im Infarkt enden kann. Die Azidität (Übersäuerung) in den extrazellulären Flüssigkeiten (Gewebesäfte und Blut) zerstört die Nervenzellen, die mit dem Gehirn verbunden sind und in den intrazellulären Flüssigkeiten (innerhalb der Zelle) werden durch die Azidität die Zellkerne geschädigt. "Die Gefahr der Übersäuerung des Gewebes ist wesentlich größer als die Möglichkeit einer Überalkalisierung. Basen können bei genügender Trinkmenge gut ausgeschieden werden, Säuren werden dagegen als Salze im Körper abgelagert" (Dr. Sixt Hans v. Kapff). Es ist unsere Verantwortung unserem Körper gegenüber, das Blut dünnflüssig und die Blutbahnen durch eine sinnvolle Ernährungs- und Lebensweise schlackenfrei zu halten und ca. 80 % nicht säurebildende Nahrung zu essen und alle "Sauer-Macher" zu vermeiden!

Auch alle Getreidekörner, geschrotet, gebacken oder gekocht, sind säurebildend mit Ausnahme von Buchweizenganzkorn, Hirse, Mais und angekeimten Körnern. Durch den Keimprozeß (mindestens 2 Tage) werden die Säureanteile (u.a. Phytinsäure) weitgehend im Getreide und in den Hülsenfrüchten abgebaut. Die Phytinsäure hemmt die Calciumaufnahme und Eiweißspaltung.

Basische Nahrungsmittel und Getränke aus baumreifem Frischobst, Gemüse, Kartoffeln und Keimlinge halten das Basen-Säure-Gleichgewicht im Körper und neutralisieren den Überhang an schädigenden Säuren. Über eine reichhaltige Basennahrung gibt die Basen-Säure-Lebensmitteltabelle nähere Informationen.

"Zu viel Säure ist todbringend", stellte Prof. Metschnikoff fest, da das eiweißhaltige Blut bei Säuerung eindickt. Die übliche Müdigkeit nach einem säurebildenden Essen mit vorwiegend Fleisch, Fett, Fisch und gekochtem Getreide ist uns wohlbekannt. Die Süßnachspeise erhöht zusätzlich die Blutazidität; auch das beliebte Aufputschmittel "schwarzer Kaffee" wirkt säuernd. Der saure Zustand "verdicktes Blut" belastet das Herz und den Kreislauf. Die Blutazidität schädigt das Atemzentrum, da verdicktes Blut weniger Sauerstoff aufnehmen kann. Das bedeutet auch weniger Sauerstoff für den Zellstoffwechsel und das Gehirn mit dem Resultat Abgespanntheit und Konzentrationsmangel.

Nun entsteht nicht nur durch falsche Nahrungsauswahl ein Übermaß an Säuren im Körper. Hinzu kommen die Säuren, die durch Streß- und Spannungszustände von den körpereigenen Drüsen in das Blut gejagt werden. Auch ist erwiesen, daß durch Lärm- und Angstgefühle die Nebennierenrinden einen "Säurefluß" (selbsterzeugte Steroide) in das Blut ausschütten. Bei älteren Menschen, deren Blutgefäße durch abgelagerte Säureschlacken bereits verengt sind, kann es durch einen Schock zu einer geleeartigen Verdickung des Blutes kommen. Sowohl Blutstau als auch partielle Blutleere können die Folge sein, was zu Bewußtlosigkeit und sogar zu Gehirnschlag führen kann. Magenübersäuerung, Schweißausbrüche, Schwindel- und Übelkeitsgefühle sind die üblichen Folgeerscheinungen von Körperübersäuerung.

Das Übel "Körperübersäuerung" wird als die epidemische Zivilisationskrankheit "AZIDOSE" bezeichnet mit vorwiegend folgenden Erscheinungsbildern: Ablagerungen von kristallisierten Säuren in Blutgefäßen, Muskeln, Gelenken, Bindegewebe und Lymphgefäßen. Das übersäuerte Blut versucht schnellstmöglich, die Säuren in den schwächsten Durchblutungszonen an der Peripherie abzuladen, wie z. B. in Beinen, Schultern, im Nacken- und Kopfbereich, entlang der Wirbelsäule bis unter die Kopfhaut und zuletzt in den Gehirnzellen.

Typische Azidose-Beschwerden

abgeschwächte Regenerationsfähigkeit, Infektionsanfälligkeit

chronische Antriebsschwäche, Ermüdung und Kältegefühl

depressive und aggresssive Stimmungen, Ruhelosigkeit

Schlafstörungen, Konzentrations- und Gedächtnisschwäche

Schmerzempfindlichkeit, besonders der Zähne auf Kälte und Säure

Karies, Zahnfleischrückgang (Paradentose) und Zahnzerfall

Glanzloses Haar, Haarergrauen und Haarausfall

trockene fahle Haut, Hautrisse, Hautunreinheiten, Ekzeme

weiche, brüchige, gespaltene, gefurchte oder verdickte Nägel,

Muskelkrämpfe, Ischias- und Gelenkbeschwerden

Rheumatische- und arterielle Beschwerden, Neuralgien

Reizungen und Brennen beim Harnlassen, übersäuerter Urin
Übersäuerter Magen, Schweiß-, Mundgeruch,
Darmprobleme: Verstopfung, Durchfall, Breistühle, Blähbauch
Zunehmende Verschleimung der Atemwege und Nebenhöhlen
Zu niedriger Blutdruck, Blutdruckschwankungen, Schilddrüsenstörungen

Der Selbstheilungsmechanismus des Körpers versucht immer, einen Säureüberfluß zu neutralisieren, indem zuerst Knochen, Nägel, Zähne und Haarboden entkalkt werden. Hiermit erklärt sich auch die zunehmende Knochenbrüchigkeit (Osteoporose) und Haarlichtung schon bei jungen Menschen. Noch bevor Organschäden erkennbar sind, machen sich die verhärteten Säuren als Gelosen im Bindegewebe mit Orangenhaut und zwischen den Gelenken und Wirbeln mit Druckempfindlichkeit bemerkbar. Schlackenknötchen drücken schmerzhaft auf Nervenenden (Neuralgien) und wir können sie auch als "Nadelkristalle" an den Fußsohlen und unter der Kopfhaut durch Druck verspüren. Die Säurekristalle schmirgeln den Knorpel zwischen den einzelnen Wirbeln und in den Gelenken ab: Bandscheibenschäden mit Knorpel- und Knochenschwund sind die Folgen. Die haarfeinen Nervenenden werden durch die Säureablagerungen entlang der Wirbelsäule bis unter die Kopfhaut langsam abgeätzt, bis sie die Impulse von und zum Gehirn nicht mehr ausreichend übermitteln können; Muskel- und Gliederlähmungen sind häufige Folgen.

Arterienverschlackung und Rheumatismus sind in den meisten Fällen auf eine jahrzehntelange Körperübersäuerung zurückzuführen. Der übliche Überkonsum an Eiweiß kann nicht verwertet werden und muß als Endprodukt Säure von den Nieren ausgeschieden werden. Dadurch entsteht eine tägliche Überbelastung der Nieren und es verbleiben zu viele harnsaure Salze im Organismus, woraus die Ablagerungen entstehen, die zu Rheuma, Arthritis und Osteoporose führen. Die einzelnen Zellmembranen sowie das gesamte Blutgefäßsystem verschlacken langsam schichtweise, bis die Zellfunktion zusammenbricht: dies bedeutet Zelltod! Eine solche Ansammlung von abgestorbenen Organzellen bietet zudem eine Schlackenhalde für Viren und Bakterien. Es besteht die Gefahr, daß so manche Schlackzellen sich der neuen sauren Umgebung anpassen und statt abzusterben überleben sie und entarten zu abnormalen, bösartigen Wucherzellen (Krebs, Tumore). Ein saurer Zustand der Körpersäfte hemmt die Nervenfunktionen und somit die Impulsübermittlung vom Gehirn zum Körperorgan und umgekehrt (Mitursache von MS). *Wucherzellen können ohne Einschränkung unkontrolliert wachsen, da sie nicht mehr mit der Gehirnfunktion in Verbindung stehen; das ist das Stadium, wo Krebs beginnt,* siehe hierzu mein Buch "Stop dem Krebs und der MS-Erkrankung". Jede Art von Kranksein bewirkt einen überaziden Zustand in den Körperflüssigkeiten und bedeutet eine zusätzliche Belastung für den gesamten Organismus. Im fortgeschrittenen Stadium von Azidose lassen die verschlackten Adern und Gefäße die Blutzirkulation nur noch ungenügend zu.

Was für eine enorme Belastung ist es für das Herz, wenn es von Säuren verdicktes Blut durch verengte Blutgefäße pumpen muß! Kreislaufstörungen und

Blutdruckschwankungen sind die Folgen. Durch die feinen Kapillargefäße gelangt außerdem nicht mehr ausreichend mit Nähr- und Sauerstoff angereichertes Blut unter die Kopfhaut, um die Haarwurzeln zu versorgen.

Wenn wir die sauermachenden Fehlhaltungen in Ernährung und Lebensweise unserer Vorfahren übernehmen, verstärken sich natürlich die ererbten Schwachzonen im Körper: vorzeitiger Haarausfall oder Ergrauen, geschwächte Organfunktionen von Magen, Nieren und Leber, Blutarmut; Neigung zu Alkohol- und Zuckersucht. So ist ernährungswissenschaftlich erwiesen, daß Alkohol jeder Art den lebensnotwendigen Vitamin-B-Komplex (für Nerven, Gehirn, Haut und Haare) zerstört. *Die Zucker- u. Süßspeisen-Überfütterung bei Kindern endet meistens mit Gärungen und zunehmenden Verschleimungen. Die daraus resultierende Zuckersucht leistet späterer Alkoholsucht Vorschub,* da gärende Süßspeisen einen Alkohol übelster Sorte (Fusel) im Körper zurücklassen.

Täglicher Alkoholkonsum ist ein Vitamin-B-Räuber; eine hohe Zufuhr von Vitamin-B-Komplex ist nötig, um degenerierende Schäden zu vermeiden. Wurden Leber oder Nieren der Eltern durch Gärungsalkohol zu Lebzeiten geschwächt, kann sich diese Organschwäche auf das Kind übertragen. Werden sich die Eltern über die Auswirkungen von Fehlernährung bewußt, können sie die geschwächten Organe ihrer Kinder durch spezifische Aufbaukost stärken (Kapitel Calciummangel, Tips für Eltern). Leider fehlt in den Schulen die Aufklärung über die biochemischen Auswirkungen der Nahrungssubstanzen im menschlichen Körper. Ein Unterrichtsprogramm für Körperbiochemie sollte den Vorrang vor dem allgemeinen Chemielehrfach haben, damit sich wenigstens die jungen Menschen mit dem nötigen Wissen und der Entscheidungsfreiheit zur Nahrungswahl rechtzeitig vor Krankheiten durch Übersäuerung (Azidose) schützen können.

Ein weiteres häufiges Problem durch Übersäuerung konnte während der Hilfestellung bei Entsäuerungskuren beobachtet werden: junge Frauen befanden sich mit der Diagnose "Darmvirusinfekt" in ärztlicher Behandlung, der sich mit schmerzhaftem Brennen auf Blase und Vaginalbereich ausdehnte. Nur in einem gärungsaktiven Darm können sich solche Viren vermehren. Bei einem erst 30jährigen Ehemann führten diese Darmviren zu jahrelangen schmerzhaften Prostataleiden, Nierenschwäche und Libidoverlust. Natürlich ist der Gemütszustand von Frau und Mann durch das "leidliche Problem" empfindlich gestört. Es genügt nicht, Bakterien und Viren allein mit Medikamenten zu bekämpfen, sondern es muß ein gründliches Ausräumen der "Brutstätte" erfolgen. Eine anschließende Aufbaukost, die keine Gärung mehr verursachen kann (s. Trennkost) wird empfohlen. Darmbäder (Colonic-Therapie) als Basis der Darmsanierung bringen hier schnelle und wirksame Abhilfe.

Auswirkung der Körperübersäuerung auf Kopf und Haare

Wer möchte nicht mit üppiger, gesunder Haarpracht sein Haupt gekrönt sehen, wie dies bei den Asiaten, Indios und Orientalen überwiegend ins Auge sticht? In unserer zivilisationsgeschädigten Welt dagegen wird dieses "haarige Erscheinungsbild" immer seltener. Nachdem ich selbst meine gesamte Haarpracht mit 30 Jahren nach einer Chemotherapie zu über 90 % verloren hatte, suchte ich nach "Wiederherstellungsmethoden". Auf vielen Irrfahrten durch das Labyrinth vielversprechender und kostspieliger Heilmethoden gelangte ich endlich durch die Lehre des inzwischen verstorbenen Dr. Bernhard Jensen zur "haarsprießenden Selbsthilfe-Kur".

Die führenden Ernährungswissenschaftler Dr. B. Jensen und Dr. Paavo Airola suchten nach dem möglichen Zusammenhang zwischen einem gesunden Haarwuchs des Menschen morgenländischer Kultur und seinen Ernährungsgewohnheiten. Sie stellten fest, daß sich diese Menschen im Gegensatz zu uns überwiegend mit basischen Nahrungsmitteln ernähren. Jahrzehntelange Studien erbrachten, daß eine Umstellung auf unsere säurebildende Zivilisationskost deren Haarfülle augenfällig lichtete. Zum Opfer unserer abendländischen Eßgewohnheiten geworden, litten auch sie wie die meisten unserer "Vierzigjährigen" an vorzeitigem Haarergrauen, Haarausfall und Kopfhautallergien. Die beschriebenen Phänomene, so nahmen die Wissenschaftler an, stehen mit einer zunehmenden Übersäuerung sowohl des Körpers, als auch unserer Umwelt im Zusammenhang. In Industriegebieten und Ballungszentren, wo Luft, Wasser und Erde übersäuert sind, leiden zunehmend auch Kleinkinder und Jugendliche an Hautallergien und Haarausdünnung. Die Annahme der Wissenschaftler wurde durch folgende Experimente am Tier bestärkt: die Fütterung mit westlicher Hausmannskost (fabrikbehandelte und teilzerstörte Nahrung) ließ das Fell von Mäusen schon nach 6 Wochen ergrauen. Die Eiweiß- und Fettüberfütterung führte zu einer zusätzlichen Blutübersäuerung. Durch die ernährungsbedingte Körperübersäuerung lichtete sich auch die Haarfülle, ebenso begannen sich die Tiere aggressiv und bösartig gegenüber ihren Artgenossen zu verhalten. Ähnliches Fehlverhalten, auch Funktionsstörungen und schwerwiegende Stoffwechselentgleisungen sind beim Menschen auf das "saure Körpermilieu" zurückzuführen. Bei Versuchen an Testpersonen wurde nur Milchsäure injiziert; sie reagierten mit unbegründbaren Aggressionen und Depressionen. Körperchemie und Gemütszustand sind untrennbar verbunden; Harmonieempfinden, Wohlbefinden und Umweltfrieden hängen vom Zellstaat-Zustand jedes einzelnen Menschen ab.

Der Mensch reflektiert jeden körperlichen Mißstand in seine Umwelt. Seine "Schwachstellen", psychischer wie physischer Art (Gedächtnisschwäche, Glatze), werden leicht zur Zielscheibe des Gespötts. Erfahrungsberichte zeigen besonders bei den jüngeren "Haargeschädigten" gravierende Verhaltensstörungen (Minderwertigkeitsgefühle, hormonbedingte Gleichgewichtsstörungen usw.).

So wie die Blattkronen der stärksten Baumriesen infolge eines sauren Nährbodens (saurer Regen) und Mikrowellenberieselung absterben, verhält es sich ähnlich mit dem "Haarsterben" des Menschen.

Dem sauren Waldboden kann der Baum nur noch unzureichend Flüssigkeit als Nahrung entnehmen und dessen Säuregehalt bewirkt ein Eindicken des Pflanzennährsaftes im Stamm. Dieser geleeartige Nährsaft gelangt nicht mehr durch die feinen Kapillaren, um die Blätter zu versorgen. Zuerst stirbt die Baumkrone ab und letztlich verhungert der ganze Baum. Analog dazu lassen unterernährte Haarwurzeln die Haarkrone meistens erst ergrauen, dann folgt das "langsame Auslichten".

Schon die Chinesische Heillehre erkannte vor Jahrtausenden, daß ein Überhang an Säuren im Körper zu verdicktem Blut führt. Ihre erfahrenen Naturheilärzte erkannten an der Lichte und der Beschaffenheit der Haare die innere Organzellzerstörung und daraus resultierende Organfehlfunktionen. Das Blut ist der Saft des Lebens und seine Qualität bestimmen Gesundheit oder Zerfall. Der pH-Wert des Blutes läßt sich nicht objektiv messen, weil das Blut den Säureüberschuß immer schnellstmöglich in "Schwachzonen" ablagert. Der Körper hilft sich auf diese Weise selbst, um das Herz zu entlasten. Erst bei den extremen Übersäuerungsauswirkungen wie Schlaganfall, Kreislaufkollaps oder Herzinfarkt zeigt eine Blutanalyse das Abweichen vom normalen pH-Wert 7,4. Bei einem pH unter 7,1 oder einem Anstieg über 8,0 (der sehr seltenen Alkalose) ist kein Leben mehr möglich. Die regelmäßige Einnahme von Entsäuerungssalzen (Natron etc.) darf nur unter ärztlicher Aufsicht geschehen, da die ständige Neutralisation von Säuren zu der viel gefährlicheren Alkalose führt, die tödlich enden kann. Wer aus Bequemlichkeit der Azidose mit Entsäuerungssalzen entgegenwirkt, ohne bereit zu sein, die Lebens- und Ernährungsweise zu ändern, beschreitet keinen empfehlenswerten Weg, das Problem an der Wurzel zu packen. *Die pH-Wert-Messung des Urins kann keine ausreichende Aussage über den Grad der Übersäuerung im Inneren der Zelle geben.* Die intrazelluläre Übersäuerung ist das große Übel, denn die Säuren verkriechen sich in das innere Zellgewebe; diese können weder von der Meßsonde noch von der Niere erkannt werden. Lediglich mit dem Titrationsverfahren können die intra- und extrazellulären Pufferbasen exakt festgestellt werden (Naturarzt 10/89, S. 20). Zur Anwendung des Speicheltests siehe Nützliche Aufklärung. Der pH-Wert des Speichels beträgt 7,1; eine meßbare Abweichung (Indikatorstäbchen) nach dem Essen läßt auf Übersäuerung schließen. Eine Urin-Stoffwechseluntersuchung gibt außerdem Aufschluß über die Organerkrankungen durch Säuren und Darmgifte. Eine Ergänzung zur Stoffwechselanalyse liefert das Servamed-Blutkristallbild, ein Verfahren zur Früherkennung von toxischer Belastung, Harnsäureablagerungen, Bakterien, Pilzen, Entzündungsschäden und Kanzerosen (siehe Kapitel Azidose - MS und Krebs). Die westliche Ernährungswissenschaft bestätigt heute: so wie sich Harnsäuren mit Vorliebe in den schwächsten Durchblutungszonen ablagern, verhält es sich parallel dazu mit den Säurekristallen und Schlacken.

Hormonstörungen und Haarausfall

Die Funktion der Hirnanhangdrüse, der Hormondrüsen und des gesamten Stoffwechselsystems sind von einem ausgewogenen Basen-Säure-Gleichgewicht (pH-Wert) der Körpersäfte abhängig. Sobald die Körperflüssigkeiten aus diesem Gleichgewicht fallen, entgleist nicht nur der gesamte Stoffwechsel, sondern auch unser seelisches Befinden. Dieses ist wiederum für eine Harmonisierung der Geistes- und Körperkräfte notwendig. Ärger und seelische Spannungszustände verursachen Körperübersäuerung und beschleunigen durch den damit bedingten Mineralstoffabbau das Ausfallen und Ergrauen der Haare.

Die Hausfrau bestimmt durch ihre Nahrungsauswahl und Zubereitung unwissentlich die körperchemischen Abläufe in einem der genialsten Chemielabore der Welt, nämlich im menschlichen Körperzellstaat. Der Mann, als Ernährer, schafft mit seiner Arbeitsleistung mit Streß und Streßsäuren beladen, das Geld für die Nahrung an. Die Hausfrau "verstoffwechselt" den Arbeitslohn dann unbewußt als Opfer der Konsum-Manipulation wieder für gesundheitsschädigende Säurenahrung. Kränkelnde Kinder, Sorgen, Ängste (alles Streßsäureauslöser) verursachen steigende Medikamente- und Arztkosten. Die krankmachenden Säuren durch Luft, Wasser und Nahrung lassen jede weitere Generation noch dekadenter, noch krankheitsanfälliger werden. Der stärkste Baum wird durch die Luft- und Bodenübersäuerung zum "kahlen Krüppel" ohne Kraft und Saft, unfähig, neue Blätter oder gar Früchte hervorbringen zu können. Die Parallele bei Mensch und Tier ist nicht mehr von der Hand zu weisen; ca. 70 % durch Körperübersäuerung geschädigte Kinder und Jugendliche in den USA zeigen aufgeschwemmte Körper ohne Muskeltonus, dafür aber vorzeitigen partiellen Haarausfalll (s. Haar- und Kopfhautprobleme). Die pH-Wert-abhängige Hormonfunktion greift auch auf den Fettstoffwechsel (Galle-, Leberfunktion) ein, diese wird empfindlich durch gärungsaktive Nahrung und Alkohol gestört.

Zu bedenken ist auch der Eingriff auf den Hormonhaushalt durch Elektrosmog. Die Mikrowellenberieselung von allen Seiten verursacht eine Überfunktion der Streßhormone (Nebennierenrinde, Adrenalin) und somit deren schnellere Erschöpfung. *Durch Körperübersäuerung und Gärungsgifte geschädigte Nieren und Nebennierenrinden führen schon beim jungen Menschen zum Zusammenbruch des Stoffwechsels und zu Hormonstörungen, die Prostataleiden und Zeugungsunfähigkeit zur Folge haben können.* Hier zeigt sich die heilsame, weise Selbsthilfe der Natur, die von Umweltgiften geschwächten Gene nicht weiter vererbbar auf die nächste Generation zu übertragen. Auch die Schilddrüsenhormonbildung wird gravierend durch Eiweißfäulnis- und Candida-Stoffwechselgifte gehemmt. Hormone regulieren neben dem Gesamtstoffwechsel auch die Gewichtszu- und -abnahme. Menschen mit ständigen Darmgiften haben Gewichtsprobleme; entweder ein Zuviel an Fett- und Schlackzellen oder Untergewicht (auch infolge Lähmung der Darmzotten durch Toxine).

Ein massiver unnatürlicher Eingriff in den menschlichen Hormonhaushalt sind auch die mit Wachtumshormonen beladenen Produkte aus der Massentieraufzucht (Fleisch, Geflügel, kommerzielle Milchprodukte, Käse, Eier etc.).

Auswirkungen von Darmstörungen auf den Haarwuchs

Dr. Jensen und Dr. Donsbach aus USA bestätigten aufgrund ihrer 40jährigen Seminar-Praxis, daß ein unmittelbarer Zusammenhang zwischen Zell-, Haarsterben und zunehmender Darmverschlackung besteht! Durch Bildung von Gärungsalkohol im Darm wird Haarausfall stark begünstigt. Schuppenbildung ist oft auf Pilzbefall der Kopfhaut zurückzuführen. Das auch für Haut und Haare wichtige Calcium wird je nach dem Grad der Darmverschlackung im Dünndarm vermindert resorbiert und mit zunehmender Übersäuerung (Darm- und Zersetzungsgifte) zusätzlich aus den Knochen, dem Bindegewebe und Stützgewebe der Haare abgezogen.

Die häufigsten Darmstörungen resultieren aus unzureichender Verdauung, was zu massiven Stoffwechselstörungen führt; die Folgen: Gärungs- und Fäulnisprozesse, tägliche Selbstvergiftung (Autointoxikation), jahrelang unerkannte Darmschleimhautentzündungen und damit einhergehende Unterversorgung der Organe. Menschen mit chronischem Blähbauch leiden unter abnormen Hungergefühlen und schneller Erschöpfung. Gärungssäuren und giftige Gase lähmen die sensiblen Darmzotten und somit können nicht mehr genügend Nährstoffe in das Blut gelangen. Alle Nährstoffe aus festen Speisen werden über die Darmzotten durch die Darmwände in das Blut geschleust. Zuerst ist die Hilfe der freundlichen Darmbakterien und Verdauungssäfte nötig, die den Speisebrei bis in die kleinsten Zellbausteine umwandeln. Erst dann erhalten unsere hungernden Organzellen ihre Nährstoffe in Flüssigform.

Vorverdauung beginnt im Mund: Es ist erwiesen, daß im Mundspeichel nur durch genügendes Kauen Verdauungsenzyme gebildet werden, die für jede Verdauung notwendig sind (siehe Wissenswertes über die Verdauung).

Ohne gesunde Darmflora kann keine ausreichende Zellnahrung zu unseren Organzellen gelangen. Gärungsaktive Proteinspeisen können nicht als Zellbausteine dienen, da die lebensnotwendigen Aminosäuren, noch bevor sie in das Blut gelangen könnten, durch die Gärungssäuren zersetzt werden. Die aggressiven Gärungssäuren hemmen zudem die für alle Stoffwechselvorgänge lebenswichtige Enzymaktivität. Auf diese Weise wird das Blut statt mit Zellnahrung überwiegend mit Gärungsgiften angereichert. Jeder Gärungsvorgang hinterläßt Schlacken, die sich täglich an den Darmwänden ablagern, bis diese durch jahrelange Verschlackung verhärten und undurchlässig werden. *Ein gärender Speisebrei läßt langsam Schlack- und Fettzellen wachsen und dabei die Organzellen und Haarwurzeln verhungern!* Saure Gärung bedeutet Nährstoffraub.

Giftstoff- und Schlackenablagerungen verursachen Folgeschäden in der Haut: Unreinheiten, Mitesser, braune Flecken; im Unterhautzellgewebe: Versulzung, Orangenhaut (Cellulitis); im Fett- und Muskelgewebe: Aufquellung, Weichteilrheumatismus (Gelosen); in Gelenken: Versteifungen, Arthrosen, Gicht, offene

Beine und venösen Blutstau, Kapillargefäßbrüchigkeit; im Blut: Erhöhung der Fettstoff-, Cholesterin-, Harnsäurewerte und Mykosen; in Galle und Nieren: Grieß und Steine; in den Arterien: Cholesterin und Kalkablagerungen; in den Wirbelkörpern: Randzackenbildungen, Spondylose; in inneren Organen: Degeneration (Herz, Nieren, Leber), in der Zirbeldrüse "Hirnsand" und Stoffwechselvergiftung der Gehirnzellen, in den Augenlinsen Grauer Star, Sehstörungen usw.

Verschlackte Darmwände verursachen Nährstoffdefizit: Durch verkleisterte Darmzotten und verschlackte Darmwände ist eine ausreichende Nährstoff-, Vitamin- und Mineralienversorgung nicht mehr möglich. Das Mineral Eisen, wichtig zur Blutbildung sowie auch für die Haut- und Haarpigmentierung, wird ebenso hauptsächlich über den Darm aufgenommen. Die Resorption von Calcium erfolgt im Magen und Zwölffingerdarm und ist pH-Wert-abhängig. Je mehr säuernde Nahrung in den Magen gelangt, desto weniger wird Magensäure ausgeschüttet. Ein zu wenig an Magensäure mindert die Calciumaufnahme; Mitursache von Calciummangel bei älteren Menschen (siehe Calciummangel: mögliche Ursachen). Die aggressiven Gärungssäuren zerstören im Dünndarm die lebensnotwendigen Aminosäuren und Enzyme; ohne diese können sich die Zellen nicht erneuern und ohne Enzyme entgleisen der Stoffwechsel und die Verdauung.

Darmpflege ist genauso notwendig wie Mund- und Körperhygiene.

Mund und Rachen sind die Verlängerung des Verdauungstraktes einschließlich der Gedärme. Was sich oft als Hautunreinheiten um die Mundpartien zeigt, sind Anzeichen von giftigen Darmschlacken, toxin-überlasteten Nieren oder Allergien, die meistens mit einer Darmschädigung (Dysbiose) zusammenhängen.

Rasche Abhilfe für den "äußeren und inneren Notstand" bringt hier das Heilfasten, verbunden mit einer Darmreinigungskur (s. Körpersanierung beginnt mit Darmsanierung; Kapitel Candida, Colonic-Therapie).

Hand in Hand mit der Reinigung des Darmes vollzieht sich auch eine Säuberung des Blutes und aller Körpersäfte. Da sich die Selbstvergiftung auf den ganzen Körper erstreckt, werden auch das vegetative Nervensystem und die Hypophyse durch Toxine geschädigt, wodurch die seelischen Regungen und Empfindungen nur noch erschwert zum Gehirnzentrum gelangen können. Als Folge können Mißachtung bisheriger höherer Wertschätzungen und Bestrebungen, seelische Entfremdung, Verflachung, Lieblosigkeit, verstärkter Egoismus, Materialismus und Rücksichtslosigkeit zutage treten, Symptome unserer Wohlstandsgesellschaft. Heilfasten läßt uns wieder für unsere höheren Regungen wesentlich empfänglicher werden und neue Wertmaßstäbe setzen.

Selbstvergiftung im Darm - Beginn aller Krankheiten

Der österreichische Darmspezialist Dr. F. Xaver Mayr warnt davor, unseren Körper bei einer bereits geschädigten Darmflora mit Gärungsgiften und Darmschlacken zu belasten. Bei ca. 90 % aller mit "Zivilisationskost" ernährten Menschen fault und gärt der Speisebrei im Darm, da es an einer gesunden Darmflora und an der richtigen Speisezusammenstellung mangelt (Kapitel Trennkost). Aus der eiweißreichen Nahrung Fleisch, Fisch, Wurst und Eier entstehen bei Mixturen mit Kohlehydraten oder auch durch Überkonsum hochtoxische Fäulnisstoffe wie Putreszin und Cadaverin (Leichengifte). In der Tat geht die Selbstvergiftung vom Darm aus oft mit Gemütsverstimmung, Depressionen, Angstzuständen, Gereiztheit oder Streitsucht einher. Die Sucht, ständig "herumzugifteln", weist auf Selbstvergiftung hin. Durch gärenden Darminhalt entstehen Alkohole "übelster Sorte", giftige Gase (Toxine), die in die Blutbahn gelangen. *Fuselalkohole führen zu Leberschädigung und Säureablagerungen in der Gefäßmuskulatur.* Weitere Begleiterscheinungen: Magen- und Kopfdruck, Durchblutungsstörungen, Migränen, Benommenheit, Sehschwäche und Konzentrationsmangel. Darmgifte und Gärungssäuren bewirken ein Durchlässigwerden der Darmwände; dabei können gefährliche Schadstoffe und Bakterien unmittelbar in den Blutkreislauf gelangen und beeinträchtigen besonders die Funktion der Nieren, Leber und der Schilddrüse (Schilddrüsenstörungen sind ebenso oft die verkannte Ursache von Fett- oder Magersucht).

Berücksichtigen wir dazu noch die Forschungsergebnisse von Prof. L. Wendt, "Eiweißspeicherkrankheiten": die für den menschlichen Organismus zu großen, nicht verwertbaren Eiweißmoleküle aus Fleisch- und aus erhitzten Kuhmilchprodukten verschlacken die Gedärme und lagern sich als zähe Schleimablagerungen vorrangig im Bindegewebe ab (Ursache von Weichteilrheumatismus, Milchgicht). Nach jeder erhitzten Mahlzeit, besonders tierischem Eiweiß, dazu zählt auch die Milch, steigt die Anzahl der weißen Blutkörperchen (Leukozyten) um das 2 - 3fache an; das bedeutet, die roten Blutkörperchen werden vermindert und damit auch die Sauerstoffzufuhr. Einer der Hauptgründe, warum wir uns nach einer Fleisch- oder Käsemalzeit müde oder abgeschlafft fühlen. Fleisch und kommerzielle Milchprodukte, (Ausnahme rohe Schafs- und Ziegenmilchprodukte), führen bei täglichem Konsum, verstärkt durch die übliche falsche Nahrungsmittelzusammenstellung, zur sauren Gärung und Schädigung des Dünndarms. Besinnlich sollte und die Tatsache stimmen, daß ca. 80 % der Immunabwehrfunktionen von einem gesunden Dünndarm abhängen und dessen Schädigung die Zunahme von Allergien, Nährstoffdefizit, Über- oder Untergewicht und Immunschwäche verursachen!

Der älteste deutsche Fasten-Arzt Dr. Otto Buchinger, mit 92 Jahren noch aktiv, erklärt: *Unsere heutige Ernährungsweise baut das Mistbeet, auf dem unsere Krankheiten sprießen, welche die Wartezimmer der Ärzte füllen.*

Allergien

Zusammenfassend können wir erkennen, daß Darmgifte und Körperübersäuerung ganz massiv unser Wohlbefinden und die Immunabwehrfunktionen beeinträchtigen. Ein gesunder Körperzellstaat kann bei guter Pflege die Vielfalt der allergieauslösenden Substanzen um uns herum gerade noch verkraften, bis zu dem Zeitpunkt, wo die Immunabwehr infolge Überlastung zusammenbricht. Es ist kein Wunder, daß es in dieser "Kunstwelt" heute eine derartige Fülle von Reizstoffen gibt, die auf den Körper einstürmen, daß er sie längst nicht mehr widerspruchslos schlucken kann, sondern mit Abwehr, sprich überschießenden Reaktionen antwortet. So gehört auch das Allergiegeschehen in den großen Kreis der hausgemachten Zivilisationserkrankungen.

Die Allergie ist eine Überreaktion auf einen als feindlich erkannten Stoff oder dessen Schwingung. Sehr häufig können wir beim Nicht-riechen-können eine allergische Reaktion beobachten, was sich auf eine Substanz oder auf Menschen beziehen kann. Auf der Körperebene wurzelt der Auslöser für Allergien meistens im Darm. Das Zentrum für Dermatologie der Universität Frankfurt hat einen ursächlichen Zusammenhang von Hefepilzbefall im Darm und zunehmenden Hauterkankungen und Allergien festgestellt. Sobald unser Zellstaat gegen Fremdkörper, Hefepilze, Viren etc. Antikörper produziert, wird die Aminosäure Histamin ausgeschüttet. Die Bekämpfung von Candida im Körper erfordert ständige Antikörperbildung und führt zum schädlichen "Histamin-Überfluß", was eine wahre Kettenreaktion verursacht: die Blutgefäße werden kurzfristig erweitert, danach verengen sich die "kleinen Atemwege" (Bronchioli); typische Reaktionen sind erschwerte Atmung, Schwindel, tränende Augen, laufende Nase, nässende Hautausschläge. Bei fortgeschrittenem Candida-Befall (in Blut und Organen) kommt es zum Austrocknen der Schleimhäute im gesamten Körperbereich, zur Zunahme von Verstopfung, seborrhoeischen Ekzemen oder schuppigen Hautablösungen, tiefen bis blutigen Hautrissen (besonders an Fußsohlen, Händen) und Schuppenflechte.

Nahrungsmittelallergien nehmen drastisch zu, so daß fast nichts mehr zum Essen übrig bleibt. Sobald sich durch eine sinnvolle Candida-Vernichtung und Darmsanierung der vom Parasiten befreite Körperzellstaat wieder erholen kann, klingen die Symptome von selbst wieder ab (Kapitel Candida). Nur ein gesundes Immunsystem kann uns in Zukunft vor Allergie-Attacken schützen (s. Nützliche Aufklärung, Allergien: exotische Früchte und Mutagene). Daher sollten wir die Nahrungsmittel meiden, die zur Darm- und Immunabwehrschwächung beitragen oder Allergien und Zöliakie (chronische Dünndarmerkrankung) hervorrufen. Der Glutengehalt (Klebereiweiß) im Getreide (s. unverfälschte Aufbau- und Nährstoffquellen) verkleistert Darmschleimhaut und Darmzotten, somit können nicht mehr genügend Nährstoffe in das Blut gelangen. Auf ähnliche Weise werden die Darmwände durch den täglichen Verzehr von "Kleisternahrung" verschlackt (s. Körpersanierung beginnt mit Darmsanierung).

Oft verdrängen Allergiker psychologisch die eigene geistige Abwehrhaltung zu Lebensbereichen oder Menschen, die dann aus der Bewußtseinsebene als nicht erlaubte Aggression verdrängt wird und sich als ein "Dagegen reagieren" auf der Körperebene auslebt. Solange wir diese Körpersignale mit Symptombehandlung (Cortison, Pillen, Tinkturen usw.) mundtot halten, wütet der innere Kampf weiter, bis letztlich unsere Immunabwehr so sehr erschöpft ist, daß jeder virale Infekt lebensbedrohlich werden kann.

Haben sich einmal allergische Symptome im Körper manifestiert, schleicht sich gleichzeitig die Angst, der große "Immunabwehr-Killer" ein. Angst und Aggressionen sind eng miteinander verbunden und auf der mentalen Ebene bekämpfen wir das, wovor wir Angst haben, nämlich das Symptom Allergie oder Pilz mit allen Mitteln und Maßnahmen, die uns von außen zur Verfügung stehen. Dies ist ein sinnloser Kampf! Die Angst sitzt im Unterbewußtsein und trägt durch den inneren Spannungszustand weiterhin zur Körperübersäuerung und Immunschwächung bei, meist mit verstärkten allergischen Reaktionen verbunden. Wir fühlen uns immer matter, widerstandsloser, wie ausgelaugt, ohne Saft und Kraft. Eine wirkliche Heilung können wir nur erfahren, wenn wir erkennen, was wir aus dem Bewußtsein in das Unterbewußtsein verdrängt haben. Wenn wir das uns Fehlende gefunden haben, es wieder in das Bewußtsein heben, dann werden Allergien und andere Krankheiten überflüssig.

Funktionsstörungen der Lymphe und Nieren

Das Lymphsystem steuert zusätzlich das "Abwassersystem" im Körper; es erstreckt sich netzartig in Form von feinen Lymphgefäßen hauptsächlich über den Körperrumpf. Mit zunehmender Körperübersäuerung verschlacken die Säureablagerungen diese "Wasseradern". Somit können die Körperflüssigkeiten nicht mehr ausreichend zur Reinigung durch die Nieren fließen; Wasseransammlung, Wasserstau, Lymphschwellung und Selbstvergiftung sind die üblichen Folgeerscheinungen. *Zu fette Speisen am Abend führen außer zu Sodbrennen zur Verschlackung der Lymphe*, da die Darmzotten die Fette direkt dem Lymphsystem zuführen. Aufgrund meiner Erfahrungen weise ich immer wieder in meinen Treffen darauf hin, die noch nicht schmerzhaften Lymphknötchen in Leiste, Achselhöhlen und Brust täglich auszustreichen und nachfolgend mit 1/2 l Basenflüssigkeit auszuschwemmen! Angeschwollene Lymphknoten signalisieren eine Ansammlung von Schlackenzellen, die zu "Wucherzellen" (Krebs) ausarten können. Jede Schlackenansammlung im Lymphgefäßnetz führt zu Blockaden; die Entgiftung der Körperflüssigkeiten wird beeinträchtigt, eine tägliche Selbstvergiftung des Blutes und der Nieren bleibt nicht aus.

Nieren- und Hormonstörungen gehen Hand in Hand!

Die Nierenfunktion, so erwies Prof. Dr. med. Heustenberg, wird durch innere Spannungszustände und dadurch entstehende Streßsäuren erheblich beeinträchtigt. Eine nicht ausbleibende *Nierenschädigung geht schleichend auf Kosten von Haut und Haaren.* Hormon- und Nierenfunktionsstörungen sind häufige Mitursachen von Haut-, Haar- und Kopfhautproblemen, da die hormonproduzierenden Nebennierenrinden von einer gesunden Nierenfunktion abhängig sind. Die Wachstumshormone in Fleisch, Geflügel, Kuhmilchprodlukten und Eiern bewirken einerseits auch eine vorzeitige Geschlechtsreife des heranwachsenden Kindes (selbst Brustansatz bei männlichen Jugendlichen durch östrogengedopte Fleisch- und Geflügelzucht), andererseits aber massive Hormonstörungen, da diese Östrogen- und Wachstumshormone wie die Steroide (Dopingmittel) die Körperflüssigkeiten übersäuern, was Vorschub für vorzeitigen Haarausfall und Altern leistet; alle Drüsenfunktionen sind pH-Wert-abhängig! Zudem werden die Nieren durch ernährungsbedingtes Übersäuern und dem damit verbundenen

Ausscheiden von Neutralisierungssalzen frühzeitig erschöpft (siehe Therapeutische Hinweise: Nierenentgiftung).

Bedenken wir, daß der geniale Wasserfilter Niere innerhalb 24 Stunden ca. 1.400 Liter Blut ausfiltern und reinigen muß (1 Liter pro Minute!). Dieses für den Wasserhaushalt des Körpers so wichtige Organ wird durch Umweltgifte und Streß schon genug belastet und sollte nicht zusätzlich mit täglichen Gärungssäuren und Darmgiften infolge Fehlernährung überfordert werden. Ein Nierenversagen kann tödlich enden!

Geschwächte Nieren signalisieren ihren Zustand zuerst mit kalten Füßen, Hautunreinheiten, angeschwollenen Lidern und dunklen Augenrändern. Gift- und Schadstoffansammlungen in der Niere können stechende Augenschmerzen und Augendruck bewirken (s. Therapeutisch wertvoll: Nierenentgiftung). So spricht Dr. Heustenberg von der Niere "als einem Seelenorgan", das äußerst sensibel auf alle körperlichen und geistigen Zustände reagiert. Die Arbeit der Niere wird hauptsächlich von Hormonen gesteuert. Das wichtigste davon (Adiuretin) wird von der Hirnanhangdrüse gebildet. Die Hormonbildung reagiert auf jede Änderung der Blutkonzentration und pH-Wert-Schwankung, *daher wirken sich Streß- und Gärungssäuren auch immer haarschädigend aus.*

Nierenvergiftung und Kopforgane

Dr. Walker in den USA erforschte, daß durchschnittlich 50 % des Körpergewichtes der 50jährigen aus Schlacken und Fettzellen besteht. 90 % der westlichen zivilisierten Esser bauen sich durch ihre "Schlingkultur" und Nahrungsmittel-Fehlkombinationen eine Gärungsbrutstätte in ihrem Körper auf, stellten die Ernährungswissenschaftler Dr. Jensen und Dr. Walker fest. Darmgase und Blähungen sind dabei das geringere Übel, folgenschwerer sind die hoch toxischen Darmgifte, die in das Blut gelangen. Die Nieren werden mit diesen Darmgiften geschädigt, da sie auch Flüssigkeiten zur Körperreinigung aus dem Dickdarm ziehen. Darmgifte wirken sich über das vegetative Nervensystem "bedrückend" auf die Psyche aus (Kopfdruck, Kopflosigkeit, Aggression).

Bei starken Migräneanfällen verhilft meistens ein Einlauf oder eine Darmspülung wieder zum schmerzfreien "klaren Kopf". Die Verstopfung von unten bewirkt eine Verstopfung der Energieflüsse nach oben, ebenso im umgekehrten Sinne, (Energieblockaden in den Meridianen bis in den Kopfbereich).

Die Nierenverschlackung durch ein Übermaß an Säuren jeder Art begünstigt Entzündungen im Bindegewebe, in den Lymphen und Weichteilrheumatismus.

Die zu Kristallen verhärteten Säuren verstopfen die ableitenden Harnwege von der Niere zur Blase; dies führt zum gefährlichen Rückstau: Harnvergiftung, Wasserstau, Ödembildung (siehe Therapeutisch wertvolle Hinweise). Nierensteine sind kristallisierte Säuren, die von den Nieren nach jahrelanger "Säureflut" nicht mehr ausgeschieden werden konnten.

Funktionsstörungen der Leber und Galle

Täglicher Alkoholkonsum, wie auch Fuselalkohol (körpereigenes Gärungsprodukt) tragen zur vorzeitigen Leberschädigung und Haarausfall bei. Da die Leber die größte Drüse im menschlichen Organismus ist, ist auch ihre Funktion pH-Wert-abhängig. Ihre Hauptfunktionen, Speicherung und Bereitstellung von Glykogen (umgewandelte KH) und die Entgiftungsarbeit von Nahrung, werden durch die Azidose erheblich gemindert. Ebenso sind indirekt auch die Gallenfunktion und der Fettstoffwechsel mitbetroffen. Die Galle wird in der Leber gebildet und in der Gallenblase gespeichert. Sie dient einerseits der Ausscheidung von Stoffwechselschlacken, andererseits führt sie dem Darm notwendige Stoffe für die Verdauung zu. Die Gallensäure unterstützt die Spaltung und Resorption der Fette. Auch dieser Vorgang ist hormongesteuert und pH-Wert-abhängig. Wenn Fett in den Zwölffingerdarm (Duodenum) gelangt, wird das Hormon Cholecystokinin freigesetzt und vom Blut zur Gallenblase befördert. Dieses Hormon bewirkt eine Kontraktion der Gallenblase und damit die Freigabe der Galle in den Zwölffingerdarm. Dort bewirkt die Galle die Feinstverteilung der Fette, wodurch dann das fettspaltende Enzym Lipase (produziert von der Bauchspeicheldrüse) besser einwirken kann. Ein Zuviel an Säuren tangiert nicht nur die Enzym- und Hormonwirksamkeit, sondern führt auch zur Eindickung der Körpersäfte (Kristallisation). *Je mehr Säuren irgendwelcher Art in den Körperzellstaat gelangen, desto mehr Grieß und Steine werden sich in Blase, Nieren und Galle ansammeln.* Bevor sich Gallensteine bilden, kommt es - bedingt durch den behinderten Gallenfluß - zu Störungen wichtiger Leberfunktionen, die in Hautproblemen, nachlassender Sehkraft und Vitalität resultieren. Eine enorme zusätzliche Leberbelastung ist das giftige Ammoniak, das bei Hefepilzüberwucherung über die Blutbahn bis zu den Gehirnzellen gelangt (siehe Kapitel Candida).

Kopforganstörungen

AUGEN

Störfelder "Streß-Säuren" beseitigen: Jede Überanstrengung verursacht innere Spannungszustände, die Streßsäuren zur Folge haben. *Es entstehen Säureschlacken, von denen die feinen Augen-Kapillargefäße auch nicht verschont bleiben.* Der Augeninnendruck erhöht sich je nachdem, wie stark das Blut durch Säuren verdickt ist und die Zu- und Ablaufkanäle (Kapillaren) durch Schlacken undurchlässig geworden sind. Als Folge der Fehlernährung (Säureübermaß) läßt die gesamte Muskulatur an Kontraktionsfähigkeit nach. Dieses Nachlassen wirkt sich zuerst auf die Kontraktilität des Ziliarkörpers aus, der die Augenlinse wölbt. Die Sehkraft verschlechtert sich schon bei Kindern mit fortschreitender Körperübersäuerung. Die vom Arzt verschriebene Brille löst jedoch nicht das Problem; nur eine rechtzeitige Ernährungsumstellung auf eine achtzigprozentige basische Ernährung (siehe Basen-Säure-Tabelle). Auch Gärungen im Darm (Darmgifte) beeinträchtigen die Sehkraft. Ebenso bewirken Gift- und Schadstoffansammlungen in den Nieren stechende Augenschmerzen und Augendruck. Leber- und Gallenfunktionsstörungen mindern immer die Sehkraft und können

Augenentzündungen verursachen. Hier bringt eine Nierenentgiftung (Therapeutische Hinweise), am besten mit morgendlicher Weizengrassafteinnahme, verbunden mit Heilfasten, wirkliche Besserung (keine Zudeckmethoden mit Tropfen, Medikamenten etc.). Durch eine konsequente Entsäuerungskur, verbunden mit Darmsanierung, nachfolgender Aufbaudiät reich an Vitamin A, Chlorophyll und Lecithin, ist eine Regeneration der Augen möglich. Nackenverspannungen und Halswirbelsyndrom behindern die Durchblutung aller Kopforgane, einschließlich der Augen; diese Blockaden lassen sich meistens mit Hilfe der Chiropraktik und Bewegungstherapie lösen. Eine spezifische Augengymnastik verbessert die Durchblutung und Sehkraft der Augen.

Bei Augenbrennen und Augenentzündungen wirkt das "Eintropfen" von Frisch-Weizengrassaft heilend und stärkend, ebenso der Frischsaft aus der Aloe-Pflanze (s. Literaturhinweis). Augenstärkend: täglich Soja-Lecithingranulat (von Vitacron oder 6 Faszikel Buerlecithin Compact) und Vitamin A 60.000 bis 70.000 IE in pflanzlicher Form: 20 bis 30 g Spirulina mit 1/2 l Flüssigkeit. Selbst bei einem durch Unfall gelähmten Sehnerv hatte das tägliche Weizengras-Kauen (orale Einnahme) von 100 g Gras, verbunden mit vitamin-A-reicher Heildiät, Spirulina-Alge und Augengymnastik nach 7 Monaten ein wahres "Sehwunder" bewirkt; Professoren namhafter Augenkliniken hielten diesen Fall für hoffnungslos.

OHREN

Die hauchfeinen Fasern der Gehörnerven werden ebenfalls von den ätzenden Säureschlacken nicht verschont. Im Innenohr (Cochlea) sind Tausende feiner Härchen verwurzelt, die die Impulse (Geräusche) über die Gehörnerven direkt zu den Gehirnzellen leiten. Schrille und laute Geräusche (Maschinen, Discolärm etc.) zerstören die Übermittler (Haarzellen) zum Gehirn, was eine bleibende Gehörschädigung nach sich zieht. Auch ständiger Alkoholkonsum oder körpereigener Gärungsalkohol (Symptome: Blähungen) tragen zur Zellverschlackung und Zerstörung durch Versäuern der Gehirn- und Ohrnervenenden bei.

Dr. W. Walker, USA, untersuchte die Auswirkung von Darmgiften auf die Gehörnerven und den Ohr-Innendruck. Ich selbst wurde nach Darmspülungen (Colonic-Therapie) von schmerzhaftem Ohrendruck und Ohrgeräuschen befreit!

Ohrgeräusche und Gleichgewichtsstörungen werden in den USA wirkungsvoll mit "SOD" (Super-Oxidide-Dismutase) behandelt. Diese Substanz (Neurotransmitter) ist in Tabletten oder als Pulver (aus Gerstengrün gewonnen, s. Bezugsquellen Gerstengraspulver) erhältlich. *Mit zunehmender Verschlackung der schallübertragenden Organteile im Innenohr entsteht der "normale Hörverlust".* Ohrensausen, Ohren- und Nasennebenhöhlenentzündungen sind auch durch den Hefepilz Candida verursacht, der über den Rachenraum in die Gehörgänge und Nebenhöhlen eindringt. Chronische Ohrenentzündungen und Schnupfen wurden in den USA bei tausenden von Kindern als Candida bedingt erkannt. In diesem Zusammenhang wurde auch Hefepilzüberwucherung im Darm festgestellt. Auch hier schützt und heilt nur: Entsäuern und Entschlacken, mit Kurs auf ein Basen-Säure-Gleichgewicht in allen Lebensbereichen.

Hilfreich bei Pilzbefall und Ohrenschmerzen: 10 Tropfen Melaleuca (australisches Teebaumöl, Apotheke) mit einem Teelöffel Olivenöl mischen und mittels Pipette (5 - 10 Tropfen mehrmals täglich) einträufeln. Alte bewährte Hausmittel bei Ohrenentzündungen und -schmerzen: frischen Knoblauchsaft (auch Kapseln) mit Olivenöl gemischt in das Ohr träufeln; bei ausstrahlendem Schmerz hilft lokales Auflegen von Zwiebelkompressen. Wichtig: Entzündungsherde im Zahnbereich prüfen, Amalgamplomben entfernen, Amalgamgifte homöopathisch ausleiten!

M U N D

Durch Streß und Körperschwäche immer wiederkehrende Lippenbläschen sind die Zeichen für Herpes I (simplex).

Dieser epidemische Virus hat sich auf Lebzeiten in den Nervenenden eingenistet. Amerikanische Ärzte beobachteten, daß die "Herpesgeplagten" auch Haarqualität und Haarfarbe einbüßen. Herpesinfektionen im Innenohr sind nach Dr. Paul Yanik, USA, nicht selten und können zu Taubheit führen. Bei einem Herpes-Ausbruch am Mund, auch entlang der Nackenwirbel bis zum Steißbein, sind die wässrigen Bläschen infektiös. Wenn diese aufbrechen, besteht die Gefahr der Übertragung auf Mund-, Nasen- und Augenschleimhäute (kann zu Blindheit führen). Vorsicht und äußerste Hygiene sind geboten! Die offenen Bläschen trocknen am besten mit Aloe-Vera-Gel, frisch aus dem Blatt, ab (keine Waschungen). Als Alternative bietet sich das ebenfalls desinfizierende, heilend und juckreizlindernde Melaleuca-Öl an. Bei Bläschen im Mund haben sich Spülungen mit verdünntem Grapefruitsamenextrakt (ProSeed), Melaleuca-Öl oder Weizengrassaft bestens bewährt; für längere Zeit einwirken lassen.

Dr. Griffith und Tom Mitchell in den USA haben mit der Lysin-Diät die bis jetzt einzig wirksame Abhilfe erarbeitet und an Tausenden erfolgreich erprobt.

Die Lysin-Diät verhindert Herpesausbruch

Nur durch die Stärkung des Immunsystems, spezifische Ernährung (Lysin-Diät, Propolis, Echinacea, La-Pacho-Tee) und Streßreduzierung können die Herpes-Attacken in Schach gehalten werden. Erhöhte Zufuhr von Zink-Orotat 50 bis 100 mg, Vitamin B_6 50 - 100 mg, Vitamin C und Lysin (2mal 1000 mg) lassen den Ausbruch nach ca. drei Tagen abklingen; wenn bei den ersten Anzeichen Juckreiz verabreicht, kommt es meistens nicht zum Ausbruch. *Wenn ein Herpesausbruch naht, sollte alle Nahrung vermieden werden, die hohe Arginin-Aminosäuren enthält (vgl. folgende Tabelle).*

Auf der anderen Seite schützt eine lysinreiche Ernährung vor den Ausbrüchen. Die Aminosäure Lysin wird während einer Attacke in hohen Dosen zu 2mal 1.000 mg Kapseln zuzüglich 2mal 500 mg Vitamin C mit zusätzlich 500 mg Bioflavonoiden eingenommen, erhältlich als Carnisin-Kautabletten von Rosesse

Pharma, Belgien (Apotheke). Zusätzlich wird die entsprechende Lysin-Nahrung empfohlen (T = Tasse).

LYSIN-NAHRUNG: ERHÖHEN! ARGININ-NAHRUNG: MEIDEN!

mg	Lysin	Portion	mg	Arginin = Lysin mindernd	
900	Fisch, frisch	120 g	2.200	Hasel-, Erdnüsse	1/2 Tasse
700	Huhn & Fleisch	120 g	800	Walnüsse	1/2 Tasse
520	Ziegen- Schafsmilch	1 T	700	Mandeln	1/2 Tasse
410	Mungobohne gek.	1/2 T	650	Kakao, Chocolate	1/2 Tasse
500	Mungobohnenkeime	1 T	450	Sesam, Cashew	1/2 Tasse
580	Buchweizen ganz	100 g	300	Carob-Pulver	1/2 Tasse
270	Bohnen, gekocht	1/2 T	290	Cocosnuß, Pistazien	1/2 Tasse
190	Edelhefe-Pulver	1 EL	210	Kichererbsen	1/2 Tasse
130	Soja-Bohne gek.	1/2 T	190	Brauner Reis	1/2 Tasse
120	Ei (3 Minuten)	1 St	160	Weißbrot-Scheiben	2 Stück
155	Avocado	100 g	130	Haferfl., Rosinen	1/2 Tasse
280	Frischkäse	30 g	120	Sonnenbl.-Kerne	1/2 Tasse

Zwei EL Erdnußbutter ergeben 500 mg Lysin-Mangel und müßten mit 1.000 mg Lysinzusatz ausgeglichen werden.

Weitere Lysin-Quellen: Alfalfasprossen, Amaranthgetreide, Karotten, Rote Bete, Gurke, Sellerie, Steckrüben, Spinat, Löwenzahnblätter, Petersilie, Spirulina, Äpfel, Aprikosen, Birnen, Papaya.

Alle "Herpesgeplagten" sollten Alkohol, Drogen, Schwarztee, Kaffee, Zucker, Schokolade, Kakaogetränke, Süß- und Mehlspeisen meiden!

Der Buchweizen ist in der Anti-Herpes-Diät neben der Mungobohne die ideale Haupteiweißquelle mit einem weit höheren Proteingehalt (16 %) als alle Körnernahrung und mit demselben Lysingehalt wie Fleisch. Dazu liefert dieses Knöterichgewächs Lecithin, Vitamin C und Bioflavonoide, Rutin, Eisen, Magnesium und Mangan und wirkt dadurch besonders herz-, muskel- und nervenstärkend! Durch 1 - 2 Tage Ankeimen verdoppeln bis verdreifachen sich die *B-Vitamine* (siehe Rezepte: nicht säuernde Köstlichkeiten). Eine Stärkung des Immunsystems und die Regenerationsfähigkeit der Schleimhäute wird unterstützt mit der Zugabe von pflanzlichem Vitamin-B-Komplex und Beta-Carotin, gewährleistet durch Spirulina, täglich 20 Gramm; Alternative: Vitamin-B-Spritzen oder hochdosierter 100 mg-B-Komplex plus Vitamin A und Zink (Dosis nach ärztlicher oder therapeutischer Austestung).

Die Durchseuchung unserer Bevölkerung mit dem Varizella-Zoster-Virus (Herpes) liegt bei ca. 90 %. Außer der selteneren Neuinfektion ist es vor allem die Reaktivierung von in den dorsalen Nervenganglien verharrenden Windpockenviren, die bei älteren oder immungeschwächten Personen zum Ausbruch von

Herpes zoster führt. Traumen, Streß, Erschöpfung und geschwächte Immunabwehr (durch Pilzbefall) sind als Induktoren der Gürtelrose bekannt. In diesem Fall ist im Rahmen der Lysin-Diät der Einsatz von Enzympräparaten wie Wobenzym, Wobe-Mugos und Vitamin-B_{12}-Spritzen nach ärztlicher Verordnung sehr hilfreich. Wobenzym beschleunigt den Ablauf der Entzündung, verbessert die Fließfähigkeit des Blutes und die Wundheilung; Wobe-Mugos ist wirksam bei Herpes zoster, Mumps, Windpocken, Virenerkrankungen und fördert die Auflösung von abgestorbenem und unkontrolliert wachsendem Gewebe (Tumoren etc).

Der Erreger der Gürtelrose ist der Windpockenvirus, der nach einer Windpockenerkrankung im Körper verbleibt. Der Virus befällt die Nervenstränge, wo er bis zum nächsten Ausbruch schlummert und selbst nach dem Abklingen der Hautausschläge verbleiben behandlungsresistente Schmerzen im Versorgungsbereich der befallenen Nerven für Jahre zurück.

N A S E

a) **Störfelder "Luftsäuren"** ausschalten wie Rauch, Abgase, Chemiegase und Chemiesäuren, besonders alle Nasensprays. Diese ätzen die Millionen von feinen Härchen in den Nasengängen ab, deren Funktion es ist, als "lebender Haarteppich" verschmutzte Luft auszufiltern.

b) **Störfaktor "Verschleimung",** resultierend aus der Fehlernährung, reduzieren (siehe Trennkost-Lehre). Anstelle chemischer Nasensprays die Nasenkanäle mit warmer Meersalz-Wasserlösung durchspülen. Besonders heilend und schonend sowie schleimlösend wirkt eine Weizengrassaft-Spülung (auch bei Stirnhöhlen- und Nebenhöhlenentzündung). Alle chem. Nasensprays und -tropfen verhindern den Wiederaufbau der dadurch austrocknenden Schleimhäute. Das Austrocknen der Schleimhäute ist meistens verbunden mit Schleimhautentzündungen im gesamten Intestinaltrakt (Bauchraum). Diese Entzündungen können durch basenreiche und gärungsfreie Kost (Candida-Diät) und gutes Kauen oft schon ohne therapeutische Hilfe zum Abklingen gebracht werden. Nicht gesunde Schleimhäute sind ein leicht passierbares Eintrittstor für Krankheitserreger. Schlechte Durchblutung, Immunschwäche und Unterkühlung leisten Infektionen und Pilzbefall Vorschub. Der Hefepilz Candida albicans nistet sich mit Vorliebe in feuchten Schleimhäuten, also auch der Nase, ein und trägt vorrangig zum Austrocknen aller Körperschleimhäute bei.

G E H I R N

Zuletzt kann sich auch dieses geniale Organ gegen Zellverschlackung und Gefäßverengung nicht wehren. Alle sieben Jahre erneuert sich jede Zelle vollständig von der Kopf- bis zur Zehenspitze, außer der Gehirnzellen. Dr. J. Abele konnte bildhaft beweisen, wie *die Stoffwechsel-Gewebesäuren die Gefäßmuskeln im Gehirn lähmen.* Die Kapillarwände werden dadurch unelastisch und porös. Blutgifte und Eiweiß können leicht durch die Gefäßwände austreten, wobei gefährliche Äderchenentzündungen und Blutgerinnsel entstehen können. Solche Entzündungsherde können in allen Körperorganen zu "bösen Wucherungen" ausarten. Auch verformen die Säuren die roten Blutkörperchen und machen sie nicht mehr aufnahmefähig für Sauerstoff. Die Gehirnzellen bekommen nur noch sauerstoffarmes Blut, das natürlich den Leistungsabfall in der Zellfunktion wie auch in allen Organzellen verursacht.

Die Nervenenden, die als Impulsvermittler vom Gehirn zu den Organen arbeiten, werden ebenso wie beim Ohr von den ätzenden Säureablagerungen zerstört. Der Abbau der Gehirnzellenverschlackung ist nur mit dem gleichzeitigen Ausschalten von Darm- und Schlackengiften und einer nicht übersäuernden Ernährungs- und Lebensweise effektiv! *Überschüssiges Eiweiß wird in die feinsten arteriellen Gefäße eingebaut, wobei es zur Verdickung der Gefäßwände kommt.* Die im Blutstrom vorhandenen Nährstoffe verlassen die Gefäße durch die Kapillarwand; ist diese jedoch verdickt, kommt es zur Behinderung des Nährstoffaustausches und damit zu einer Unterversorgung der Gehirn- und Organzellen (Prof. Lothar Wendt).

Cholesterinablagerung ist eine weitere Gefährdung für die Gehirnfunktion: Wird dem Zellstaat überwiegend säurebildende Nahrung zugeführt, opfert der Körperzellstaat die Mineralstoffdepots, um die Säuren zu neutralisieren. Zuerst werden die basenbildenden Minerale (Calcium, Kalium, Magnesium) den Blutgefäßen entzogen und müssen durch eine andere Kittsubstanz ersetzt werden. *Um die brüchig gewordenen Gefäßwandungen abzudichten, baut der Selbstheilungsmechanismus das im Körper verfügbare Cholesterin ein* und macht die Aderwandungen wieder dicht. Cholesterin ist für den Organismus eine lebenswichtige Substanz. Nur durch den Überkonsum an cholesterinreichen tierischen Fetten wurde der "Cholesterin-Mythos" künstlich hochgespielt (siehe Calcium-Mangel). *Im Laufe der Jahre nimmt bei azider Ernährung (Säure-Überhang) eine Verdichtung der Cholesterin-Einlagerungen in den Adern und Blutgefäßen zu.* Dadurch werden auch die feinen Kapillargefäße weitgehend undurchlässig und das Blut kann immer weniger Nährstoffe aus den Dünndarmwänden aufnehmen. Nun setzt das Schwinden der Denkkraft ein, da das Gehirn nicht mehr ausreichend mit Nährstoffen versorgt und durchblutet werden kann.

Durch die Verdichtung der Cholesterineinlagerungen verringert sich auch das Durchlaufvolumen der Adern und das Blut kann nur noch durch erhöhte Druckleistung des Herzens durchgepumpt werden. Fazit: erhöhter Blutdruck mit der Gefahr, daß die Blutgefäße und Kapillaren platzen können. Die Arteriosklerose, verursacht durch Cholesterineinlagerungen, macht sich im Nachlassen aller Körperfunktionen und mit Leistungsabfall langsam bemerkbar. Die Durchblutungskapazität ist durch Säure- und Cholesterineinlagerungen soweit gemindert, daß durch starke körperliche Belastung oder Erregung sehr schnell die Belastungsgrenze der Kapillaren erreicht ist. Beim Platzen eines Hirnäderchens folgt der Schlaganfall; platzt eine Herzkranzkapillare, tritt Herzinfarkt ein. Da das Gehirn besonders stark mit feinen Blutgefäßen durchzogen ist, muß auf eine säure- und cholesterinarme Ernährung umgestellt werden, um Einlagerungen zu vermeiden. Cholesterinsenkend wirken nach Dr. J. Budwig täglich 2 EL Leinöl (jedoch nicht bei MS) und 1 - 2 EL Soja-Lecithin, besonders auch Gersten- oder Weizengrassaft oder 100 g angekeimte Mungobohnen täglich als Rohkost essen; erhitzen über 70 Grad zerstört Lecithin und alle Enzyme. Beherzigen wir die Aussage von Herzspezialist Prof. Keys: regelmäßig zwei bis drei rohe Äpfel essen, kräftigt Gehirn und Nerven, verbessert die Blutbildung, regt Leber, Nieren- und Darmtätigkeit an und schützt vor erhöhtem Cholesterinspiegel. Weitere Problemlösungen siehe Calciummangel, Cholesterin.

Bei starker Beanspruchung des Gehirns entstehen große Mengen von Säuren, die über den Kreislauf ausgeschieden werden müssen. Hier wirken neutralisierend mit sofortiger Nährstoffzufuhr für Energiegewinnung: 1/2 l Basenflüssigkeit wie Spirulina mit Quellwasser, ggf. mit Gemüsesaft aus Gurke, Sellerie und Rote Bete, auch Kartoffel-Selleriesud. Alternative: Gersten-Weizengraspulver (Bezugsquellen). Mehrmals täglich 10 Minuten Tiefenatmung sorgt für Sauerstoffanreicherung des Blutes, neutralisiert Streßsäuren und bewirkt eine optimale Gehirndurchblutung (s. Kapitel Atmung und Bewegung). Für Nerven- und Gehirnnahrung sorgen die leicht zuzubereitenden Speisen: siehe Nicht säuernde Köstlichkeiten. Nicht vergessen: Streßreduzierung und Tiefschlafphase ab 22 Uhr einführen! *Konzentrationsverlust und Senilität sind keine notwendige Alterskrankheit, sondern das Resultat von Schlacken und Säuren.*

Die Funktionsfähigkeit des Gehirns unterstützen

Vitamin A 50.000 IE oder 15 g Spirulina; hoher Vitamin-B-Komplex ist ratsam, besonders mit den Vitaminen B_3 = Niacin 100 - 300 mg und B_6 100 mg und ergänzt mit Vitamin-P-Komplex 300 - 500 mg. Vitamin E 400 IE (Spondyvit), Weizenkeimsaft oder -keimöl, Bio-Selen-Protecton 100 mg; 2 EL Leinöl enthält die wertvolle Gamma-Linolensäure (bei MS durch Omega-3 Fettsäure 1000 mg plus Vitamin E ersetzten). Lecithin 1.000 mg (Vitacron-Soja-Lecithin-Granulat), Magnesium 300 - 400 mg (300 mg in ca. 60 g Buchweizen oder 100 g Weizenkeimlingen), Zink 60 - 100 mg. Niacin bewirkt eine starke Kopf- und Körperdurchblutung (100 - 300 mg Dosis nach ärztlicher Verordnung, s. auch Vitamine und Mineralien). Mitbestimmend für die Gehirnzellenfunktion ist das organisch gebundene (nicht chemische) Element Phosphor; reichhaltig in 40 g Frisch-Sesampulver, 30 g angekeimten Mandeln, 2 - 3 rohen Äpfeln, 100 g Weizen- oder Linsenkeimlingen, 100 g Kichererbsen, ca. 150 g Sellerieknolle und in 50 g Gersten- oder Weizengras; Alternative: Gersten- und Weizengraspulver (Bezugsquellen).

Der Extrakt aus den Blättern des Gingko-biloba-Baumes (Apotheken) ist ein altbewährtes Mittel zur Therapie arteriosklerotisch bedingter Durchblutungsstörungen des Gehirns und verbessert die Fließeigenschaft des Blutes. *Nicht zu vergessen ist die besondere Heilwirkung des Fastens auch bezüglich der Hirnleistung und Gehirnzellenentgiftung: - "wieder klar sehen und denken können" -.*

Bei Gehirntumoren hat sich besonders hilfreich "SOD" (Super-Oxidide-Dismutase) als Neurotransmitter (Impulsvermittler) erwiesen. Diese Substanz finden wir hochkonzentriert im Gerstengras. Die Anwendung von frischem Gerstengrasextrakt bewirkte im Rahmen experimenteller Studien in den USA beachtliche Rückbildung bei Gehirntumoren (die Selbstgewinnung ist so leicht, wie das

"Weizengras-Züchten", Kapitel: Wie gewinnen wir Weizen- oder Gerstengras). Alternative: pulverisiertes getrocknetes Gerstengrün (Bezugsquellen).

Die Organe Gehirn und Ohren signalisieren erst nach langjähriger Körperübersäuerung und Verschlackung den schleichenden Verfall. Da Gehirnzellen nicht nachwachsen, sollten wir diese nach besten Kräften gesund erhalten.

Was mindert die Funktionsfähigkeit des Gehirns

Nach den neuesten Forschungsergebnissen des Physikers Steven Rochlitz (USA) sind die Gehirnfunktionen des Kindes und des Erwachsenen gravierend gefährdet durch einen noch schädlicheren Giftstoff als Formaldehyd, nämlich Acetaldehyd. Dieses Gift ist in Zigarettenrauch, Auto- und Industrieabgasen und alkoholischen Getränken enthalten. Zu viele hilflose Babys und Kinder sind dem passiven Mitrauchen ausgesetzt. Dr. med. Truss (USA) erklärte schon 1984, daß Menschen mit Candidabefall (Hefepilzwucherung in Darm und Schleimhäuten) durch die Aktivität dieser Hefepilze das Gift Acetaldehyd, als Stoffwechselabfallprodukt, selbst im Körper erzeugen.

Acetaldehyd führt zum Verlust von Gehirn- und Herzintegration, Koordinationsvermögen und vermindert beim Kind und Erwachsenen die Lernfähigkeit, verursacht Legasthenie (Buchstaben verdrehen) und schwächt das Erinnerungsvermögen. Dieses Gift zerstört den Überträgerstoff im Nervenfaserbündel Corpus Callosum. Dabei werden das Immun- und Nervensystem sowie der Hormon- und Stoffwechselprozeß zunehmend geschädigt. Als Gegenmaßnahme sind eine gründliche Darmsanierung und die Candida-Diät notwendig, siehe nachfolgendes Kapitel.

Gegenspieler von Acetaldehyd und Maßnahmen gegen Stoffwechselgifte

Vitamin A, Vitamin B_1 und B_5, die Aminosäuren Cystin und Taurin. Diese notwendigen Vitamine und Aminosäuren sind in Alfalfasprossen, Gerstengras, Linsenkeimlingen und Spirulina enthalten. Diese "echten Mittel zum Leben" sind noch am wenigsten von Umweltgiften belastet, ebenso wie alles Keimgut aus biologisch-dynamischem Anbau. Tägliche Zugaben von Vitamin C 1 g, Selen (100 mg) und Magnesium (300 mg) sind zusätzlich hilfreich im Kampf gegen den Candida-Hefepilz.

Im Zuge der Candida-Vernichtung durch Anti-Mykotika wird Ammoniak, ein Stoffwechselgift des Pilzes, in noch größeren Mengen als bisher freigesetzt. Das Gift gelangt über die Blutbahn in die Gerhirnzellen und verursacht Benebelungszustände ("daneben stehen"). Die Ausleitung der Gifte durch einen Homöopathen ist ratsam. Wurden bereits gegen Pilzbefall Nystatin-Präparate eingenommen, sollten die den Körper belastenden Rückstände mit Nystatin-Nosoden (Ampullen) von Staufen-Pharma ausgeleitet werden; s. hierzu Kapitel Candida!

Candida – gefährliche Hefepilzüberwucherung

Das Attribut unserer Lebens- und Ernährungsweise ist bei über 90 % der zivilisierten Menschen eine geschädigte Darmflora und verschlackte Gedärme. In einem solchen Milieu hat sich in den letzten 30 Jahren ein Hefepilz namens *Candida albicans* epidemisch ausbreiten können. Nicht nur bei den meisten MS- und Krebspatienten wurde dieser Pilzbefall festgestellt; inzwischen sind nach Statistiken über 70 % aller Menschen in den USA mit Hefepilzüberwucherung und deren Folgeschäden in Behandlung. Dieser von der Schulmedizin bagatellisierte Pilz ist inzwischen auch in Europa in fast jedem Darm in Auswuchsformen zu finden. Meistens werden die Pilzinfektionen verkannt oder zu spät therapiert. In der BRD sterben jährlich ca. 8.000 Menschen an innerlichen unerkannten Pilzinfektionen, erklärt "Die Neue Ärztliche", Ausgabe 24/90.

In einer gesunden Darmflora, eine Seltenheit heute, lebt Candida albicans in einer natürlichen Symbiose mit den übrigen Darmbakterien. Er entwickelt sich erst zum Feind des Menschen von dem Zeitpunkt an, wenn die lebensnotwendigen freundlichen Darmbakterien, welche den Hefepilz in Schach halten, durch Antibiotika und Gärungssäuren zerstört bzw. dezimiert werden. Erst dann kann der Pilz ungehindert wuchern und sich im ganzen Körper ausbreiten. Er durchdringt die Darmwände und gelangt über die Lymphe und das Blut in die inneren Organe und drosselt systematisch unsere Lebensenergie ab. Bevor unsere Organzellen die lebenswichtigen Nährstoffe aus dem Blutstrom erhalten, frißt zuerst der Parasit Candida das weg, was ihn wachsen und gedeihen läßt, wobei unsere Organzellen systematisch unterversorgt werden. Dieser aggressive Pilz attackiert sogar die Killerzellen, die das Immunsystem gegen ihn zur Abwehr aussendet. Unser Zellstaat ist ständig zum "Kampf gegen den Hefepilz" mobilisiert und befindet sich dadurch in einem inneren Kriegszustand. Das bedeutet Streßsäuren, Spannungszustände und Schwächung des Immunsystems.

Selbst unsere Gehirnzellen und unser Gemüt werden gravierend von diesem Pilz beeinträchtigt. Der amerikanische Physiker Steven Rochlitz erkannte, daß dieser Pilz bei seinem eigenen Verbrennungsprozeß von Nährstoffen das giftige Gas Acetaldehyd entwickelt. Wie bereits erwähnt, *ist Acetaldehyd ein noch gefährlicheres Nervengift als Formaldehyd,* denn es zerstört den wichtigsten Überträgerstoff im Corpus Callosum, einem Nervenfaserbündel, das beide Gehirnhälften miteinander verbindet. Was für eine fatale Auswirkung für den MS-Kranken! Diese Zerstörung führt schon bei Kleinkindern und Heranwachsenden zu Gehirnintegrationsstörungen mit den Symptomen Vergeßlichkeit, Lernunlust, Lese- und Rechtschreibeschwäche (Legasthenie), Konzentrationsmangel, Pendeln zwischen aggressivem und passivem Verhalten, häufigen Depressionen, Abschwächung der Gehirnimpulse bis hin zur Stumpfsinnigkeit.

Nicht erkannte Pilzinfektionen verkrüppeln unsere Kinder auf der körperlichen und geistigen Ebene. Über den Lymphstrom gelangen die Pilze in die Lungen und verursachen Entzündungen der Atemwege, chronische Bronchitis und Asthma. Jeder Asthmaleidende sollte auf Pilzbefall untersucht werden, siehe Testmöglichkeiten: Bluttest. Die Hefepilze klammern sich im Blutstrom an Kohlehydratmoloküle, ihre liebste Nahrung, wodurch es zum Glukosemangel in den Gehirnzellen kommen kann (auch Unterzucker). "Gesundes Leben" 2/93 berichtet, daß nach Schuluntersuchungen bei 80 % aller Kinder Candida-Infektionen festgestellt wurden. Die Folgen sind Erinnerungs- und Konzentrationsverlust, Lernunlust, unbegründete Aggressionen, Migränen und Infektanfälligkeit.

In seiner Auswuchsform erlebt der Candida-Pilz heute durch die gärungsfreudige Zivilisationskost seine Hochblüte. Im Gegensatz zu Mucor, der Urform aller Pilze, gedeiht Candida mit dem Zucker aus allen Kohlehydraten, mit ferment- und hefehaltigen Speisen, z.B. Brot, Käse, Früchtejoghurt, Getreidesüßspeisen etc. Der Pilz wächst rapide mit Alkohol jeder Art und durch Gärungsprozesse während des Verdauungsvorganges. Besonders das übliche ungenügende Kauen der Kohlehydrate (KH), wie Getreidemüsli, Brot, Kartoffeln, Backwaren, führt unweigerlich zur Gärung, da das für die Verdauung der KH notwendige Enzym Ptyalin nur durch Kauen im Mund gebildet wird. Ohne die Ptyalin-Bildung sind die Stärken nicht aufschließbar. Der halbverdaute Speisebrei geht in Gärung über. Bei diesem Gärungsprozeß entstehen Fuselalkohol, Essigsäure und Schlacken, die wiederum das Candida-Wachstum begünstigen. Essigsäure entzieht dem Körper Phosphor, der für die Denkfähigkeit notwendig ist. Bei Phosphormangel wird ebenso die Schilddrüsenfunktion gestört und die Leistung der Nebennieren herabgesetzt, was wiederum die hormonalen Sekretionen mindert und somit auch die Gemütsebene gravierend stört.

Darmgifte führen nach Dr. Breisacher sehr häufig zu Funktionsstörungen der Schilddrüse, mit Auswirkungen auf chronische Gewichtszunahme oder -abnahme. Ebenso wird die Funktion der Hypophyse gestört und damit der gesamte Hormonhaushalt. Bei nicht täglicher Darmentleerung sind Kopfschmerzen, Konzentrationsmangel, Unlust und Reizbarkeit an der Tagesordnung. Bei geschädigter Bauchspeicheldrüse (Entzündungen, Diabetes) gärt und fault mangels Verdauungssäften die Speise ebenfalls im Darm und begünstigt den Parasiten Candida. Ständige Blähungen und Kotbauch sind bei Zuckerkranken übliche Erscheinungsbilder. Pilzüberwuchs im Darm oder Blut raubt unseren Zellen lebenswichtige Mineralien, Nährstoffe und Sauerstoff. Über das Blut gelangen die Pilze in die inneren Organe und bedrohen das Leben unserer Organzellen. Die Schwingung dieses Todeskampfes in Millionen Körperzellen überträgt sich über die Nervenimpulse zum Gehirn. Wir fühlen uns rundherum miserabel, wobei die Schulmedizin keine ernsthafte Krankheitsursache finden kann.

Die Symptombehandlung mit Anti-Mykotika (Pilzkillern) beseitigt jedoch das Übel nicht an der Wurzel. Dr. Felix Perger, Österreich, berichtet, daß bei 98 % aller Fälle (über 2500 aus seiner Praxis) nach wenigen Monaten ein Rückfall eintrat, wenn nur mit Anti-Pilzmitteln behandelt wurde ohne nachfolgenden Darmfloraaufbau und gleichzeitige Ernährungsumstellung. Nach abgeschlossener Colonic-Therapie oder selbst durchgeführter Darmreinigungskur, besonders bei Antibiotika-

Einnahme, sollte der Aufbau der Darmflora auch während der Anti-Candida-Diät (nach der ersten Woche) mit Lactobacillus acidophilus oder Superdophilus Bakterienstämmen unterstützt werden; Erfahrungsberichte sprechen auch für Ortoflor A und Ortoflor B auf Lactosebasis (Bezugsquellen), jedoch ist eine individuelle Austestung immer am optimalsten.

Die vielfältigen Symptome von Candida-Überwucherung

Allergien, Austrocknen der Schleimhäute im gesamten Körperbereich (kann auch mit Gallenproblemen verbunden sein), arthritisähnliche Gelenkschmerzen, Infektionen in Unterleibs- und Verdauungsorganen, Mund- und Nasenhöhlen, Gehörgängen, chronischer Vaginalausfluß, vermehrter Harndrang, Wechsel von Verstopfung und Durchfall, Über- und Untergewicht, ständige Hunger- und Suchtgefühle besonders nach Süßspeisen und gärungsaktiver Nahrung, Konzentrations- und Gedächtnisschwäche, aggressive bis depressive Stimmungszustände, rasche Erschöpfung, Leistungsabfall, Libidoverlust, Lymphdrüsenschwellungen, Schlafstörungen, Kopfdruck, Benebelung, Verwirrtheit.

Der Pilz nistet sich mit Vorliebe in den feuchten Schleimhäuten ein: Blase, Harnwege, Dick- und Dünndarm, Magen und außerdem in den Gallengängen, Herzhöhlen, Lungen, Bronchien, Nebenhöhlen, Ohren und bewirkt Energieraub und Schwächung auf allen Ebenen.

Candida kann sich hauptsächlich von den Darmschleimhäuten ausbreiten, wenn durch Gärung oder Immunschwächung die hilfreichen Bakterien der Darmflora reduziert werden. *Die Anwendung der Breitband-Antibiotika (auch beliebte medizinische Pilzkiller) - selbst in kleinen Dosen - wirken sich zerstörerisch auf die nützlichen Darmbakterien aus*, was wiederum Candida begünstigt. Hierzu tragen auch Cortisone und Steroidbpräparate bei - dazu zählt die Pille, ebenso der tägliche Verzehr von antibiotikabelasteten Fleisch- oder Geflügelprodukten, auch Eierwaren und Kuhmilchprodukten aus Masttieraufzucht.

Der täglich Streß in unserem Leben favorisiert Candida-Wachstum, denn durch die konstante Stimulation der Nebennieren wird der Körper mit selbsterzeugten Steroiden überflutet, was zu einer Immunschwäche führt. Sind die natürlichen Barrieren: Immunabwehr und Darmflora - abgeschwächt, entartet Candida in eine Fadenpilzform, die wurzelähnlich lebendes Gewebe und Zellen gewaltsam durchdringt und dabei Stoffwechselgifte in den Blutkreislauf ausschüttet. Ist der Pilz einmal über die Blutbahn in das Zwischenzellgewebe (Bindegewebe, Lymphe), Kapillargefäße oder in die inneren Organe vorgedrungen, spricht man von einer Candida-Mykose. Viele Babys werden heute mit Candida-Mykose geboren, wenn die Mutter ebenfalls – meist unwissentlich – von Candidaüberwuchs befallen war. Die Kleinen leiden dann meistens durch nicht erkannten Pilzbefall unter Allergien, Hautausschlägen, Windelsoor, Gehirnintegrations- und Wachstumsstörungen, angeborener Zuckersucht und Immunschwäche. Gerade in der Schwangerschaft sollte sich die verantwortungsbewußte Mutter auf evtl. Pilzbefall im Genital-, Mund- und übrigen Schleimhautbereich untersuchen lassen

(s. Candida-Bluttest). Die Anti-Pilz-Diät kann nur zum Wohlergehen für Mutter und Kind beitragen, stärkt das Immunsystem und unterstützt eine gesunde Organ- und Gehirnzellenentwicklung.

Allergien stehen in engem Zusammenhang zu Candida: Bei ca. 80 % der Neurodermitiker wurde Pilzüberwucherung (Candidamykose) festgestellt. Auch die Psoriasis und seborrhoeische Ekzeme haben häufig unter anderem eine schwere Dysbiose als Ursache. Das Hormon Cortison, oft ein Allheilmittel gegen allergische Erkrankungen, fördert gleichfalls Pilzerkrankungen.

Die Immunabwehr bekämpft den Pilz als Fremdkörper und wird dabei ständig geschwächt; es wütet auf der Zellebene ein ähnlicher Kampf wie gegen die Krebszelle. Die vom Pilz freigesetzten Stoffwechselgifte verursachen zunehmende allergische Reaktionen gegenüber Nahrungsmitteln und Substanzen, die sich wieder dezimieren, wenn der Pilz ausgehungert, seine hochgiftigen Stoffwechselabfälle homöopathisch ausgeleitet und die Darmflora wieder aufgebaut wurden. In der Vernichtungsphase (Einsatz von Einläufen, Anti-Mykotika und Darmspülungen: Colon-Therapie) können sich alle Candida-Symptome wie auch die Allergien verstärken; gerade dann bedarf es der Beharrlichkeit und Einsicht, diese Krise als Hürde nehmen zu müssen. Erhöhte Selengaben bis zu 200 mg täglich und Schindeles Mineralien (siehe Bezugsquellen) helfen, die Stoffwechselgifte zu neutralisieren und auszuscheiden; zum Ausschwemmen eignet sich besonders der das Immunsystem stärkende La-Pacho-Tee, über den Tag 1,5 l verteilen.

Leber und Nieren werden durch die Zersetzungsgifte der Pilze überbelastet (besonders bei Nystatineinnahme etc); sie sollten bei der Entgiftung mit Multiplasan H 33 und GL 17 (Apotheke) und auch mit Tee- oder Saftkombinationen, z.B. Brennessel-, Löwenzahn- oder Artischockensaft unterstützt werden. Eine homöopathische Ausleitung der Stoffwechselgifte der Pilze mit Nosoden - wie bereits im vorhergegangenen Kapitel Gehirn, Acetaldehyd erwähnt - ist durch einen Heilpraktiker oder Naturheilarzt ratsam.

Der Pilzforscher Dr. G. Orth rät bei Blutpilzen und Organ-Mykosen (zur Unterstützung der Toxin-Ausscheidung und zur Entgiftung der Leber) zu den pflanzlichen Kräutertabletten Multiplasan H 33 und GL 17 (Apotheke). Oft ist das pflanzliche Anti-Pilzmittel ProSeed (Grapefruitsamen-Extrakt) zu schwach, sodaß das massiver wirkende Medikament Nystatin eingesetzt wird. Die leber- und nierenbelastenden Begleiterscheinungen werden durch die gleichzeitige Einnahme der Multiplasan-Präparate H 33 und GL 17 und Zugabe von Mucokehl D 5-Tropfen (von Sanum-Kehlbeck) aufgehoben. Erfahrungsgemäß ist es immer besser, die Dosierung der Tropfen und Tabletten individuell auszutesten; (ggf. bei Dr. Orth, Ellmeney 1, D-88299 Leutkirch schriftlich erfragen). Nach Abschluß einer Nystatin-Behandlung sollten die verbleibenden Stoffwechselgifte mit Nystatin-Nosoden von Staufen oder Wala oder auch über Bicom-Gerät ausgeleitet werden. Im Rahmen der Anti-Candida-Diät als auch nach deren Abschluß sollten nur auf Allergien ausgetestete Lebensmittel verwendet werden, andernfalls kann sich der Pilz in dem durch Allergene geschädigten Darmmilieu wieder ausbreiten.

Aflatoxine, die Stoffwechselgifte der Schimmelpilze und die verschiedenartigen der Hefepilze bleiben als Rückstände trotz Antipilzmittel und -diät im Körper zurück und müssen homöopathisch ausgeleitet werden (Nosodentherapie, z.B. Aflatoxinum von Staufen-Pharma). Die vielfältigen Symptome durch Pilzbefall haften uns in abgeschwächter From weiterhin an und bei der geringsten Immunschwäche flackert der Pilz mit verstärkten Krankheitsbildern wieder auf. Die Potenz der Nosoden kann von einem Arzt oder Heilpraktiker ausgetestet werden; evtl. kann man die Stoffwechselgifte auch mit der Bio-Resonanztherapie ausleiten. Werden diese Toxine nicht ausgeleitet, bleiben die candidabedingten Allergien und Symptome häufig bestehen und können zur massiven Leberschädigung bis zu Krebs führen (siehe auch S. 44).

Pilz-Medikamente schaffen grundsätzlich nur vorübergehende Abhilfe, wenn nicht der Darm von altem faulendem Müll befreit, die Darmflora aufgebaut und die gewohnte gärungsaktive Ernährungsweise geändert werden!

Allergien sind auch Abwehrsignale unseres Zellstaates, die sich durch körperliche oder geistige Fehlhaltungen zum Ausdruck verhelfen. Ein gesunder Körper und Geist können mit einer intakten Immunabwehr alle Allergene von außen verkraften. Allergiker und Kinder verdrängen meist ihre Abwehrhaltung gegenüber Menschen, Umständen oder Substanzen, die sich dann aus der Verdrängung in das Unterbewußtsein als ein "Dagegen-reagieren" auf der Körperebene als Allergie zeigt. Bei Neurodermitiker-Kindern auch das Verhalten der Eltern und der Lebensumstände prüfen; besonders die "Reverse-Gepolten", die alles verbieten und deren Kind demzufolge immer als Abwehrreaktion das Gegenteil sagt oder machen möchte. In diesen Fällen kann die Homöopathie über die Geist- und Körperebene hilfreich einwirken.

Unser Fehlverhalten, besonders die Sucht nach den heimlichen Drogen in "gärungsaktiver Nahrung", die unsere Immunabwehr ganz erheblich schwächen, sollten wir schrittweise abbauen. Jedes Suchtverhalten zuzulassen bedeutet, eine Fremdbestimmung zu erlauben. Was immer die Droge ist, sie beherrscht uns auf der geistigen wie körperlichen Ebene, ein Zustand, den uns die Candida-Szene ganz deutlich wiederspiegelt.

Pilznester in Mund, Rachen, Kiefer und Zähnen: Pilznester verbergen sich gerne unter schlecht abschließendem Zahnersatz (auch Zahnprothesen). Selbst in den Kieferknochen können Pilzkolonien entstehen, die zu Zahnbetterkrankungen mit Lockerung der Zähne führen. Lockere Zähne mit sumpfigem Untergrund sind nicht nur durch Pilzinfektionen geschädigt; dazu kommen Bakterien, Viren und Eiweißtoxine (Gifte), die mangels intensiver täglicher Reinigung Entzündungsherde bilden und ebenfalls Zahnbett und Zahnhälse schädigen (Mitursache von Paradontose). Die Paradontose wird in vielen Fällen von Pilzinfektionen im Mund- und Rachenraum ausgelöst. Therapieresistente Zahn- und Kieferschmerzen mit unbekannter Ursache, manchmal schmerzhaft über eine ganze Gesichtshälfte, gehören in den Bereich der Mykosen-Behandlung! Antibiotika können für die Bildung von Pilzkolonien im Mund mit verantwortlich sein, da bei geschädigter Darmflora die Pilze in die Blutbahn gelangen und sich in allen Schleimhautbereichen vom Anus bis zur Mundhöhle ansiedeln können. Hier muß wiederum das Problem an der Wurzel, dem Darm, gelöst werden. Zusätzlich hilft außer Repha os-Mundspray das Zähneputzen mit dem Pulver der Yacca-Pflanze (Bezugsquellen) oder dem Frischblatt-Gelee des Aloe Vera-Kaktus; auch das Kauen von Kardamomkörnchen (Kapseln öffnen) und nach jedem Essen den Mund mit verdünnter ProSeed-Lösung ausspülen wirkt dem Wachstum der Pilze entgegen.

Pilze in Lebensmitteln tragen zunehmenden Allergien und Calciummangel bei, wie auch der verantwortungslose Einsatz von Antibiotika und Steroiden in der Masttieraufzucht. Täglich essen wir eine versteckte Dosis Antibiotika mit den Volksnahrungsmitteln Butter, Milch, Käse, Joghurt, Fleisch, Fisch, Eier und Geflügel. In der Lebensmittelindustrie werden Enzyme von mehreren Schimmelpilzarten (u. a. Aspergillus, Penicillium und Mucor) eingesetzt, deren krankmachende Wirkungen durchaus bekannt sind. Die Anwendungsgebiete erstrecken sich gezielt auf folgende Nahrungsmittel: Bierherstellung, Fruchtsaftverarbeitung, Backwaren, kommerzielle Milch- und Käseprodukte, Fleisch- und Fischbearbeitung, Marmeladen- und Süßwarenproduktion. (M. Schata, Allergische Erkrankungen durch Schimmelpilze, HAL-Verlag Düsseldorf). Wollen wir also unsere Zähne retten, ist außer der Gesunderhaltung des Darms die Wahl der Mittel zum Leben (unverfälschte Lebensmittel) überlebensnotwendig.

Weitere Zeichen, die auf einen Candida-Befall deuten: Wir fühlen uns schlecht, krank - trotz verschiedener Behandlungen; die Schulmedizin kann keine Ursachen finden und weist uns als Psychopathen ab. Sedative Medikamente verschlimmern unseren Zustand, ebenso der Einsatz von Antibiotika, Sulfonamiden, Corticoiden und Pilzkillern wie Nystatin. Bei Fieberzuständen, die nicht auf Antibiotika reagieren, sollte ein möglicher Pilzbefall abgeklärt werden. Wir haben ein ständiges Verlangen nach hefehaltigen und isolierten Kohlehydraten, wie Kuchen, Gebäck, alkoholhaltigen Getränken, Coffein und Cola, Süßigkeiten, Fermentprodukten wie Käse und milchsauer Eingelegtem. Der Heißhunger quält uns oft sogar in der Nacht, da der Pilz sich mit Vorliebe am Zucker mästet; somit sinkt der Blutzucker drastisch ab. Gleichzeitig wird durch die Stoffwechselgifte der Pilze die Funktion der Leber geschädigt; ihr Speichervermögen für Glukose und die Glukose-Umwandlungskapazität werden reduziert.

Möglichkeiten der Pilzübertragung

Die Eintrittspforten von After und Scheide sind bevorzugte Übertragungsbereiche für Pilze. Bei Geschlechtskontakt gelangen die Pilze - besonders bei der Frau - über die Scheide in Blase, Gebärmutter und Eierstöcke. Im Wachstumsstadium dringt der Pilz durch die Darmwände und schädigt Nieren, Milz, Bauchspeicheldrüse und Leber mit seinen Stoffwechselgiften. Candidabefall im Urogenitaltrakt macht sich beim Mann erst viel später als bei der Frau mit vermehrtem Harndrang und dann mit Prostatabeschwerden bemerkbar. Sauna und Dampfbäder sind Ansteckungsorte für pathogene Pilze, ebenso die Hefepilze am Bierglas des Nachbarn. Masseure, Friseure, Zahnärzte und in Heilberufen körperkontaktorientiert arbeitende Menschen sind gefährdet. So wird z.B. der aufgewirbelte Nagelstaub mit dem daran haftenden Pilz eingeatmet und kann zu Luftröhren- und Lungenmykosen führen (Walter Rauscher: "Tödliche Mykosen", Eigenverlag Karlsruhe). Auch die Kopfhaut ist bei vielen Menschen mit Pilzmetaboliten befallen. Die Kämme der Friseure bergen Übertragungsgefahren, wenn diese nicht über Nacht in eine über 80%ige Alkohollösung gelegt wurden, denn die Pilzsporen überleben im 70%igen Alkohol. Ein Großteil aller Allergiker ist heute mit Pilzbefall infiziert (Zentrum für Dermatologie, Universität Frankfurt); Allergien sind heute bei den Friseuren eine Berufskrankheit. Die nicht atmungsaktive Kunststoffkleidung verursacht die Bildung feuchter Kammern und zerstört den Abwehrfilm auf der Haut. Eine weitere große Überträgergefahr sind Gemeinschaftswaschmaschinen; bei deren Gebrauch ist nur die Kochwäsche pilz- und sporenfrei! Alle Schwimmbäder ohne Ozonanreicherung sind Ansteckungsorte, denn die Chlorzusätze reichen nicht aus, um die Pilzsporen abzutöten. Alte Entlüftungsanlagen und Schächte können ebenfalls eine Brutstätte von Schimmelpilzen sein, die wir ständig einatmen.

Harmlose Pilzerkrankungen gibt es nicht. Bagatellisierte Fußpilz- und Nagelerkrankungen sollten ernst genommen werden, denn auch Fuß- und Nagelpilz kann in die Blutbahn gelangen und innere Organe infizieren. Symptome: die Haut schält sich immer wieder, wird weißlich bis gelblich, wirft Blasen, der Nagel wird wellig, dicker und gelblich verfärbt und kann sich lösen.

Die Stoffwechselschlacken aus der gängigen Eiweißüberfütterung mit Fleisch, Wurstwaren, Käse, Quark, Eiern, tierischen Fetten etc. führen zu Purin- und Harnsäureablagerungen. Das übliche Zuvielessen - für mehr als 2/3 Magenfüllung kann der Körper keine Verdauungssäfte produzieren - führt ebenfalls zur Gärung. Das unauswertbare Eiweiß gärt, der nur halbverdaubare Speisebrei fault in den Gedärmen und bietet eine Brutstätte für Pilze und Bakterien und füttert zudem unsere Schlack- und Fettzellen. *Da Candida-Pilz an kohlehydratreicher Kost wächst, ist zwar eine eiweißreiche, leichtverdauliche Nahrung notwendig, die jedoch keine Stoffwechselschlacken hinterläßt.*

Dazu eignet sich bei Candida-Mykose vorrangig die pflanzliche Eiweißkost, besonders die Alge Spirulina, die mit dem höchsten Eiweiß- und Vitalnährstoffwert (100%ige Auswertung ohne Verdauungsarbeit) Sofortenergie und Aufbaustoffe liefert. Bei Unterzucker (Schwindel, Schwächegefühl, Erschöpfung) bietet sich Spirulina als Sofortenergiequelle anstelle von Zucker jeder Art an, da dieser vorrangig den Hefepilz mästen würde. Candida lebt auch von Glukose im Blutstrom: eine Mitursache für das *gefährliche Absinken des Blutzuckers* und ein Beitrag für die Auslösung der Zuckersucht. Daher ist es ratsam, stets 15 Spirulina-Tabletten griffbereit zu halten; wenn diese langsam gelutscht werden, oder in Pulverform als Paste gut eingespeichelt, gleicht Spirulina Blutzuckerschwankungen in Minuten aus, da die konzentrierten Vital-, Vitamin- und Mineralstoffe sofort über die Mund- und Magenschleimhäute in die Blutbahn gelangen. Die Alge liefert alle lebensnotwendigen Aminosäuren und ist eine wertvolle Aufbaunahrung für das Gehirn. Infolge ihrer einfachen Molekularstruktur können ihre Nährstoffe sofort die Blut-Hirnschranke durchdringen und den erschöpften Zellen als Nahrung dienen. Um Candida unter Kontrolle zu bringen, ist die sinnvolle eiweißreiche Anti-Candida-Diät im Zusammenwirken mit natürlichen Anti-Pilzwirkstoffen notwendig. Da Hefepilze durch kohlehydratreiche Kost prächtig gedeihen, ist eine kohlehydratarme Ernährung während der Candida-Vernichtungsphase erforderlich. *Entziehen wir dem Pilz die Nahrung, die ihn mästet, dann können wir ihn aushungern und uns bleibt noch genug zum genießen übrig!*

Erlaubte Eiweißquellen: Avocado, Nußeiweiß in Mandeln, (Walnüsse nur frisch geknackt, denn Bruchware ist ranzig und bei feuchter Lagerung besteht Schimmelpilzgefahr), Sesam und Leinsamen aus Bioanbau (Naturkost); Kürbiskerne neigen zu Schimmelpilzbefall (deshalb Sonderzucht, Reformhaus). Aus dem selben Grund auch keine Cashew-, Erd-, Paranüsse und Pistazien (diese sind stark mit hochkarzinogenen Stoffwechselprodukten einiger Schimmelpilze und mit Chemiegiften belastet).

Amaranthgetreide und Buchweizen, Naturreis, Hirse (bedingt), Trockenbohnen und Linsen gekocht, grüne Bohnen, Bohnen- und Linsensprossen nur fünf Minuten garen, nicht roh essen (siehe auch Keimnahrung). Sojaprodukte nur, wenn nicht fermentiert! Schafs-, Ziegenrohmilch; Demeter-Süßmolke oder auch mildgesäuerter Schafs- oder Ziegenmilchjoghurt; Meeresalgen eingeweicht und gekocht in Suppengerichten; Fleischwaren, Geflügel und Eier, jedoch nicht aus Masttierhaltung, nicht roh oder geräuchert, ebenso Fische und Schalentiere nur gekocht, nicht roh und geräuchert. Schimmelpilze können direkt oder auf dem Umweg über Futtermittel für Milchkühe, Geflügel etc. in die Nahrungskette und damit zum menschlichen Darm gelangen.

Mandeln sollten über Nacht 8 - 10 Stunden in Wasser quellen, dann ohne Wasser luftdicht und kühl lagern. Vor dem Verzehr nur kurz (3 Sekunden!) im kochenden Wasser schwenken, um Pilzbefall zu vermeiden, abschrecken und die Kerne aus der Haut drücken. Alle angekeimten Bohnensorten, Erbsen und Linsen für fünf Minuten mit wenig Wasser garen. Nach dem Keimprozeß, ab dem zweiten Tag, sind diese nicht mehr säurebildend, leichter verdaulich und auswertbar und zusätzlich im Nährwertgehalt um ca. 300 % gestiegen! Sesam und Leinsamen müssen für die Eiweißauswertung frisch pulverfein gemahlen sein. Gerstengras-Pulver (Bezugsquellen) und Spirulina-Alge in Pulver- oder Tablettenform nicht über 60 Grad erhitzen; wegen der Quellfähigkeit der Alge je 10 Gramm mit 1/4 Liter Flüssigkeit oder wasserhaltiger Nahrung einnehmen. Vorteilhaft als Beilagen sind gegarte Gemüsesorten, siehe Candida-Diät.

Vorsicht bei Schimmelpilzbefall an Lebensmitteln, denn der Schimmelpilz bildet die hochgiftigen und krebserregenden Stoffwechselprodukte **Aflatoxine,** die zur Schädigung der Leber, Nieren, Milz und des Nervensystems führen. Aflatoxine überleben selbst siedendes Wasser; sie haften besonders an Erdnüssen und alten Nüssen, Brot, abgestandenem Joghurt, Quark, Käse und angebissenem Obst. Offene Eßwaren entwickeln ungekühlt bei Raumtemperatur schon nach 4 Stunden Schimmelbakterien (nur mikroskopisch sichtbar).

Folgende Nahrungsmittel meiden, denn sie tragen zum Pilzwachstum bei: alle Masttierprodukte sind viren-, bakterien- und pilzinfiziert, auch Eier, da das Futtermehl aus Fischabfällen und Tierkadavern hergestellt wird. Bei allen kommerziell geschälten und abgepackten Nüssen besteht Schimmelpilzgefahr, bei Bruchware zusätzliches Ranzigwerden. Das Rösten übertüncht den ranzigen Fettgeschmack und bildet wie alle Röst-, Grill- und Backwaren *Freie Radikale,* die zerstörend auf die gesunden Zellen im Körperzellstaat einwirken (s. Nützliche Aufklärung). Meiden: Schimmelpilzkäse, Quarksorten, Kuhmilchprodukte, außer je nach Verträglichkeit Joghurt aus Rohmilch mit L(+)Milchsäure (rechtsdrehend) und ggf. Demeter-Süßmolke; alle Zuckersorten, Malz-, Milch- und Fruchtzuckerkonzentrate, Glukose, Süßstoffe, Glutamat, Ahornsirup, Melasse, Honig, Marmeladen, Trockenfrüchte, frische Süßfrüchte und Säfte daraus, Sirup jeder Art. Abgepackte und fabrikmäßig verarbeitete Eßwaren beinhalten fast alle versteckten Zucker oder Hefe, was meistens zu Gärungsalkohol im Körper führt, "dem heimlichen Süchtigmacher"! Alle alkoholartigen Getränke, auch selbst hergestellter Kombucha (weil nicht steril gezüchtet), alle Fertigfruchtsäfte, Soft-Drinks, Cola und Dosengetränke. Ausnahme selbstgepreßter Zitronensaft oder Sauerfrucht-Muttersäfte (zuckerfrei, Reformhaus). Alle verarbeiteten Fleisch-, Wurst- und Fischwaren, Hot Dogs, Hamburger, Corned beef, Salami und alle Räucherwaren sind Bakterien-, Viren- und Schimmelpilzträger und täuschen ihre Frische mit ohnehin giftigen Konservierungsstoffen vor. Künstliche Zitronensäure als Konservierung ist meistens ein Hefederivat wie auch fast alle Essigsorten. Apfelessig wird durch Hefegärung gewonnen. Alle kommerziellen Dips, Saucen, Dressings, Senf, Ketchup, Sojasaucen, Tamari, Miso, Mayonnaisen jeder Art und essigsauer Eingelegtes enthalten Essigsäure, versteckten Zucker oder sind Fermentprodukte. Alle Brot-, Back- und Teigwaren, Chips und Cracker sind konzentrierte Kohlehydrate mit Hefen, Backtrieb- oder Fermentzusätzen. Ausnahme: Reis-, Buchweizen-, Hirsewaffeln, Buchweizennudeln und Essenzbrot aus Buchweizen sind erlaubt (siehe Rezept Essenzbrot). Sehr stärkemehlhaltige KH wie Kastanien, Mais, Kartoffeln jeder Art und Kichererbsen sollten erst dann, nachdem Candida unter Kontrolle ist, sparsam verwendet werden.

Amalgam-Gifte schwächen die Immunabwehr: Wenn eine Änderung in der Ernährungs- und Lebensweise angestrebt wird, um Candida in Schach zu halten, ist ebenso die Entfernung der Amalgamplomben notwendig. Amalgam besteht überwiegend aus giftigem Quecksilber, s. Auswirkungen der Umweltgifte.

Hilfreiche Gegenspieler von Candida

Aloe-Essenz, Echinacea und La-Pacho-Tee sind gute Immunsystemstärker!

Vitamin A und die B-Vitamine von B_1 bis B_{12} sind notwendig zur Zellreparatur und Stärkung der Immunabwehr. Diese wichtigen Vitamine, einschließlich aller lebensnotwendigen Aminosäuren und Mineralien sind in Gersten- und Weizengrün und in der Alge Spirulina in hoher naturreiner Potenz enthalten. Die organisch nicht tote, chemiegiftfreie Algennahrung mit noch sehr starker energetischer Strahlungskraft (Kirlian-Fotografie) ist in der Anti-Candida- und jeder Heildiät eine große Unterstützung (siehe Bezugsquellen).

Vitamin B_{12} und Folsäure sind unentbehrlich für eine rasche Zellteilung, besonders für die Teilung der Knochenmarkzellen und der Schleimhautzellen des Magen-Darm-Traktes. Die meisten Fälle von perniziöser Anämie oder von niedrigem B_{12}-Spiegel werden durch eine gestörte Funktion im Magen-Darm-Trakt verursacht und nicht durch einen B_{12}-Mangel in der Nahrung, wie es uns die Fleisch- und Milchindustrie einzureden versucht. Pflanzenfressende Tiere haben einen hohen Vitamin-B_{12}-Bestand im Körper, ohne Fleischnahrung zu verzehren.

B_{12} wird nur in winzigen Mengen von wenigen Mikrogramm benötigt. Werden nun massive Dosen von Vitamin B_{12} verabreicht, z.B. 70 μg, kann der Körper nur 2 μg aufnehmen (das sind 3 % gegenüber fast 80 %iger Resorption bei einer Verabreichung von 0,1 μg), denn die vom Körper absorbierte Menge ist um so geringer, je mehr Vitamin bei einer Mahlzeit eingenommen wird. Die Absorption des B_{12} ist von einer "Intrinsic-factor" genannten Substanz abhängig, die von den seitlichen Drüsen im oberen Teil der Magenwand abgesondert und nur für eine minimale Menge B_{12} produziert wird.

Der Mangel an Vitamin B_{12} ist ein krankhafter Zustand, der vorrangig bei der ständigen Eiweißfäulnis im Darm durch den Überkonsum von Fleisch-, Fisch-, Eier-, Milchspeisen und bei der Kohlehydratgärung aus falscher Nahrungsmittelkombination entsteht. Diese Unsitte – zusammen mit dem hohen Alkohol- und Antibiotikakonsum – hat die epidemische Pilzüberwucherung in den Gedärmen favorisiert. Die ätzenden Fäulnis- und Stoffwechselgilfte der Schimmel- und Candidapilze reizen ständig die Magen- und Darmschleimhäute bis zur chronischen Entzündung. Eine beschädigte oder von Pilzen befallene Dünndarm- oder Magenschleimhaut kann keine ausreichende Vitamin-B_{12}-Absorption mehr gewährleisten. Damit die Auswertung von B_{12}haltiger Nahrung möglich ist, müssen der pH-Wert im Dünndarm neutral und genügend Calciumionen vorhanden sein. Diese Voraussetzungen fehlen bei Candida-Pilzbefall und Übersäuerung. Um die Säuren zu neutralisieren, zieht der Körper bekanntlich ständig das basische Calcium aus Knochen und Gewebe. Ein gesunder Magen und Darm kann den täglichen Vitamin-B_{12}-Bedarf von ca. 2 μg aus der Pflanzennahrung decken.

Da in der Regel alle B-Vitamine in nicht denaturierter Pflanzennahrung enthalten sind, ist es widernatürlich, wenn behauptet wird, die notwendigen geringen B_{12}-Werte seien nicht meßbar oder gar vorhanden. Es gibt keine anerkannte Aussage darüber, daß Pflanzennahrung kein B_{12} enthält. Folgende Nahrungsmittel sind Träger der gesamten B-Gruppe inklusiv B_{12}: grüne Bohnen, angekeimte Mungobohnen und Linsen, Rüben, Rosenkohl, Blumenkohl, angekeimtes Getreide und Mandeln, Gersten- Weizengras, Avocados, Topinambur, frische Feigen, Pflaumen und Alfalfasprossen (Rodale, The Complete Book of Vitamins). Ein weiterer wichtiger Aspekt ist, daß jedes Vitamin-B_{12}-Molekül Kobalt als Kernsubstanz enthält. Bekanntlich sind Algen reich an Kobalt und daher eine gute Ergänzung für eine gesicherte Vitamin-B_{12}-Versorgung – vorausgesetzt, Magen und Darm sind gesund oder befinden sich in der Regenerationsphase.

Interessant sind ernährungswissenschaftliche Forschungsergebnisse, wonach ein übermäßiger Verzehr der gesättigten Fette in Fleisch, Eiern und Milchprodukten zu einem meßbaren Vitamin-B_{12}-Mangel führt. Immer mehr tierische Eiweißverzehrer müssen mit B_{12}-Zugaben behandelt werden, da auch sie unter Pilzbefall, Magen- und Darmerkrankungen leiden. In diesen Fällen wird B_{12} nur noch in Form von Vitamin-B_{12}-Spritzen vom Körper absorbiert.

Weitere Gründe, warum Vitamin B_{12} im Darm nicht absorbiert wird, sind Verletzungen der Dünndarmwände, Darmkatarrh, Zöliakie (angeborene Unverträglichkeit aller glutenhaltigen Getreidesorten), anatomische Abnormitäten wie Dünndarmdivertikel, Dünndarmschlingen etc., operative Entfernung, vor allem wenn der Krummdarm oder der Magen betroffen sind.

Bei Vitamin-B_{12}-Mangel werden zu wenig rote Blutkörperchen im Knochenmark gebildet; Begleiterscheinungen: Sauerstoffmangel, Stoffwechselstörungen, schnelle Erschöpfung; weitere Symptome: Gleichgewichtsstörungen, Erkrankungen des Nervensystems, Depressionen, Verwirrungszustände, eingeschlafene Hände und Füße, Taubheitsgefühle.

Ein Mangel an Folsäure kann ebenfalls zu Blutarmut führen (metabolische Anämie). Folsäure ist reichlich in grünblättrigem Gemüse, angekeimtem Getreide und Sprossen enthalten. Wird bei Vitamin-B_{12}-Mangel Folsäure verabreicht, kann der Organismus die Blutarmut damit nur vorübergehend korrigieren.

Biotin, ein B-Vitamin, hat in Japan in der Candida- und MS-Forschung erstaunliche Resultate erbracht. Hohe Dosen von 350 bis 500 mg sind angebracht. Biotin ist im Naturreis, in Sojabohnen, Weizenkeimlingen und konzentriert auch im rohen Eigelb enthalten. Kochen zerstört zu ca. 70 % Biotin, B-Vitamine und Lecithin; wenn das Ei dienlich sein soll, dann vorwiegend das rohe Eigelb, auch 4-Minuten-Eier, jedoch nie rohes Eiweiß essen (Kleisternahrung)!

Vitamin C ist bis zu 3 Gramm täglich mit Bioflavonoiden natürlicher Herkunft bei Pilz- und allen anderen Infektionen ratsam. Bei Krebs sollte die Dosis auf 5 g erhöht werden; zur Vorbeugung 100 - 500 mg täglich (Bezugsquellen). Die Propolis, genannt das Kittharz der Biene, zeichnet sich durch seine natürliche antibiotische Wirkung auch gegen Pilze aus, mit einem aktiven Anteil an Flavonoiden. Propolis-Komplex-forte-Tropfen (alkoholhlfrei, siehe Bezugsquellen) sind eine hilfreiche Ergänzung zu Vitamin C, stärken die Abwehrkräfte und sind außerdem in der Lage, auch Schwermetalle zu binden und unschädlich zu machen.

Das Spurenelement Selen in Verbindung mit Vitamin E erhöht den Vitamin- und Sauerstofftransport zu den Zellen und kann selbst gefährliche Schwermetallgifte und schädigende Stoffwechselgifte der Pilze neutralisieren. Bei Candida nur hefefreies Selen wählen, siehe Bezugsquellen.

Zink 50 mg, Magnesium und Mangan 250 - 500 mg werden am besten in Orotat-Form gegen akute Mangelerscheinungen empfohlen. Zink und Vitamin C stärken die Widerstandkraft gegen Pilzbefall und Infektionen, insbesondere im Muskel-Lymphgewebe und Urogenitaltrakt. Alle Pilzarten sind Mineralstoffräuber und dezimieren vorrangig die Calcium-, Magnesium- und Manganversorgung (siehe Kapitel Vitamine und Mineralien).

Candida-Testmöglichkeiten

Candida-Serodiagnostik-Test: hierbei werden Candida albicans-Antigen sowie IgA-, IgG- und IgM-Antikörper erfaßt. Für die Untersuchung werden 0,5 ml Serum benötigt; Anfragen und Testauswertung: Laboratorium für spektralanalytische und biologische Untersuchungen Dr. Bayer, Postfach 100445, 70003 Stuttgart, Tel. 0711-16418-0 oder Dr. Dumrese 07524-4369. Test und Blutentnahme durch einen Heilpraktiker oder Arzt durchführen lassen.

Candida-IgG-Test auf Antikörper (Candida-Allergene werden unter die Haut gespritzt.): Testmöglichkeit bei Heilpraktiker oder Arzt erfragen! Mit diesem Test läßt sich der Nachweis von Antikörpern im Blut bestimmen.

Stuhltest in Fachlabors ist nur nach mehrmaligen Stuhlproben aussagekräftig, da sich Candida in Nestern ansiedelt und nicht immer in nur einem Stuhlabschnitt erfaßt werden kann. Stuhlproben sollten schnellstens beim Labor eintreffen und analysiert werden, wenn man Untersuchungen auf die Zusammensetzung der Bakterienflora wünscht; es kann bei Verzögerungen per Post zu entscheidenden Verschiebungen der Florawerte kommen.

Kontroll- und Behandlungsmöglichkeiten: Lokalisierung des Pilzbefalles mit Hilfe der obig gelisteten Testverfahren durch einen erfahrenen Naturarzt, Heilpraktiker oder Labor; Adressen siehe Anhang.

Die Symbioselenkung ist nur nach individueller Austestung durch einen Fachtherapeuten sinnvoll; dabei können die Testmöglichkeiten durch Anwendung der Kinesiologie und Elektroakupunktur sehr hilfreich sein. Nach der Anwendung von Anti-Mykotika, Antibiotika oder Darmspülungen ist die Wiederherstellung der Darmflora erforderlich. Eine bewährte Selbsthilfe-Methode aus USA bieten zwei ähnlich wirksame Präparate: Superdophilus und MFA-Acidophilus milchfrei mit einem Gehalt von mindestens einer Milliarde lebensfähiger Bakterien pro Gramm, spezifisch wirksam im Dick- und Dünndarm (Bezugsquellen). Auf ähnliche Weise wirken Ortoflor A und B von Mentop (Apotheke), jedoch nicht für Milchallergiker (Lactose-Basis)! Nach Abschluß von Darmspülungen und auch während der Anti-Candida-Diät ist der gleichzeitige Wiederaufbau der freundlichen Darmbakterien unerläßlich! Die Wirkung der oben genannten Darmflora-Aufbaupräparate wird durch die Einnahme von natürlichen Anti-Pilzmitteln (Grapefruitsamen- oder Aloe-Extrakt, Papayagranulat, -kernen oder grüner Frucht, La-Pacho-Tee) während der Candida-Diät nicht beeinträchtigt. Je schneller sich die hilfreichen Bakterien ansiedeln können, umso effektiver können sie ihre Arbeit gegen die Pilzüberwucherung im Darmbereich durchführen und zur Stabilisierung der Immunabwehr beitragen. Besondere Bakterienstämme für rektale Implantate (Einführung in den Dickdarm) werden ebenfalls angeboten (Gesundheitskontor Fink) und sind eine gute Methode, die freundlichen Bakterien dort hinzuleiten, wo sie dringend benötigt werden. Rektale Implantate mit Superdophilus-Bakterienstämmen (Bezugsquellen) beschleunigen den Darmfloraaufbau (Präparat in wenig Wasser auflösen, mit Klyso-Pumpe oder Ohrdusche einführen, für optimale Resorption in die Darmschleimhäute solange wie möglich im Darm halten). Das rektale Einführen von Exmykehl-Zäpfchen (Sanum, Apotheke) hat sich ebenfalls als wirksame Abhilfe bei Pilzüberwucherung im Darm bewährt. Die orale Einnahme von spezifischen Laktobazillen und Bifidobakterien (z.B. Pro-Bifidonate P und Pro-Bionate P von Gesundheitskontor Fink, Eggebek), unterstützt die Regeneration der Darmflora während der Candida-Vernichtungsphase und kann kurweise durchgeführt werden.

Colonic-Therapie, Darmspülungen: diese beschleunigen das Ausräumen der giftigen gärungsaktiven Schlacken und oft jahrzehntelanger Verkrustungen im Darm. Empfehlenswert bei Alllergien, Übergewicht und Candida-Befall, da oft unter alten Kotresten eingelagerte Pilznester gelöst und ausgespült werden können. An einer Sichtscheibe am Gerät können Therapeut und auch Patient erkennen, was an alten Schlacken abgelöst wird. Während man bequem auf einer Liege ruht, fließt durch einen rektal eingeführten Schlauch temperiertes Wasser in den Darm ein und aus. Das Ein- und Ausschieben des Schlauches, wie bei der Einlaufmethode, entfällt. Das Wasser in Verbindung mit Sauerstoff (Ozon) beseitigt wirksam die Pilze im Dickdarm und erzeugt eine allgemeine Vitalisierung durch eine verbesserte Darmwandfunktion. Ist der Darm nach wiederholten Darmspülungen, begleitet mit der Darm-Magen-Heildiät, endlich von allen alten Kotresten befreit, kann sich die Darmschleimhaut in ca. 70 Stunden regenerieren und den Darmflora-Aufbau selbst bewerkstelligen. Eine Symbioselenkung wird somit nach gründlicher Darmreinigung und abgeschlossener Pilz-Diät überflüssig, wenn wir mit sinnvoller Kost und Lactobacillen (z.B. in Joghurt, Kefir, Kanne Brottrunk) den Darm unterstützen.

Colonic-Therapheuten-Adressen, auch stationäre und ambulante Colonic-Therapie mit ganzheitlicher Behandlung siehe Anhang.

Eine wertvolle Vorarbeit in Ergänzung zur Colonic-Therapie leistet die Papaya-Frucht. Die grauen bis schwarzen Kerne (ca. 30 - 40) werden gut zerkaut, schluckweise mit 1/4 l Wasser folgen; wenn Fruchtfleisch nicht zu süß, mit diesem zusammen kauen. Eine 6 - 8wöchige Einnahme, morgens nüchtern, bewirkt das schrittweise Entkrusten der Darmwände und Aufweichen der verhärteten Schlacken. Information über die vielseitige Anwendung "dieser Melone der Gesundheit" und deren Kerne siehe Anhang - Papaya -.

In milderer Weise unterstützt das Naturprodukt Yacca plus Gerstengrün (Bezugsquellen) die Entgiftung der Verdauungsorgane und aktiviert den gesamten Stoffwechsel. Die Saponine aus der Yucca-Palme haben einen reinigenden Effekt; die regenerierende und entgiftende Wirkung von Gerstengras ist unübertroffen, besonders wenn das Gras frisch gekaut wird (siehe Herstellung von Keimnahrung/Gerstengrün, alternativ in Pulverform, s. Bezugsquellen).

Ebenfalls bewährt hat sich in vielen Fastenkliniken die orale Einnahme von Glauber- oder Bittersalz. Bei Nierenschwäche ist Bittersalz ratsam. Beide Mineralsalzlösungen bewirken ein Ausräumen des Dünn- und Dickdarmes mit einem durchfallähnlichen Putzeffekt. Nur nach Anweisung eines Therapeuten oder nach der Anleitung Kapitel Darmsanierung einnehmen.

Heilfasten bei Candida-Überwucherung

Da der häufigste Candidabefall seinen Ursprung aus den Gärungs- und Fäulnisbereichen im Dick- und Dünndarm hat, werden durch eine darmreinigende Heilfastenkur der Erfolg und unser Wohlbefinden beschleunigt. Dr. Hauss in Eckernförde, mit langjähriger Candida-Erfahrung, warnt zu Recht bei Candida-Befall vor Fastenkuren ohne zusätzliche Beigabe von hochwertigem Eiweiß, bei möglichst geringer Verdauungsbelastung. Ohne Nährstubstanzen dringt der Fadenpilz Candida noch tiefer durch die Darmwände und schüttet seine Stoffwechselgifte in die Blutbahn; dabei kann es zu schwerwiegenden Gesundheitsstörungen kommen: Schwindel, Übelkeit, Erbrechen, Kreislauf- und Herzversagen. Daher ist ein unbedenkliches Heilfasten ohne Erschöpfungs- und Hungergefühle mit 3mal 10 g Spirulina (in Pulver- oder Tablettenform) mit je 1/2 Liter Flüssigkeit ratsam. Flüssigkeitswahl: hefefreie Demeter-Gemüsebrühe, warmer Gemüsesud, Gemüsesäfte, auch milchsauer (bei MS selbst abwägen, siehe Kapitel Milchsäure), Demeter-Süßmolke (Pulverform) oder Molke von selbstgesäuerter Ziegen- oder Schafsmilch. Die Ausschwemmung der Pilz- und Stoffwechselschlacken unterstützen wir jeweils eine halbe Stunde vor der Flüssignahrung Spirulina mit ProSeed oder La-Pacho-Tee, diesen mit pflanzlichem Vitamin C verstärken (500 mg zu jeweils 1/4 l Tee, siehe Bezugsquellen).

Wirksame natürliche Anti-Pilzmittel

Bisher wurde La-Pacho-Tee aus dem Regenwald in Unmengen als Anti-Pilzmittel konsumiert. Nur der Teesud aus der Baumrinde enthält pilzabtötende Wirkstoffe und wurde seit Jahrzehnten in Südamerika als wirksames Krebsheilmittel verwendet. Die durch Candida verursachte enorme Nachfrage auf dieses für die Krebsheilung wichtige Naturprodukt hat fast allen Bäumen das Leben gekostet. Gerade noch zur rechten Zeit, bevor der letzte Baum gefällt, ist ein neues gegen Pilzbefall weitaus wirksameres Naturprodukt aus USA auch für Europa verfügbar. ProSeed ist ein Extrakt aus angekeimten Grapefruitsamen in Glycerinlösung und wirkt als Breitband-Antibiotikum gegen eine Liste von Erregern, u. a. Mykosen (Pilze), Parasiten und Herpes-simplex-Virus. Der bittere Grapefruitsamenextrakt wirkt basisch und entschlackend, ohne dabei die Darmflora negativ zu beeinflussen. In Tropfenform ist der Extrakt innerlich wie äußerlich anwendbar; bei Fuß-, Haut- und Nagelpilz, Hautinfektionen, für Mund- und Vaginalspülungen; besonders gegen internen Candida-Befall wurde das Präparat seit drei Jahren in USA erfolgreich getestet. Bei bereits angegriffener Magenschleimhaut und bei Kleinkindern kann ProSeed auch in Kapselform jeder Nahrung oder Getränk beigegeben werden. In deutschen Apotheken ist pulverisierter Grapefruitsamenextrakt in abgeschwächter Potenz als Citricidin-Kapseln (50 mg, Centropa

Pharma) erhältlich. Der in den USA erfolgreiche Candida-Killer ProSeed ist gegenüber La-Pacho-Tee wirksamer und preiswerter (Bezugsquellen). Erfahrungsberichte von Dr. Orth, verschiedenen Heilpraktikern und unserer Selbsthilfegruppe besagen, daß oft bei starken Blut- und Organmykosen ProSeed-Extrakt nicht mehr ausreicht. In wenigen Fällen wurden Nebenwirkungen (Durchfall, Magen-, Leber-, Nierenschmerzen) nur bei Dosierungen von mehr als 3mal 5 Tropfen täglich gemeldet, besonders wenn Leber und Magen durch die Stoffwechselgifte der Pilze schon vorgeschädigt waren. Ratsam ist auch bei hoher Dosierung von Pflanzenpräparaten die vorherige Austestung auf Verträglichkeit durch einen Homöopathen.

Bevor wir zu den massiveren Pilz-Killern Alpha-F. M. von Dr. Drobil, Caprylsäure, Nystatin etc. greifen, bietet sich bei Unverträglichkeit von Grapefruitsamenextrakt als Alternative das pflanzliche Anti-Pilzmittel Myrrhinil-Intest von Repha an (Apotheke). Dieses Kombinationspräparat, ohne bekannte Nebenwirkungen, enthält die antiseptische Myrrhe, spasmolytisch und blähungswidrig wirkende Kamille und Kaffeekohle, die Zerfallsprodukte bindet. Das Mittel entfaltet seine Hauptwirkung erst im Dünndarm; für die lokale Sanierung der Mundflora eignet sich Repha-os-Mundspray. Sollte nach 6 Wochen Candida-Diät und Anwendung der zwei Repha-Präparate keine nennenswerte Verbesserung eingetreten sein, ist die Austestung für stärkere-Anti-Pilzmittel und Lokalisierung des Pilzbefalles notwendig.

Homöopathische Antipilzmittel wie Candida-Gastreu von Reckeweg und auch spezifische Verdünnungen der Firma Sanum stehen dem Arzt oder Heilpraktiker, je nach dem Testergebnis auf Veträglichkeit, zur Verfügung.

Bei äußerem Pilzbefall, auch Nagel-und Fußpilz, werden dem australischen Melaleuca-Teebaumöl (Apotheken) bemerkenswerte Heilerfolge zugeschrieben.

Knoblauch und Meerrettich, die in Europa bekannten natürlichen Bakterien-Killer, können in der Anti-Candida-Diät mit einbezogen werden. Knoblauch als natürliches Antibiotikum dezimiert die unfreundlichen wie auch die freundlichen Darmbakterien. Deshalb während der Darmflora-Aufbauphase mit lebendigen Bakterienstämmen keine Knoblauchzugaben! Knoblauch daher separat, nicht mit Milchsauer- oder Darmflora-Aufbauprodukten zur selben Zeit verzehren.

Die rechtsdrehende L(+)Milchsäure in Naturjoghurt (nur früchte- und zuckerfrei), in Gemüsegerichten, -säften und im Molkekonzentrat Molkosan (von Bioforce, Reformhaus und Apotheke) wirkt sich günstig, da bakterienhemmend, auf die Darmflora aus, jedoch bei fortgeschrittener Körperübersäuerung Milchsauerprodukte möglichst meiden (Nützliche Aufklärung). Milchsäure hat eine fäulnishemmende Wirkung und ist als natürliches Konservierungsmittel seit Generationen geschätzt. Bei starkem Candidabefall kann der Milchzuckergehalt in der Schafs- oder Ziegenrohmilch durch die Zugabe von L(+)Milchsäure abgebaut werden, der Milchzucker wird in Milchsäure umgewandelt und die Milch dadurch kohlehydratarm (siehe Rezepte: Herstellung von Sauermilch). Sie kann daher im Rahmen der kohlehydratearmen Anti-Candida-Diät in Maßen gewählt werden.

Prof. Hans Rieth (Universitäts-Hautklinik Hamburg) teilt auch meine Erfahrung: Candida albicans kann den Milchzucker aus frischer Rohmilch oder Süßmolke nicht verwerten, bis auf folgende Einschränkung: Milchzucker (Lactose) wird im Dünndarm aufgenommen und dabei durch das Enzym Lactase zu Traubenzucker und Galactose-Zucker gespalten. Gesunde Säuglinge müssen dieses Enzym in ausreichender Menge besitzten, da sie sonst keine Milch verdauen können. Vielen Erwachsenen fehlt dieses Enzym; der Milchzucker gelangt dadurch in tiefere Darmabschnitte, wo er teilweise von den Darmbakterien zu Kohlendioxid und Säuren abgebaut wird: die Folgen sind Durchfälle, Blähungen, Milchallergien. Jeder muß für sich selbst herausfinden, ob die Candida-Symptome Allergien, Blähungen, Soorbeläge auf Zunge und Schleimhäuten und Verschleimung mit Milch- oder auch mit Milchsauerprodukten zunehmen. Über das Für und Wider von Milchsäure siehe Nützliche Aufklärung. Ebenso ist zu hinterfragen, ob die Behauptung in der Reform-Rundschau 2/94 zutrifft, daß lebende Hefezellen (nicht in Backwaren, jedoch in Flüssighefe) mit Candida-Pilzen konkurrieren und sie sogar verdrängen. Für sich selbst spricht die Tatsache, daß häufig nach der Einnahme von Hefepräparaten verstärkte Blähungen und Allergien auftreten können. Auch hier sollte jeder auf seine Körpersignale achten und selbst entscheiden.

Ohne Diät keine Pilztherapie! Die Anti Candida-Diät

besteht aus täglich drei bis vier sehr sättigenden, hochwertigen und leicht verdaubaren Eiweißmahlzeiten, welche wir vorzugsweise im Vier-Tage-Rotationszyklus abwechseln. Die Kohlehydratezufuhr sollte täglich unter 100 g liegen.

1. *Bei Darmträgheit:* nüchtern zur Darmanregung 1/2 l mundwarmen Leinsamensud; für stärkeren Durchputzeffekt: 2 EL Bittersalz über Nacht in 330 ml warmem Wasser (50°) auflösen und morgens mundwarm trinken.
2. Nach einer halben Stunde 1/2 - 1 Liter stilles oder dampfdestilliertes Wasser langsam trinken, nach Wahl Vitamin C oder frischen Zitronensaft zugeben.
3. Funktioniert die tägliche Darmentleerung, entfällt Anwendung 1 und 2; dafür beginnen wir nüchtern mit 1/2 Liter stillem, mineralarmem Wasser, am besten dampfdestilliert aus der hauseigenen Quelle (siehe Wasser), da dieses besonders zur Ausschwemmung von Schlacken und Ablagerungen geeignet ist. Zugabe: 5 - 10 Tropfen ProSeed Anti-Pilzextrakt oder eine Kapsel.

   Bei Präkanzerose, akutem Krebsstadium und während der Nachsorge nüchtern 1/2 - 1 Stunde vor der Pilzextrakt-Einnahme 1/2 l La-Pacho-Tee trinken. Den Zeitabstand von 30 Minuten zwischen klaren Flüssigkeiten beachten!
4. **Frühstück ohne Verdauungsbelastung in Flüssigform: Spirulina**-Vollwertnahrung mit 60 - 70 % Eiweißgehalt erspart dem Körper 3 - 4 Stunden Verdauungsarbeit. Die basische fast jodfreie Alge kann in Pulver- oder Tablettenform (10 - 20 g) mit folgenden Flüssigkeiten verzehrt werden:

   alle zuckerfreien Gemüsesäfte (Ausnahme Karottensaft, da zu konzentrierter KH-Gehalt); Säfte jeweils mit Wasser 50 zu 50 auf 1/2 Liter verdünnen;

   1/2 l Malven- oder Grüner Tee, 1/2 l hefefreie Gemüsebrühe oder Gemüsesud;

1/2 l Sojamilch, malz- und zuckerfrei, 1/2 l Mandelmilch, evtl. Demeter-Süßmolke, wenn Kuhmilchprodukte toleriert werden.

1/2 l Schafs- oder Ziegenmilch, auch als Sauermilch oder 200 g Schafsjoghurt mit Wasser auf 1/2 Liter verdünnen.

Verdauungszeiten bis zur nächsten Mahlzeit berücksichtigen:
klare Flüssigkeiten 1/2 Stunde, Gemüsesäfte und Brühen bis 1 Stunde, Sauermilch und Joghurt 2 Stunden, nicht gesäuerte Rohmilch oder Sojamilch 4 Stunden, Mandelmilch 3 Stunden (entschalte Mandeln mit Haut 8 bis 10 Stunden einweichen, dann 3 Sekunden heiß überbrühen, kalt abschrecken und Kerne aus der Haut drücken; mit Wasser, Molke oder Apfelsud von sauren Äpfeln im Elektromixer verflüssigen, nach Wahl mit frischer Minze oder Vanille verfeinern).

Einen EL Spirulina-Pulver (10 g) zuerst mit wenig Flüssigkeit wie Mehl (nie heiß) anrühren, würzen nach Wahl mit Ingwer, Meerrettich oder Chilipfeffer, als Paste köstlich mit Olivenöl und Tomatensaft (unerhitzt) und Prise Meersalz. Die pastaähnliche Creme lutschen und gut einspeicheln oder mit Flüssigkeiten bis auf einen halben Liter verdünnen (Schnellverfahren: Schüttelbecher oder Mixer). Spirulina wegen seiner Quelleigenschaft mit genügend Flüssigkeit einnehmen (ansonsten Verstopfungsgefahr). Die Zugabe von Selen hefefrei ist ideal zum Spirulinafrühstück oder -abendessen.

5. Eine halbe Stunde vor dem Mittagessen 1/2 l Wasser oder Tee mit 1 g Vitamin C, bei Candida-Befall im Blut und Organen 10 Tropen ProSeed zugeben.

6. **Mittagessen:** für 7 Tage steht jeweils eine andere Eiweißquelle zur Auswahl. Grundregel: kleinere Portionen essen, gründlich kauen, da bei Candidabefall die Bauchspeicheldrüse und Enzymaktivität meistens geschwächt ist. Zu den nachfolgenden Haupteiweißquellen gruppieren wir Gemüse mit je einer Fettsorte. Bei Blähungen nach Rohkost und bei Darmentzündungen nur gegartes Gemüse wählen; wenn Obst, nur Apfelkompott oder Papayakraut mit nicht süßem Apfel als separates Mahl. Natürliche Ballast- und Faserstoffe sind zum Ausräumen der Pilzschlacken besonders wichtig; hierfür bietet sich vor allem die grüne Papaya als Gemüse an (zubereitet wie Karotten, roh oder gegart), passend zu jeder Speisekombination (siehe Anhang Papaya).

Alle Getreidekörner, Amaranthgetreide, Buchweizen, Hirse, Reis, Hülsenfrüchte vor dem Einweichen oder Ankeimen gut durchspülen; jedoch nicht Leinsaat und Sesam, diese werden trocken frisch gemahlen. Alle Nahrungsmittel sollten aus biologischem Anbau stammen. Problemloses Garen ohne Enzym- und Vitalstoffzerstörung ermöglicht der Stuplich-Niedertemperaturgartopf, s. Bezugsquellen.

a) *Amaranthgetreide* (Reformhaus) wird zubereitet wie Reis, über Nacht vorgeweicht und im Einweichwasser schonend 15 - 20 Minuten gegart. Als Fett- und Eiweißzugabe eine Avocado mit einer Gabel zerdrücken, würzen mit frisch geriebenem Meerrettich (oder pürieren im Mixer) und Frischkräutern; mit Prise Meersalz und 1 EL Molkosan abschmecken. Avocado nach Wahl mit Joghurt strecken.

Beilagen, gegartes Gemüse: Artischocken, Auberginen, Blumen- und Rosenkohl, Broccoli, Fenchel, Gurken, Kürbis, Kohlrabi, Kohl- und Lauchgemüse, Rote Bete, Paprika, Selleriewurzel und -stangen, Steckrüben, Schwarzwurzel, Spargel, Zucchini, Zwiebel.

Blattsalate eignen sich nicht bei einer infolge Pilzüberwucherung geschädigten Darmflora, da sie zu häufig von Fadenpilz befallen sind; jedoch Kresse (nicht zu nahe am Boden abschneiden), alle Knollen- und Wurzelgemüse, gründlich gereinigt und geschält, alle Rettichsorten, Gurken, Paprika, Tomaten, Zucchini, gegarte Sojabohnen-, Mungobohnen- und Linsensprossen, ebenso alle bereits gelisteten gegarten Gemüsesorten. Grundrezept für Salatsoßen: kaltgepreßtes Olivenöl, Prise Meersalz oder Demeter-Gemüsebrühpulver, dazu Frisch-Zitronensaft, Molkosan, Joghurt oder Sauerkrautsaft, würzen mit Frischkräutern oder Meerrettich.

b) Buchweizen, auf ganze unbeschädigte Körner achten; 70 g (eine Portion) im Sieb unter fließendem Wasser gut durchspülen; die abgetropften Körner mit ca. 2 cm Wasser in weiter Schale oder Teller bedecken und mit einer Prise Meersalz für 8 - 10 Stunden einweichen. Nach der Einweichzeit mit dem restlichen Wasser kurz unter Rühren zum Aufwallen bringen, ggf. mehr Wasser oder Gemüsesaft beim Eindicken dazugeben. Das Knöterichgewächs ist nach dem Einweichen butterweich und verzehrbereit, sollte jedoch bei Candida-Mykosen wegen Schimmelpilzgefahr kurz zum Kochen gebracht werden. Nach dem Abkühlen schmackhaft zubereiten mit frisch gemahlenem Sesam oder Tahini (ungeröstete Sesambutter, Reformhaus); verfeinern mit 2 - 3 EL Olivenöl, 1 EL Rote-Betepulver (Schoenenberger, Reformhaus), Zitrone, Molkosan oder Tomatenmark (Rapunzel), Prise Kräutersalz, geriebenem Ingwer oder Meerrettich. Anstelle Sesambutter mundet die Zugabe von ungesüßtem Mandelmus, garnieren mit Kokosraspeln (Rapunzel). Für extra Nervennahrung kann das nußähnliche Lecithingranulat zugemengt werden. Als Beilage Rohkostsalat: Fenchel, Gurken, Steckrübe, Rettich, Rote Bete, Knollen- oder Stangensellerie mit Grundrezept Salatsoße und auch gegarte Gemüsesorten.

c) 100 g Naturreis und 50 Gramm Mandeln (mit Haut) spülen und getrennt über Nacht in Wasser vorquellen; Mandeln vor dem Verzehr 3 Sekunden im siedenden Wasser schwenken, kalt abschrecken und aus der Haut drücken. Reis am besten im Stuplich-Topf schonend garen (die Stärkemehle in Reis verkleistern ab 80 °C). Hirse spülen, wie Reis vorquellen, nicht kochen, nur bis zum Siedepunkt bringen, von der Platte nehmen und dann 10 Minuten nachquellen lassen. Butter, rohes Eigelb oder Olivenöl untermengen, würzen mit Kräutersalz oder Frischkräutern. Beilage als Gemüsesalat oder schonend gegart: Broccoli, Blumenkohl oder Kohlrabi, Schwarzwurzeln oder Spargel.

d) *Hülsenfrüchte:* Erbsen, Linsen, Mungobohnen, rote Sojabohnen jeweils eine Sorte, 100 g mit 1/2 l Wasser 10 - 12 Stunden einweichen; Einweichwasser abgießen. Nochmals durchspülen, bis zur Zubereitung im Glas ohne Wasser gekühlt aufbewahren; mit reichlich Wasser 15 - 20 Minuten schonend garen. Oder die Hülsenfrüchte 2 Tage ankeimen, die Vitaminwerte verdoppeln sich und es ist nur noch 5 Minuten Garzeit nötig. Anstelle von Mandeln 50 g Kürbiskerne (wegen Pilzbefallgefahr nur Sonderzucht, Reformhaus) dazu mengen. Weitere Fettzugaben nach Wahl: Butter, Leinsamenpulver frisch gemahlen, Eigelb oder Avocado; Oliven ohne Essig und Zitronensäure. Beilage: Rohkostsalat, Gemüsesalat oder gegartes Gemüse nach Saison.

Tomatencreme: Tomatenmark (Rapunzel, nicht erhitzt) oder frische Tomaten ohne Schale zerdrücken, 3-4 EL Olivenöl, Basilikum, Schnittlauch, gehackte Zwiebeln, Knoblauch oder geriebenen Meerrettich dazu. Für Eiweißzugabe und zum Andicken 1 - 2 EL Hensel-Vollsojamehl und 1 EL Lecithinpulver oder -granulat unterziehen; abschmecken mit Zitronenfrischsaft oder Molkosan. Anstelle Sojamehl auch grobe Kurkleie (Donath, Reformhaus) oder Leinsamenpulver wählen. Die Creme ist variabel auch mit jeder Gemüsesaftmischung anstelle von Tomaten.

Das Trinken zum Essen vermeiden (s. Trennkostregeln): Flüssigkeiten verwässern die Verdauungssäfte und Enzymaktivität und behindern die Nahrungsauswertung und Verdauung. Klare Getränke wie Tee oder Wasser 1/2 Stunde vor oder erst 2 - 3 Stunden nach dem Essen zu sich nehmen.

7. 1/4 - 1/2 Liter La-Pacho-Tee, Grüner Tee oder Wasser mit Vitamin-C-Zugabe.
8. *Anstelle von Nachmittags-Kaffee*: Spirulina-Energiegetränk mit Flüssigkeiten nach Wahl wie Nr. 4; Alternative als Zwischenmahl oder abends: Apfelkompott mit 2 - 3 EL Metz-Aktivkalk oder Spirulina-Cremespeise: Avocado mit Gemüsesaft oder Joghurt zerdrücken, 1 - 2 TL Spirulina-Pulver unterziehen, süßen mit Rote-Betepulver, würzen mit Ingwer oder Meerrettich; köstlich zu Buchweizen-Essenzbrot, Reis-, oder Hirsewaffeln. Anstelle Brot für zusätzliche Ballaststoffe 2 - 3 EL grobe Weizenkleie einrühren. Avocado, Brot und Waffeln benötigen 3 Stunden Verdauungszeit.
9. *Das Abendessen* sollte bis 18 Uhr bereits im Magen sein, da nach der Organuhr der Dünndarm (Hauptverdauungsstätte fester Nahrung) ab 20 Uhr keine Verdauungsenzyme mehr produziert. Andernfalls besteht die Gefahr, daß der Speisebrei über Nacht dort verweilt, in Gärung übergeht und zur Autointoxikation (Selbstvergiftung) führt.

Abends die nicht säuernde leichtverdauliche Eiweißkost wählen.

Avocado, angekeimte Mandeln, Süßrahm (nicht hitzebehandelt); Süßrahmbutter mit gegartem Gemüse, gekeimten Hülsenfrüchten, Buchweizen oder Hirse.

Joghurt-Dip: 200 g Schafsjoghurt oder Ziegensauermilch, 1 TL Demeter-Gemüsebrühpulver, 1 EL Lecithingranulat, cremig rühren, mit Zwiebel-, Ingwerpulver oder Meerrettich würzen. Keine Frischkräuter und Rohkost am Abend, da Gärungsgefahr!

Soja-Nußcreme: 4 EL Oliven-, Sesam- oder Kürbiskernöl mit 2 - 3 EL Hensel-Vollsojamehl cremig rühren. Würzen mit Meersalz, Ingwer oder Anispulver (Anis oder Fenchelsamen pulverfein mahlen); die erdnußgleich schmeckende Creme nach Wahl mit Lecithingranulat anreichern (Gehirn- und Nervennahrung, leberstärkend), mit weiteren Zugaben von Sojamehl, Tomaten- oder Gemüsesaftmischung strecken, auch mit Demeter-Süßmolkepulver und Olivenöl eine gute Geschmacksvariante.

Das späte Abendessen sollte mit der vollwertigen Flüssignahrung Spirulina oder Grassäften ersetzt werden. Für diese konzentrierte Vitalstoffnahrung wird keine Verdauungarbeit im Darm benötigt (Energieeinsparung für den Körper). Dabei werden die vitalen Nährstoffe und Aminosäuren über die Mund- und Magenschleimhäute resorbiert und können sofort die erschöpften Zellen versorgen.

Über 20 Gemüsesorten stehen nach der Basen-Säure-Lebensmitteltabelle zur Auswahl. Alle Salate, außer Essig-Eingemachtes, sind erlaubt; Ausnahme rohe Sprossen und Keimlinge, diese wegen Schimmelpilzgefahr in den Hülsen garen!

Während der Anti-Candida-Kur sollten besonders die glutenhaltigen (Klebereiweiß), säuernden, kohlehydratreichen Getreidesorten wie Hafer, Weizen, Grünkern, Gerste, Roggen und auch Dinkel (am wenigsten säuernd) gemieden werden. Alle Kleisternahrung (siehe Darmsanierung, Verstopfung; Schonkost) führt unweigerlich wieder zur Darmverkrustung und -trägheit.

Die Candida-Vernichtung wird zum großen Teil dadurch bewirkt, daß wir dem Parasiten den Nährboden entziehen: wir hungern den Pilz mittels Anti-Candida-Diät und Grapefruitsamen-Extrakt oder individuell ausgetesteten Anti-Pilzmitteln aus; gleichzeititg wirken wir aktiv bei der Entsorgung des "Körpermülls" durch Darmreinigungskuren, Bewegungsübungen und Tiefenatmung mit.

In der Übergangsphase nach der Anti-Pilz-Kur Hafer, Karotten, Eier, Fisch- und Fleischwaren nur im 4-Tage-Zyklus in den Speiseplan mit einbeziehen. Obstessig nur sparsam verwenden (Essig führt zur Entmineralisierung, s. Calciummangel). Vorzugsweise reife Zitronen, zuckerfreien Sanddorn-, schwarzen Johannisbeer- oder Sauerkrautsaft, Molkosan, Joghurt oder Kefir für Salate, Dips und Saucen wählen. Bei starkem Pilzbefall während der Candida-Diät Käse und Quark meiden.

Da jeder Krankheitszustand das Basen-Säure-Gleichgewicht in Richtung sauer absinken läßt, ist es ratsam, als Nahrungsmittel die gering säuernden pflanzlichen Eiweißquellen (Basen-Säure-Tabelle) zu wählen.

Candida-Kontrolle: Wollen wir uns überzeugen, ob wir nach drei Monaten Anti-Candida-Diät den Pilzbefall unter Kontrolle gebracht haben, brauchen wir nur auf die Körpersignale zu achten: Rückgang der Allergien, Blähungen, Erschöpfungszustände, Gliederschmerzen und Beläge im Mundraum, besonders auf der Zunge. Unser Zellstaat signalisiert immer wieder die typischen, bereits aufgelisteten Candida-Symptome, wenn wir in die altgewohnten Eßsüchte zurückfallen, die wiederum innere Streßzustände und Immunschwäche verursachen. Meiden sollten wir die starken Säurebildner und Calciumräuber Kaffee (auch coffeinfrei, s. Nützliche Aufklärung) und schwarzen Tee, die das Immunsystem schwächen. Beide verschlacken die Gefäße mit nicht abbaubaren Teerstoffen; denken wir nur an den Rückstand in Kaffee- oder Teekannen. Den alten Süchten und Gewohnheiten nachzugeben, ist nicht ratsam; es ist allenfalls eine lehrreiche Lektion, die Zusammenhänge zu erkennen, die uns schaden. Dann hilft nur ein Zurück zur Candida-

Diät und zur Konfliktlösung auf der geistigen wie körperlichen Ebene der Leitsatz: *Ich will nur das beste für mich und meinen Zellstaat!* Dazu gehört auch bestes Trinkwasser, zusammen mit Sauerstoff unser wichtigstes Lebenselement.

Tägliche Tiefenatmung und leichte Bewegungsübungen sind notwendig, um das Blut mit mehr Sauerstoff anzureichern und den Stoffwechselprozeß zu aktivieren. Candida wie alle Mykosen entziehen uns laufend Sauerstoff; daraus resultieren auch Müdigkeit und Erschöpfung. Je weiter der Mykosebefall fortgeschritten ist, umso früher kollabiert der Zellstoffwechsel mangels Sauerstoff und Nährstoffen. Es ist heute erwiesen, daß wir mit Frischluft "Lichtmoleküle" einatmen; diese stärken unser Drüsen-, Nerven- und Immunsystem. Die in der nicht hitzebehandelten Pflanzennahrung gespeicherte Sonnenenergie aktiviert den Zellkern zur Zellerneuerung und verbessert die Sauerstoffaufnahme; hierzu zählen vorrangig das chlorophyllhaltige Gersten- oder Weizengras und Spirulina-Alge.

Apfelessigbäder als Anti-Pilz- und Entsäuerungs-Therapie: nach den Erfahrungsberichten aus der Pilzforschung des Leutkircher Chemikers Dr. Gerhard Orth bewirken tägliche heiße Wannenbäder von 20 - 30 Minuten mit jeweils 1/4 l Essigzugabe in der Folge von 30 - 40 Tagen eine deutliche Reduzierung der Pilze und Säureschlacken. Die Wirkung wird mit 500 g jodiertem Meersalz pro Bad verstärkt. Anschließend warm halten und ruhen! Zur Unterstützung der Blutreinigung und Leberentgiftung 3mal 5 Tabletten Muliplasan H 33 und Multiplasan GL 17 vor dem Bad mit 1/2 l Wasser in leeren Magen einnehmen. Bei den Tabletten handelt es sich um reine Kräuterpreßlinge (Apotheke).

Das Orgon-Bad enthält in Badesalzform ausreichende Mengen aller Spurenelemente und Mineralstoffe, die sich durch eine mineralisierende, kräftigende und gleichzeitig auch entschlackende Wirkung auszeichnen. Gerade wenn die Nieren durch das Ablösen von Pilz-Stoffwechselgiften überflutet werden und unser Wohlbefinden damit rapide absinkt, scheidet man mit einem Orgon-Bad (2mal wöchentlich 30 - 60 Minuten), verstärkt mit nierenausschwemmenden Tees oder Multiplasan-Kräuterpreßlingen, die in den Blut- und Lymphbahnen zirkulierenden Toxine schneller über die Haut aus. Das basische Badesalz eignet sich auch für Neurodermitiker und bei Schlafstörungen (Bezugsquellen).

Welches Wasser sollen wir trinken? Eine wichtige Frage; das Leitungswasser ist durch Chemie- und Schadstoffbelastung immer gesundheitsschädigender geworden. Das Magazin "Naturarzt" Nr. 3/87 warnt: Vorsicht Mineralwasser! Bei rund der Hälfte von 240 untersuchten Flaschenwässern wurden giftige Schadstoffe und erhöhte Nitratgehalte festgestellt. Die darin anorganisch gelösten Mineralien können vom Körper so gut wie nicht resorbiert werden. Erfahrungsberichte von Dr. Bragg, Dr. Walker und Dr. Shelton (Bionika, Ritterhude) bestätigen Professor Glässner: dampfdestilliertes Wasser ist die ideale Lösung für Trinkkuren zu Hause, bei Stoffwechselstörungen, Übergewicht und Ablagerungserscheinungen. Die Dampfdestillation mit dem Heimdestiller als hauseigene Quelle gewährleistet eine höchstmögliche Wasserreinheit (Schadstoff- und Kalkreduktion über 99 %); siehe Lebenselement Wasser.

Körpersanierung beginnt mit Darmsanierung

Maßnahmen zur Entsäuerung: *Das Entschlacken der "Zulauf- und Ablaufleitungen" ist die grundlegende Wiederherstellungsarbeit; dazu benötigt der Körperzellstaat unsere aktive Mithilfe und positive Einstellung!* Ein kluger Gärtner wird für einen guten Nährboden und ein reibungslos funktionierendes Bewässerungssystem (Zu- und Ablauf) sorgen.

Um Schlacken und Säuren aus Gedärmen, Zellen und Adern auszuschwemmen, bedarf es einer täglichen "Basenflut": Alle Organe am besten frühmorgens mit 1 bis 1 1/2 l Basenflüssigkeit kräftig durchschwemmen, da sich die meisten Säuren über Nacht im Körper ansammeln. Nach dem biorhythmischen Gesetz wollen alle Ausscheidungs- und Entgiftungsorgane, wie Blase, Leber und Nieren Säureansammlungen zwischen 4 und 10 Uhr morgens loswerden. Es ist also in dieser Zeitspanne sinnvoll, vor fester Nahrungsaufnahme die Ausscheidung mit genügend *Basenflüssigkeit* einzuleiten. Säfte aus Gersten- oder Weizengrün sind das beste Entsäuerungs- und Entgiftungsungsmittel für alle Organe.

1. Morgens nüchtern Gersten- oder Weizengras auskauen (siehe Keimnahrung, ggf. in Pulverform, Bezugsquellen), dazu schluckweise 1/4 - 1/2 l stilles oder dampfdestilliertes Wasser trinken.

   Alternativen: 1/4 l Kartoffelsaft mit Wasser auf 1/2 l verdünnen, oder 1/2 Liter klaren Kartoffelsud aus ausgekochten Kartoffeln mit Schale, ggf. nur Kartoffelschalen-Tee, sehr wirksam zur Leberentgiftung. Für unterwegs: Alfalfa-Tee oder Alfalfa-Tabs (Preßlinge aus Wurzelpulver; Bezugsquellen).

2. 1/2 Stunde später Gemüsesaft, ideal ist eine Mixtur aus Gurke, Stangen- oder Wurzelsellerie, Rote Bete, Schwarzrettich oder etwas Meerrettich.

   Alternativen: nur stilles mundwarmes Wasser mit Frischzitrone (leberentgiftend), schwarzem Johannisbeersaft oder 1/2 l Grüner Tee, ggf. La-Pacho-Tee (siehe Therapeutisch wertvolle Hinweise: Gifte in kommerziellen Teesorten).

3. 1/2 - 1 Stunde später Energiegetränk: Spirulina-Alge, eine basische Vollwertnahrung mit 60 - 70 % sofort verdaubarem Eiweißanteil, mit dem höchsten heilsamen Chlorophyllgehalt aller Pflanzennahrung, eine Multivitamin- und Mineralstoffquelle. 5 - 10 Gramm Pulver mit warmem Gemüsesud (Demeter hefefreie Brühe) oder mit Gemüse- oder zitronensäurefreiem Obstsaft vermengen (Schüttelbecher, Mixer) oder wie Mehl zuerst in wenig Flüssigkeit nicht über 50 °C einrühren.

Die fast jodfreie Alge (auch in Tablettenform) mit spinatähnlichem Geschmack unterstützt durch den hohen Vitamin-A- und Chlorophyllgehalt die Leber- und Lymphgefäßreinigung, verstärkt mit frisch geriebenem Meerrettich. Weitere therapeutische Vorzüge dieser seit mehr als 3000 Jahren bewährten Heil- und Kraftnahrung der Azteken siehe Anhang. *Für unterwegs eine wohlschmeckende Sofortenergiequelle:* Algenpulver mit zuckerfreiem Obstsaft (Eden Muttersäfte, Reformhaus) oder Gemüsesaft (auch milchsauer; erhitzte Tomatensäfte wegen Oxalsäure meiden) zur Paste anrühren. Bei Erschöpfungszuständen (Diabetes, Unterzucker) gelangen die Aminosäuren und Nährstoffe direkt über die Mund- und Magenschleimhäute in die Blutbahn, wenn die Paste oder Tabletten langsam gelutscht und gut eingespeichelt werden.

Ein altbewährter Entsäuerungstrunk ist das Kartoffelwasser. Es kann einfach selbst hergestellt werden: eine große Kartoffel, gereinigt und gewürfelt, in 1/4 l Quellwasser mit einer Prise Meersalz über Nacht bei Raumtemperatur ziehen lassen. Wir trinken nüchtern nur den Sud. Kartoffelsaft oder auch die rohe feingeriebene Kartoffel sind ein altbewährtes entsäuerndes Heilmittel, besonders bei Magen- und Darmentzündungen, Arterienverschlackung, Gicht und Rheuma. Bei starkem Pilzbefall jedoch nur den Kartoffelsaft anwenden, da die Kartoffelstärke eine Kohlehydratnahrung für Candida-Pilze darstellt.

Basische Getränke, besonders alle chlorpyllhaltigen Pflanzensäfte, verstärken den Lymphfluß und wirken blutverdünnend. Stellen wir uns bildhaft vor: je weniger Säuren in das Blut gelangen, desto flüssiger und leichter kann es durch die Kopforgane und unter die Kopfhaut fließen.

"Körpermüll" beseitigen: *Während der ersten drei "Sanierungstage"* wird zur Beschleunigung der Entschlackung und Ausschwemmung nur Basenflüssignahrung von 2 - 3 Liter täglich empfohlen. Mit der Zugabe von Spirulina-Algenmehl (2mal 10 g) werden wir auf keinen Fall Hungergefühle oder Energieabfall verspüren. Die Flüssigkeitsmenge sollte bestehen aus: 1 l Tee oder Wasser, 1 l Gemüsesud oder Gemüsesaft 50 zu 50 verdünnt mit Spirulinazugabe oder 1 Liter Wasser mit 2 mal 50 g Gersten- oder Weizengras auskauen. Alternative: getrocknetes Gersten- und Weizengras in Pulverform (Reformhaus, Bezugsquellen), jedoch sind Heilwert und Vitalstoffe im Vergleich zum frischen Gras reduziert.

Eine Bittersalz- oder Glaubersalz-Spülung sollte gleich am ersten Fastentag morgens nüchtern durchgeführt werden; sie unterstützt ganz entscheidend die Dünndarmentschlackung (Darmspülungen können nur den Dick- und Mastdarm erreichen). *Anwendung*: Glaubersalz (Apotheke) 20 bis max. 40 g in 330 ml mundwarmem Wasser auflösen und zügig trinken. 30 Minuten später 1/2 - 1 l Wasser mit 1 EL Molkosan oder Frischzitronensaft (1/2 Zitrone) nachtrinken. Die Durchspülwirkung stellt sich normalerweise in den folgenden 1 - 2 Stunden ein. Sollte dies nicht der Fall sein, mit der Einnahme von "Passage" (von Dr. F. X. Mayr) nachhelfen. 1 TL Pulver auf 1/4 l Wasser ergibt ein wirksames wohlschmeckendes Sprudelgetränk (Dosis nach Bedarf verdoppeln und abends wiederholen). *Bei Nierenschäden werden anstelle Glaubersalz das mildere Bittersalz empfohlen oder auch die ayurvedische unschädliche Methode,* wirksam nur bei leerem Magen früh morgens oder vor der Bettruhe: 1 - 2 EL Rizinusöl zügig schlucken, 1/4 l Wasser mit Zitronenfrischsaft nachspülen. Bei akuter Verstopfung und Migräneanfällen schaffen Einläufe oder Darmspülungen sofortige Abhilfe (s. Candida: Colonic-Therapie und zusätzliche Behandlungsmethoden). Nachfolgend kurweise täglich für 1 - 2 Wochen 2 TL Bittersalz in 330 ml Wasser mundwarm morgens und abends nüchtern trinken; (am verträglichsten, wenn das Salz über Nacht warm angesetzt wird, beispielsweise auf die Heizung stellen).

Darmpflege ist ebenso wichtig wie Körperpflege. Nach der Entleerung des Darmes durch Einlauf oder Darmbad sollten die Darmwände lubrikiert werden; dafür eignet sich der Leinsamensud, ein altbewährtes Hausmittel, heilsam auch bei Darm- und Magenblutungen. Den ganzen nicht gebrochenen Samen (2 EL auf 1/2 l Wasser) 20 Minuten köcheln (Vorsicht, kocht leicht über). Nach dem Abkühlen abseihen; wenn zu schleimig, verdünnen; nur den Sud trinken! Etwas Apfelsaft oder -sud, Molkosan oder Betesaft zugeben. Eine halbe Stunde später wirkt ein "grüner Energietrunk" als Balsam für Körper und Gemüt: Frisches selbstangebautes Gersten- oder Weizengras zu Saft auskauen, reichlich Wasser dazu trinken! (Faserstoffe nie schlucken, da diese unverdaubar sind und sich in den Darmausbuchtungen verschlingen können). Grassaftgewinnung ist auch mit dem Weizengrasentsafter möglich (s. Bezugsquellen). Bei Kauproblemen und wenn kein Entsafter zur Verfügung steht, notfalls das Gras mit Wasser im Elektromixer verflüssigen und durchsieben; hierbei werden jedoch 50 % der Wertstoffe zerstört. Grassäfte können mit Gemüsesäften schmackhafter gemacht werden, jedoch nie mit Obstsäften mischen; Zitronensäure zerstört das wertvolle Chlorophyll!

Alternativer Planzengrünsaft ohne Zeitaufwand: 10 g Spirulina in 1/4 l Apfel- oder Beerensaft auf 1/2 l Flüssigkeit verdünnen, gut auch mit Gemüsesaft oder warmer fettfreier Gemüsebrühe trinken. Diesen Energietrunk nach Bedarf 2 bis 3mal täglich genießen. Über den Tag zusätzlich 2 Liter Wasser oder Tee verteilen. Anstelle Grassaft als Aufbauelixier auch den Saft von ausgepreßten Weizenkeimlingen mit reichlich Wasser verdünnt trinken, ein köstlich süßlicher milchartiger Saft (siehe Herstellung von Keimkost und Frischzellsäften), jedoch nicht bei Hefepilzbefall, da zu zuckerhaltig. Alternative: Gerstengraspulver (s. Bezugsquellen).

Kurs auf Entschlackung beibehalten! *Auf keinen Fall den Entschlackungs- und Entgiftungsprozeß im Körperzellstaat mit herkömmlicher fester Nahrung hemmen!* Der Verdauungsprozeß jeder festen Nahrung benötig Stunden, bevor die Nährstoffe in die Blutbahn gelangen können und bedeutet Energieentzug. Während der Entschlackungsphase des Darms benötigen unsere ohnehin geschädigten Darmschleimhäute und Darmzotten eine Ruhepause zur Regeneration. Alle Rohkostnahrung (Ausnahmen: geriebener Apfel ohne Schale, Papayafrucht oder Papayagranulat) hat einen Reiz- oder Beseneffekt an den Darmwänden und kann zu Irritationen führen (Durchfall bis schmerzhafte Koliken). Befinden sich die Darmwände im Entzündungsstadium, kann eine Heilung nur durch Ruhestellung des gesamten Verdauungstraktes erfolgen. Während der Darmsanierung und auch später keine "Kleisternahrung" essen, dies führt wieder zur Darmträgheit und Darmverschlackung (siehe Schonkost, chronische Verstopfung).

Für unseren Körperzellstaat wie auch für unsere Gerhinzellen ist das Ausräumen von "Körpermüll" ein großer Befreiungsakt, damit die Energien in den Körper- und Nervenbahnen wieder blockadenfrei fließen können. Durch die sehr sättigende flüssige Vitalstoffnahrung, wie Spirulina oder Grassäfte, erfahren wir keinen

Mangel oder Hungergefühle. Damit der Sättigungsreflex zum Gehirn befriedigt wird, können wir als Zwischenmahl Apfelstücke genüßlich kauen (mindestens 30mal); ideal ist das Auskauen von Getreidegras! Die Trennkostlehre klärt uns darüber auf, daß nur durch ausreichendes Kauen die Stärken, also kohlehydratreiche Speisen, verdaut und ausgewertet werden können, da das wesentliche Verdauungsenzym Ptyalin nur im Mundspeichel gebildet wird. Dieser Aspekt bleibt bei der üblichen Schling- und Mastkost unberücksichtigt.

Wohltuend für Magen und Darm ist der Leinsamenpudding (nur Bioanbau!). Die Quellfähigkeit des ganzen Samens bewirkt durch die Schleimstoffbildung eine schonende Darmwandreinigung und unterstützt die natürliche Darmentleerung. *Zubereitung:* 3 EL Leinsamen in 1/2 Liter Wasser 20 Minuten langsam köcheln (läuft leicht über), nach dem Abkühlen abseihen, in den geleeartigen Sud schwarzen Johannisbeer-Muttersaft, Apfel- oder Gemüsesaft einrühren. Bei starken Blähungen Kümmel mit Leinsamen köcheln und nur den Sud verdünnt mit Wasser trinken. Blähungen sind ein Zeichen dafür, daß sich alte verhärtete Schlacken, die wie Teer seit Jahren an den Wänden kleben, nun langsam lösen, also wieder gärungsaktiv werden oder die Nahrung noch zu viel Zucker enthält; haben sich nach dem Verzicht auf Obstsäfte und Obst die Symptome nach einigen Tagen nicht gebessert, kann die Ursache an Pilzbefall oder auch an Parasiten (Band- und Spulwürmern) liegen. Hier ist Abhilfe durch Darmbäder und die Einnahme von schwarzem Walnußschalenpulver ratsam. Einen guten Entwurmungseffekt haben auch die schwarzen Papayakerne, gut zerkaut oder getrocknet pulverfein gemahlen und reichlich Wasser dazu trinken (Anhang: Papayafrucht).

Sollte uns das Gefühl der Leere im Magen stören, eignen sich als nicht schädliche Magenfüller die quellfähigen Flohsamenschalen (Plantago ovatae, Reformhaus). Die **Schalen** quellen um das 50fache ihres Volumens (ganzer Samen verstopft) und sollten pro 10 Gramm (2 EL) mit 1/2 Liter klarer Flüssigkeit getrunken werden; nach Wahl mit mundwarmem Apfel- oder Betesaft anrühren; wir erhalten nach 20 Minuten Quellzeit eine wohlschmeckende Grütze. Die Flohsamenschalen besitzen die Fähigkeit, Darmschlacken zu binden und herauszutransportieren; sie stoppen auf natürliche Weise Durchfall und befördern das, was der Darm so schnell wie möglich loswerden will, in gebundener Form in Richtung Ausgang.

Darmprobleme: Durchfall *ist immer ein Zeichen dafür, daß der Darm einen irritierenden Inhalt schnellstmöglich loswerden möchte!* Bei mehrtägigem Durchfall - trotz Heilerde, Heidelbeer-Flohsamenpudding oder trockene Heidelbeeren kauen - verliert der Körper zuviel Wasser und Mineralsalze; unbedingt Arzt konsultieren! Brei- und Schmierstühle sind äußerst giftig und weisen auf Darmverschlackung und Selbstvergiftung durch Zersetzungsgifte (Ammoniak) hin, die durch die Schleimhäute in die Blutbahn gelangen. *Bei anhaltendem Durchfall oder hartnäckiger Verstopfung ist eine gründliche Darmsanierung (Colonic-Therapie) bei einem erfahrenen Therapeuten oder Heilpraktiker ratsam.* Erfahrungsgemäß verhilft der sofortige Einlauf zum "ersehnten Stillstand", jedoch ist dies keine Lösung von Dauer. Den Einlaufbeutel füllen wir mit warmem Wasser, angereichert mit 1 EL

Meersalz pro Liter; Salz zuerst im warmen Wasser unter 50 °C auflösen. Nach Dr. K. Roques und meinen Erfahrungen wirkt die Salzlösung verstärkt reinigend und heilend (Alternative: Kamillentee). Die Heilung eines verletzten oder geschädigten Dickdarms, wie auch der Aufbau der Darmflora, wird durch Implantate beschleunigt, wenn verfügbar mit 1/8 l Weizengrassaft. Alternative: Darmaufbaupräparate von Gesundheitskontor Eggebek. Die Flüssigkeit wird rektal mittels Klistier direkt dem Dickdarm zugeführt (empfehlenswert erst nach Darmspülungen oder Einlauf). Der heilende antibakteriell wirkende Grassaft wird über die Darmwände absorbiert und bringt sofortige Abhilfe bei Darmentzündungen, Blasenschmerzen und Hämorrhoiden. Auf ähnliche Weise hilft auch das aus dem Frischblatt der Aloe-Pflanze geschälte Gelee; dieses kann direkt wie ein Zäpfchen rektal eingeführt werden (Aloe-Kaktus, Bezugsquellen). Nach Darmspülungen oder Einläufen ist es ratsam, die Dickdarmschleimhaut mit dem schleimigen, heilend wirkenden Sud von ausgekochten Beinwellwurzeln oder Leinsamen wieder zu lubrikieren, da die Gleitflüssigkeit an den Darmwänden ausgewaschen wurde.

Hämorrhoiden, *meistens auf Körperübersäuerung durch Fehlernährung zurückzuführen*, können mit den vorweg genannten Säften, Gel und Sud abgeheilt werden. Die Säureablagerungen und der ständige Abzug von Calcium (zum Abpuffern der Säuren) aus den Aderwänden bewirken, daß die feinen Kapillargefäßwände brüchig und unelastisch werden. Durch den enormen Peristaltik-Druck im Enddarm schwellen dann die Adern schmerzhaft an und können leicht platzen (Blutaustritt). Das sind die "Es-ist-die-höchste-Zeit"-Signale für eine Darmsanierung und Körperentsäuerungskur verbunden mit mindestens 7 Tagen Darm-Heil-Diät und anschließender Umstellung auf basenüberschüssige Schonkost. Für ausreichende Nährstoffzufuhr ohne Verdauungsbelastung sorgen Spirulinagetränke, Gersten- oder Weizengras (frisch oder in Pulverform) und auch Keimsäfte.

Bei Blutaustritt mit dem Stuhl oder Hämorrhoiden sollten wir den gereizten oder entzündeten Darmwänden eine Schonzeit durch Heilfasten nach dem erprobten Programm der Darm-Magen-Heildiät gewähren. Bei Blutaustritt jedenfalls Arzt konsultieren!. Zur Stärkung der Ader- und Gefäßwände ist ein hochpotenzierter Vitamin-B-Komplex (100 bis 300 mg) mit Vitamin-P-Komplex, Bioflavonoide und Rutin bis 100 mg ratsam (Reformhaus, Apotheke).

Darmträgheit: Bewährt hat sich folgende Mixtur: frisch gepreßter Saft aus 2 Kartoffeln, 1 Gärtnergurke, 2 Zehen Knoblauch oder der gleichen Menge Meerrettich. Dieses Getränk hat eine sehr gute entsäuernde Wirkung und bringt Darmgifte schnellstens zur Ausscheidung. Nüchtern langsam schluckweise trinken, je nach Verträglichkeit eine halbe Rote-Beteknolle oder 1/8 l -saft dazu mischen. Die verbleibenden Faserstoffe, noch reich an Enzymen und Vitaminen, regen als Rohkostkraut die Darmfunktion an. Die Fasern aus dem Entsafter mit Betesaft oder Wasser bedeckt in einem luftdichten Behälter gekühlt bis zum Mittag aufheben. Vor dem Verzehr geben wir 2-3 EL Olivenöl, bei Fettleibigkeit 1 EL Lecithingranulat, nach Wahl wenig Molkosan (Reformhaus) und Meersalz dazu; somit erhalten wir eine bekömmliche nahrhafte Schonkost für Magen und Darm.

Darmgifte, Säureschlacken und Pilzabbauprodukte mit mindestens 1 1/2 l klarer Flüssigkeit vor der Einnahme jeder festen Nahrung ausschwemmen, da sonst das lebenswichtige Abwasser-Lymphsystem verstopft wird. *Ungenügend trinken bedeutet Rückvergiftung, Versulzung der Zellen, Darmträgheit und chronische Verstopfung.* Alle Ausscheidungs- und Entgiftungsorgane - auch der Darm - arbeiten nach der Organuhr von morgens 4 - 10 Uhr noch effektiver für unsere Körperreinigung, wenn wir vor der ersten festen Nahrung mit viel Flüssigkeit nachhelfen. Die Ausscheidung wird durch folgende Getränke blockiert: alle Kaffee-, Röst- und Schwarzteesorten, Milchgetränke- und Proteinpulvergetränke jeder Art; Ausnahme: Gersten-, Weizengraspulver, Spirulina in Pulver- oder Tablettenform, Gemüse-, Grün- und Obstsäfte ohne Faserstoffe.

Bei chronischer Darmträgheit: 1/2 l Sennesblätter-Tee ca. vier Stunden kalt angesetzt verhindert Krämpfe. Sennes-Tee nur kurweise nüchtern mundwarm trinken, da erhöhter Verlust von Wasser und Salzen! Milder, ohne Darmreizeffekt, wirkt 1/2 l mundwarmer Leinsamensud, ggf. mit schwarzem Johannisbeer-Muttersaft abschmecken (Reformhaus). 1/8 l Saft der grünen Papaya mit 1/8 l Wasser oder Apfelsud verdünnen, ggf. auf 1/4 l puren Saft erhöhen und mit 1/4 l Flüssigkeit verdünnen. Milder abführend: Aloe-Frischblattsaft oder Aloe-Essenz, 3 Verschlußkappen mit warmem Wasser auf 1/2 l verdünnen; Sauerkraut- und Rote-Betesaft je 1/4 l; 1/2 l selbsgekochtes Apfelmus aus 2 - 3 Äpfeln (saure Sorte) mit Apfelsud verflüssigen. Im Zwei-Stunden-Takt Apfelmus essen: entwässert, reinigt den Darm und das Blut. Ein Apfeltag pro Woche wirkt heilsam und anregend auf alle Ausscheidungsorgane. Bei Energieverlust 2 - 3mal Spirulina-Pulver, auch Gersten-Weizengraspulver dem Apfelmus zugeben oder dazwischen Spirulina in Tablettenform mit Kräutertee oder Wasser einnehmen. Beachten: Mindestflüssigkeitseinnahme pro Tag 3 Liter incl. Apfelmus-Portionen. Siehe auch Darm-Magen-Heildiät.

Verstopfung und "Kleisternahrung": alle stärkehaltigen Speisen verkleistern nach Erhitzung über 75 °C wie Mörtel die Darmzotten im Dünndarm und hemmen dadurch die Nährstoffaufnahme. Die Kartoffel verkleistert schon ab 65 °C, Mais, Reis, Hafer, Gerste, Roggen, Weizen, Dinkel ab ca. 75 °C (Fred Koch). Wenn gekochte Nahrung, dann nur schonend garen, am besten im Stuplich-Topf. Verkleisterte Stärken aus Brot, Getreide- und Kartoffelspeisen erzeugen große Mengen Kohlendioxid; das bedeutet erhöhter Puls- und Herzschlag, Temperaturanstieg, Sauerstoffmangel und Kreislaufschwächung (Dr. N. Walker). Bei Neigung zu Darmträgheit und Darmstörungen sollte auf stärke- und glutenfreie Kost umgestellt werden. Das Klebereiweiß (Gluten) reduziert die Darmperistaltik und führt zu chronischer Selbstvergiftung, Entzündungen und Mangelerscheinungen.

Zöliakie: *die chronische Gluten-Allergie* ist oft infolge Immunschwäche (Dünndarmschädigung) der Mutter dem Kind angeboren und wird jahrzehntelang nicht erkannt. Die Unterversorgung und Organschädigung durch zerstörte Darmzotten sind uns inzwischen bekannt. Eine Dünndarm-Biopsie kann den gesundheitsgefährdenden Zustand beweisen. Ist die Diagnose positiv, muß auf Lebzeiten auf alle glutenhaltigen Nahrungsmittel verzichtet werden. Auch hier ist als erster Schritt die

Darm-Magen-Heildiät mit anschließender Schonkost zu empfehlen. Glutenhaltig sind Hafer, Gerste, Roggen, Grünkern, Dinkel und Weizen; das Klebereiweiß wird nur durch das Keimen der keimfähigen Körner (ca. 2 Tage) teilweise abgebaut, gänzlich im Gersten- oder Weizengras. Glutenfrei sind Amaranthgetreide, Buchweizen, Hirse, Mais und Reis, ferner alle Kartoffelsorten (verkleistern ab 65 °C), Kastanien, Hülsenfrüchte (besser angekeimt und schonend gegart), alle Algen, Mandeln, Lein- und Sesam, Blatt- und Knollengemüse, Obstsorten. Merkblatt für glutenfreie Ernährung im Reformhaus erhältlich!

Zusammenfassend können wir erkennen, wie die unnatürlichen, als gesund gepriesenen Zubereitungsweisen unsere Grundnahrungsmittel in der Weise verändern, daß diese darmschädigend wirken und somit den gesamten Stoffwechsel und die Zellernährung gefährden (s. B_{12}-Mangel, Kapitel Candida-Gegenspieler).

Die saure Gärung in Darm und Magen. Es ist ein weitverbreiteter Irrtum, daß milchsaure Nahrung wie Joghurt, Sauermilch, Molke, milchsaure Gemüsesäfte und Brottrunk die Darmflora günstig beeinflussen können. Bei der Gärung aus Zucker entsteht Essig und aus dem Milchzucker die Milchsäure. Beide Zerfallsprodukte begünstigen Gärungsprozesse und Säurebildung. Prof. Friedemann und Prof. Brass erkannten, daß der Dünndarm steril sein muß, damit der darin verarbeitete Speisebrei als Nährstoff dem Blut zugeführt werden kann. Laktobakterien besiedeln zwar den unteren Teil des Dünndarms, können aber, oral eingenommen, bei normaler Magensäureproduktion (Salzsäure-Barriere) nicht im Dünndarmende aktiv werden. Die Laktobakterien einer gesunden Darmflora sollen das Aufsteigen von Coli- und anderen Bakterien aus dem Dickdarm verhindern. Bei geschädigter Darmflora sind die rektalen Implantate mit Weizengrassaft oder Bakterienpräparaten sinnvoller und schneller wirksam. Oral eingenommene Bakterienpräparate sind nur dann angebracht, wenn diese über mehrere Monate hinweg eingenommen werden. In der Regel haben die meisten Darm- und Azidosegeschädigten eine verminderte Magensäureproduktion und somit können die hochdosierten Bakterienstämme die abgeschwächte Magensäure-Barriere passieren; am besten ist die Einahme in dünndarmlöslichen Kapseln. Wird die Nahrung bereits im Magen durch das Ausschütten von Salzsäure nicht keimfrei gemacht, beginnt sie im Magen und später im Dünndarm zu gären.

Das saure Aufstoßen signalisiert bereits die Gärung im Magen, wobei Gärungsgase entweichen. Es ist wie "Essig in eine Wunde schütten", wenn Salzsäure oder andere Säuren zur Behebung des Magensäuremangels verordnet werden. Nur mit basenüberschüssiger Flüssignahrung und Heilfasten können wir die geschädigten Magenschleimhäute ausheilen; nach deren Regeneration wird sich die Produktion der Magensäure von selbst wieder einstellen (siehe Therapeutisch wertvolle Hinweise, Magen-Salzsäuremangel).

Entzündete Magenschleimhäute benötigen die gleichen Anwendungen wie bei Darmschleimhautentzündung: eine Schonzeit und entzündungswidrige Heilnahrung (Darm-Magen-Heildiät). Dazu zählen auch Kamille, Leinöl, Leinsamen und Heilerde. Das Volksmittel rohes Sauerkraut oder -saft wirkt zwar durch den Milchsäureanteil bakterienhemmend, hat jedoch keine nennenswert anregende Wirkung auf die Magensaftproduktion oder auf die Heilung. Der konzentrierte Säuregehalt im Sauerkrautsaft wirkt oft abführend, kann jedoch bei Entzündungen der Darmschleimhaut diese noch mehr irritieren, worauf sich der Darm so schnell wie möglich seines Inhaltes entledigen möchte. Der rohe, frischgepreßte Kohlsaft (pestizidefrei) kann Linderung und Heilung bei Gastritis, Magenentzündungen und Geschwüren bringen. Das Problem des übersäuerten Magens sollten wir sehr ernst nehmen, denn durch die bedingte Reduzierung der Salzsäure im Magen kann der Speisebrei nicht ausreichend verdaut und keimfrei weiterpassieren. Dieser Umstand begünstigt, daß Parasiten ungehindert in die Verdauungsorgane eindringen können. Auf diese Weise kann auch der Candida-Pilz über die Speiseröhre durch die Nahrung mit Schimmelpilzträgern und Hefen ungehindert in den Dünn- und Dickdarm gelangen (siehe Candida).

Ähnlich wie die massiv gesundheitsschädigende Candida-Hefepilzüberwucherung wirken die Eiweißfäulnisgifte (besonders bei Überkonsum von tierischem Eiweiß). Diese sind noch schädlicher als die Zersetzungsgifte aus der Kohlehydratgärung, denn *sie wirken auf die Darmperistaltik lähmend, eine Ursache von chronischer Verstopfung.* Zersetzungsgifte aus der KH-Gärung greifen die Darmwände an und machen diese durchlässig für Darmgifte, Bakterien usw. Durch Candida- und Eiweißfäulnisgifte wird außer der Darmflora auch die Schilddrüsenfunktion aus dem Gleichgewicht gebracht (Über- und Untergewicht).

Abbau von Gewebeschlacken

Alle Befürworter des Heilfastens bestätigen, daß sich ab dem 3. Tag die tieferliegenden Gewebeschlacken zu lösen beginnen. *Die besten Entschlackungs- und Regenerationserfolge erzielen wir mit einer Flüssigernährung über 7 Tage.* Während einer Entschlackungskur müssen die sich über Nacht gelösten Schlacken und Giftstoffe schnellstens den Körper verlassen, bevor diese in die Blutbahn gelangen und sich einfach wieder umschichten. Dort, wo Säuren und Schlacken nicht ausreichend ausgeschwemmt werden, signalisieren sie oft ein "brennendes Gefühl", Ziehen oder Stechen. In diesem Fall schichten sie sich in die am schwächsten durchbluteten Körperzonen um.

Im fortgeschrittenen Stadium der Entschlackungskur (nach ca. 3 Wochen) lösen sich die hartnäckigen Schlacken aus den tieferen Gewebeschichten; diese kristallisierten Säuren (Nadelkristalle) wandern nun in Richtung Ausscheidungsorgane. Dabei können oft stechende oder ziehende Schmerzen in allen Gelenk- und Muskelbereichen auftreten, *die nach dem konsequenten Ausschwemmen mit Basenflüssigkeit nachlassen.* Gerade jetzt sollte mit mindestens 3 Liter Flüssigkeit pro Tag nachgeholfen werden, da diese den Lymphfluß und die Giftausscheidung verstärkt und blutverdünnend wirkt. Bewährte Basenflüssigkeiten sind auch Brennessel- und Zinnkrauttee, Löwenzahnblatt- oder Wurzelsaft, Kartoffel- und Selleriesaft, selbst hergestellter Gemüsesud mit Meerrettich oder Rettichsaft und

5 g Spirulina-Alge. An erster Stelle steht immer der unübertroffene Grünsaft aus frischem Gersten- oder Weizengras.

Wenn Entschlackungsgifte in die Blutbahn gelangen: jeder Entschlackungsvorgang setzt Gase und Giftstoffe frei; gelangen diese in die Blutbahn, können Schwindelgefühle, Sehstörungen, Schwächeanfälle, Schweißausbrüche, starke Kopfschmerzen, schmerzhaftes Ziehen in allen Gelenken und Muskeln auftreten. Diese Symptome sind nicht beängstigend, wir können jedoch die stark entgiftenden Naturheilmittel Getreidegrassäfte, La-Pacho-Tee, Papaya (Frucht oder Granulat) usw. erheblich reduzieren und die in Bewegung geratenen Giftstoffe mit 2 - 3 l Basenflüssigkeiten schneller ausschwemmen.

Halten wir für Krisenfälle, wenn unterwegs, Kaiser-Natron-Pulver oder Tabletten griffbereit! Bei den ersten Migräne-Anzeichen 2 Natron-Tabletten in 1/4 Liter warmem Wasser auflösen, zügig trinken, nach einer halben Stunde mit mindestens 1/2 l nierenausschwemmendem Tee (s. Therapeutische Hinweise, Nieren) folgen. Tägliche Darmentleerung ist notwendig, da sich auch bei Flüssignahrung giftige Ausscheidungsstoffe sammeln. Stellt sich trotz darmanregender Mittel wie Flohsamen oder Rizinusöl am nächsten Morgen keine Entleerung ein, ist es unumgänglich, mit unschädlichen Methoden nachzuhelfen. Versuchen wir zuerst mit der "Bauch-Blasebalg-Atmung" die Darmmuskeln zu stimulieren (siehe Atem- und Bewegungstherapie); danach folgen die Gymnastikübungen für Kopf- und Bauchbereich. Bewirkt diese Methode nach einer weiteren halben Stunde keinen Stuhlgang, haben wir die Wahl zwischen Einlauf (sofortige Abhilfe), Bittersalz oder Glycilax-Zäpfchen (Apotheke). Halten wir uns bewußt vor Augen: *Bei Verstopfung verwest der Stuhl nach ca. 24 Stunden im Dickdarm und erhöht somit den Säure- und Selbstvergiftungsgrad in unserem Körperzellstaat!*

Ablösung von langjährigen Darmschlacken und Entkrusten der Darmwände: Hier leistet die kurmäßige Anwendung (6 - 12 Wochen) von *Yacca plus* mit Gerstengraspulver gute Vorarbeit. Eine sinnvolle natürliche Kombination von entschlackenden Saponinen aus der Yucca-Palme und den entgiftenden Wirkstoffen aus dem Gerstengras. Alternative: grüne Papayafrucht oder -granulat. Allein auch nur die dunklen Kerne der reifen Frucht unterstützen das schrittweise Entschlacken aller inneren Organe (s. Anhang). Beginnen wir mit dem Aufweichen der verhärteten Schlacken mit Hilfe der Papayafrucht einige Wochen vor dem Beginn der geplanten Colonic-Therapie, bewirkt dies ein effektiveres Ausscheidungsergebnis und schnelleres Ausräumen der alten Schlacken, womit auch die Anzahl der notwendigen, jedoch kostspieligen Darmbäder (durchnittlich 10 Darmspülungen) reduziert werden kann.

Heilungskrisen: *Fühlen wir uns nach dem Erwachen wie "von Gicht befallen",* so ist dies ein Zeichen von noch nicht gelösten Säurekristallen oder Schlackenansammlungen. Jetzt ist es angebracht, die "Trinkkur" mindestens auf 7 Tage, noch besser auf einige Wochen auszudehen. Alle löslichen Zellschlacken, Säurekristalle und teils ätzenden Giftstoffe müssen letztlich über die Nieren ausgeschieden werden (Therapeutisch wertvolle Hinweise, Nieren). Durch jahrelange

Körperübersäuerung geschwächte Nieren können diese enorme Filteraufgabe nicht mehr bewältigen und in dieser Notlage legt der Körper im weichen Bindegewebe sogenannte Giftdepots an, um diesen Sondermüll erst einmal aus der Blutbahn fernzuhalten. Das sind dann die Zustände wie bei einer schweren Grippe, indem alles von Kopf bis Fuß schmerzt. Kommt dann noch Fieber dazu - eine ganz natürliche Reaktion des Körpers, die deponierten Schlacken schnellstens loszuwerden - wird dieses Aufräumungssignal aus Ignoranz mit schweren Antibiotika-Geschützen mundtot gemacht, was das ohnehin schon strapazierte Immunsystem noch mehr schwächt. Sobald der Körper die Antibiotika- oder Unterdrückungsmethode überstanden hat, versucht er den schwelenden Krankheitsherd auf jede ihm mögliche Weise hinauszuarbeiten. Wenn wir diesen Prozeß weiterhin aufhalten können, bilden sich schwerwiegende chronische Entzündungsherde. Fieber ist keine Krankheit, sondern ein Selbstheilungssymptom des Körpers und sollte auf keinen Fall unterdrückt werden; niemand ist je am Fieber gestorben, sondern am Gift- oder Entzündungsherd, der den gesamten Organismus verseucht oder geschwächt hat. Wie das Tier, das in Krisenfällen mit Heilfasten seine Gesundheit wiederherstellt, dürfen wir ebenso auf heilsame Hilfe aus der Natur und auf unsere Selbstheilungskräfte vertrauen.

Mit den Basenflüssigkeiten (s. Darmsanierung) und Spirulinazugaben zu Säften oder Gemüsebrühen erhält unser Zellstaat ausschließlich leicht verdaubare und sofort auswertbare Heilnahrung. Bei Übergewicht lösen sich Fettzellen mit täglich 1 - 2 EL Soja-Lecithin schneller aus dem Gewebe. Das Lecithin-Granulat wirkt cholesterinsenkend und ist eine wertvolle Gehirn- und Nervennahrung, köstlich zu allen Gemüsesäften und Spirulinamixturen.

Das Ölziehen, eine altbewährte Entgiftungsmethode für den gesamten Organismus, ist das Kauen von Sonnenblumen- oder kaltgepreßtem Olivenöl; ein Eßlöffel Öl, am besten nüchtern, für 15 - 20 Minuten kauen, durch die Zähne ziehen und danach ausspucken. Speichel und Ölgemisch enthalten Körpergifte, nicht schlucken. Anschließend reichlich ausscheidungsfördernden Tee, Gras-säfte, Löwenzahnsaft, Wasser oder Basenflüssigkeiten trinken!

Die Heilerde ist bekannt dafür, Giftstoffe im Darm binden zu können. Teilnehmer meiner Selbsthilfegruppe und auch Heilpraktiker haben nach der Einnahme der Heilerde "Schindele's Mineralien" von erstaunlichen Entgiftungserfolgen berichtet, auch über Aluminium- und Cadmiumausscheidung. Siehe Buch "Superbiomin" von Robert Schindele und Bezugsquellen!

Wollen wir die Säurekristalle bis unter die Kopfhaut loswerden, sind 3 Liter Flüssigkeit pro Tag erforderlich, mit Anrechnung der Flüssignahrung Spirulina und wasserhaltigem Obst. Eine Trinkkur bei Nierenschäden (Rückstaugefahr) sollte nur unter ärztlicher Betreuung durchgeführt werden! Mit dem Trinken von basischen Flüssigkeiten werden das Bindegewebe und die Lymphgefäße mitgereinigt, was Ausscheidungen in Form von offenen, nässenden Hautstellen und Ekzemen auslösen kann. Dies ist ein Zeichen dafür, daß Säuren und Giftstoffe, die nicht schnell genug über dic Nieren ausgeschwemmt werden können, über die Haut den Körper verlassen. Auf keinen Fall sollten diese "Abflußstellen" mit Medikamenten blockiert werden (siehe Kopfhautprobleme).

Sobald der Körper entschlackt ist, heilen diese Wundstellen von selbst.

Unser Wohlbefinden können wir steigern mit Methoden von hohem therapeutischem Wert: täglich 5 Minuten Trockenbürsten-Massage eliminiert erstaunlich viele Giftstoffe über die Haut, wirkt kreislaufanregend und verbessert den Hauttonus, ebenso Sauna, Dampf- und Wechselbäder, Luft- und Sonnenbäder. Die Wirkung von Ganzkörpermassagen oder Akupressur sollte mit leichten kreislaufanregenden Übungen unterstützt werden, die auch das Gemüt positiv aktivieren.

Gönnen wir uns täglich im Liegen, Kopf über der Kante frei hängend, für fünf bis zehn Minuten eine Kopfhautmassage. Mit kräftigem Fingerdruck können wir die Akupressurpunkte (siehe Kopfzonenkarte) pressen, reiben oder umkreisen. Wohltuend und auch blockadelösend wirkt die Fußreflexzonenmassage auf alle Organe von der Zehenspitze bis zu den Kopforganen. Mit einer Reflexzonenkarte ist diese östliche Heiltherapie für jeden Laien verständlich und leicht erlernbar. Mit dem Rücken auf eine warme Unterlage legen, die Fußsohlen kräftig gegen eine unnachgiebige Tisch- oder Regalkante reiben und in alle Schmerzpunkte nach der Reflexzonenvorlage pressen. Bei lokalem Schmerz kann der Druck gezielter mit den Fingern, verstärkt mit einem Holzstift, kantigen Stein oder auch Kristall, ausgeführt werden. Die Druck- und Reibungsstimulierung an den Nervenreflexpunkten der gesamten Fußsohle bewirkt einen freien Energiefluß über die Nervenbahnen hin zum Kopfbereich. Die oft schmerzhaften Nadelkristalle in den Fußsohlen werden auf diese Weise ebenfalls schrittweise aufgelöst. Um diese vor ihrer Umschichtung wieder loszuwerden, muß tüchtig ausgeschwemmt werden! Nach jeder Therapie - Massage, Sauna, Bäder usw. - sollten 1/2 bis 1 Liter nierendurchschwemmender Tee oder stilles chemiegiftfreies Wasser nachfolgen! Heiße Bäder von 1/2 - 1 Stunde mit der Zugabe von 500 g Kaiser-Natron und 500 g reinem Meersalz beschleunigen die Schlackenlösung und Giftausscheidung (siehe auch Orgon-Bad Seite 51).

Darm- und Magen - Heilkost

Die Heilkost sollte als erster Schritt durchgeführt werden, damit die von den Zersetzungsgiften aus Darmgärung oder Pilzbefall geschädigten Darmwände und Darmzotten wieder gesunden und sie ihre Funktion der Nährstoffauswertung wieder erfüllen können. Oft befinden sich durch ständige Magenübersäuerung auch die Magenwände im Entzündungsbereich. Unsere Organzellen verhungern, die Pilz-, Schlacken- und Fettzellen werden immer üppiger. Je nach Stoffwechsellage und Schädigung der Schilddrüsenfunktion (pH-Wert-abhängig) infolge Körperübersäuerung wird der eine trotz ständigem Hungergefühl fettleibig und aufgedunsen, der andere verkümmert zum Magersüchtigen.

Der ca. sieben Meter lange Dünndarm ist oft eine einzige große wunde Hautfläche und signalisiert mangels Schmerzrezeptoren seinen Notstand erst dann, wenn akuter Geschwür- oder Tumorzustand eingetreten ist. Im Entzündungsfall kann der Darm nicht ohne unsere Mithilfe eine gesunde funktionstüchtige Darmflora aufbauen.

Zuerst müssen wir dafür Sorge tragen, daß über unsere "inneren Wunden" nur Nahrung in Form von heilsamem Balsam fließt.

Dazu zählen solche Substanzen, die wir wohlweislich auch auf offene Wunden auftragen würden. Bekanntlich gelangt die Nahrung nur in Flüssigform über den Blutstrom zu den hungernden Zellen. Daher ist die flüssige Heilnahrung, die fast keine Verdauungsarbeit benötigt, für die Regenerationsphase des Magen-Darmtraktes die Idealnahrung für die Dauer von 7-14 Tagen. Segensreich bieten sich hierfür vorrangig die Grassäfte aus selbst angebautem Gersten- oder Weizengras an, die alle für die Zellregeneration lebensnotwendigen Eiweißverbindungen, Vitamine, Enzyme und Mineralien enthalten. Als Alternative ist die blau-grüne Alge Spirulina aus tropischen Binnengewässern für jeden verfügbar; sie unterstützt nahezu gleichwertig als "grüner Balsam" und Sofortenergiespender hilfreich die Regenerationsphase. Die heilsame Wirkung des Chloropylls für alle Organe und des Haut-Vitamins A sind in Spirulina unübertroffen. Sollte der hohe pflanzliche Eiweißanteil von 60 bis 70 Prozent in der Alge bei Eiweiß-Allergikern nicht toleriert werden, kann das pulverisierte Gerstengras als flüssige Energienahrung ebenfalls sehr dienlich sein (Bezugsquellen).

Tagesprogramm für 1 - 4 Wochen - ohne Mangel zu erleiden

Morgens: nüchtern 1/4 - 1/2 l mundwarmer Kartoffelsud, auch Kartoffelwasser; bei starkem Pilzbefall 5 - 10 Tropfen ProSeed Grapefruit-Extrakt je 1/4 l dazugeben. Sollten die basischen Bitterstoffe von ProSeed einen entzündeten Magen irritieren, können wir zur Aloe-Essenz greifen: 3 Verschlußkappen mit 1/2 l mundwarmem Wasser verdünnen, 2mal täglich in leeren Magen langsam trinken.

Nach 30 Minuten: 1/2 l Alfalfa- oder La-Pacho-Tee, auch Alfalfa-Preßlinge aus getrocknetem Pflanzenpulver, s. Bezugsquellen.

Nach weiteren 30 - 60 Minuten: 50 Gramm Gersten- oder Weizengras auskauen, bis die Fasern geschmacklos sind, dann ausspucken. Dazwischen schluckweise mindestens 1/4 l stilles Wasser trinken.

Alternative: 1 - 2 EL Spirulina-Pulver mit Mixtur aus 1/8 l Rote Bete- und 1/8 l Selleriesaft mit zuerst wenig Flüssigkeit zur Paste anrühren, langsam lutschen, damit die Nährstoffe sofort über Mund- und Magenschleimhäute resorbiert werden. Die restliche Saftmixtur auf 1/2 Liter verdünnen und nachtrinken. Nach Wahl kann Spirulina-Pulver auch in die gesamte Flüssigkeit, ggf. erwärmt bis 40 °C, gemengt werden, dann langsam schluckweise trinken!

Abführend wirkt hausgemachtes Apfelmus (keine süßen Äpfel), köstlich mit der Zugabe von 1 - 2 EL Blütenpollen (Darmflora- und Immunsystem stärkend, jedoch nicht bei starkem Pilzbefall wegen Zuckergehalt) oder 1 EL Spirulina auf je 1/4 l Apfelmus. 2 - 3 Äpfel, entkernt und geteilt, in 1/4 l Wasser garen, bis sich die Schalen lösen. Nach dem Abkühlen Äpfel ohne Schalen zerdrücken und wahlweise Spirulina-Pulver dazugeben, würzen mit Ingwer oder Chilipfeffer.

Nach 60 Minuten oder 30 Minuten vor dem Mittagsmahl: 1/2 l Tee, bei Verträglichkeit mit 500 mg Vitamin C oder 1/2 l Wasser mit 5 - 10 Tropfen ProSeed.

Bei Durchfallneigung ProSeed auf zweimal täglich 5 Tropfen reduzieren. Stopfend wirken 2 - 3mal täglich als Zwischenmahl: fein geriebene rohe Äpfel ohne Schale oder 1/8 l Heidelbeer-Muttersaft, verdünnt mit 1/2 l mundwarmem Wasser; 2 EL Flohsamenschalen einrühren und 10 Minuten quellen lassen. Die wohlschmeckende Heidelbeergrütze kann nach Belieben wiederholt werden. Das Kauen getrockneter Heidelbeeren stoppt ebenfalls Durchfall, jedoch bei Pilzbefall keine Trockenfrüchte!

Bei Energieverlust oder Schwächegefühl infolge Durchfall: Heidelbeersaft mit 1 EL Spirulina pro 1/4 l langsam trinken oder als Paste gut einspeicheln.

Zum Mittag warme Gemüsesuppe: 1/8 l Rote Bete- und 1/4 l Selleriesaft oder -sud mit heißem Wasser auf 1/2 l verdünnen. Dazu 50 - 100 mg Zink-Orotat (Apotheke), unterstützt jede Wundheilung!

Zur Gewichtszunahme: 3 - 4 EL frischen pulverfein gemahlenen Leinsamen (keine gebrochene Saat!) einstreuen, 10 Minuten bis zur sämigen Suppe quellen lassen. Zur Gewichtsstabilisierung: 2 EL Lein- oder Olivenöl und 1 - 2 EL Spirulina-Pulver verrühren. Das Öl zuerst mit Spirulina und wenig Brühe als Paste anrühren, würzen mit Ingwer oder Umboschi-Paste. Zur Gewichtsabnahme: 1 - 2 EL Lecithin-Granulat und nur 1 EL Spirulina auf 1/2 l Brühe einrühren.

Verdauungszeiten berücksichtigen! Bei Suppe mit Leinsamen 4 Stunden, bei Öl und Lecithinzugabe 3 Stunden, bei Spirulina allein 1/2 Stunde.

Zwei Stunden nach der Suppe Tee (Alfalfa-, La-Pacho- oder Grüner Tee), Gemüsesäfte ohne Tomatenanteil oder klare Gemüsebrühe (Demeter-Gemüsebrühe nach dem Anrühren durchseihen!). Bei Hungergefühl 1 EL Spirulina einmengen oder 10 bis 12 Spirulina-Tabletten dazu lutschen.

Nachmittags: nach klaren Flüssigkeiten mit Spirulina mindestens 30 Minuten Abstand einhalten; 1/4 bis 1/2 Liter-Schale Apfelmus mit 2 - 3 EL Metz-Aktivkalk (Apotheke) vermengen, 10 Minuten quellen lassen, jeden Bissen 30mal kauen! Aktivkalk wirkt leicht stopfend, jedoch nicht mit Apfelmus. Zur Gewichtsabnahme: nur pures Apfelmus mit Zugabe von Verla-Magnesium-Granulat oder Magnerot-Wörwag (Apotheke). Das Apfelpektin wird am meisten aktiv im Kochapfel, wirkt cholesterinsenkend, darm- und blutreinigend.

60 - 30 Minuten vor dem Abendessen: ProSeed-Tropfen oder Aloe-Essenz mit 1/2 l Wasser, auch La-Pacho-Tee mit Vitamin C (pflanzlicher Herkunft oder mit Calcium gepuffert, Apotheke).

Abends: 50 Gramm Gersten- oder Weizengras mit 1/4 l Wasser auskauen; Alternative: Apfelmus oder Gemüsebrühe mit Spirulina. Grünsäfte benötigen minimale Resorptionszeit; Gerstengras und Alfalfa-Preßlinge ca. 1 Stunde, ebenso rohe und gekochte Äpfel. Daher sollte diese Nahrung eine Stunde vor 20 Uhr verzehrt sein. Die "Muntermacher" Spirulina, Lecithin und Graspulver regen die Gehirnfunktion an, daher nicht zu spät einnehmen.

Falls uns Nachts Hungergefühle plagen: warmen Apfelsud (2 - 3 Äpfel mit 1/2 l Wasser als Abendessen garen, 1/4 l Sud für die Nacht reservieren!) oder schwarzen Johannisbeer-Muttersaft mit Heidelbeersaft und warmem Wasser auf 1/2 Liter verdünnen, 2 EL Flohsamenschalen einrühren, 10 Minuten zu einem köstlichen Fruchtpudding quellen lassen. Flohsamenschalen und Apfelpektin binden Darmgifte und aktivieren die Darmentleerung. Schwarze ungesüßte Beerensäfte sind basisch, kalium- und magnesiumreich, wichtig für eine gute Darmperistaltik. Die Heidelbeere enthält zusätzlich Pektin und entzündungswidrige Wirkstoffe.

Mangelt es an einer täglichen guten Darmentleerung, muß nachgeholfen werden! Schonend und heilsam für Magen und Darmschleimhäute wirkt der Leinsamensud: morgens nüchtern und abends vor dem Einschlafen in leeren Magen 1/2 l dickflüssigen mundwarmen kernlosen Sud trinken; evtl. mit schwarzem Johannisbeer- oder Betesaft abschmecken. Stellt sich keine Entleerung ein, ersetzen wir zur selben Einnahmezeit, 2mal täglich, den Sud durch 1 TL Magnesiumsulfat (Apotheke), in 1/4 l mundwarmem Wasser auflösen. Bleibt die Wirkung aus, die Dosis verdoppeln, jedoch bei Nierenschäden nur nach Rücksprache des Arztes. Alternative: vor dem Schlaf 1 - 2 EL Rizinusöl einnehmen, schluckweise 1 Tasse Wasser mit etwas Frischzitronensaft oder schwarzem Johannisbeersaft trinken. Wirkung selbst austesten, da jeder Darm verschieden reagiert. In hartnäckigen Fällen sind Einläufe oder Darmspülungen ratsam! Wird der Darm nicht täglich von den sich lösenden Schlacken und Giftstoffen befreit, erfahren wir eine Rückvergiftung über die Darmwände in die Blutbahnen. Symptome hierfür sind häufige Gliederschmerzen, Kreislauf-, Herzschwäche, Übelkeit, Schwindel, Schweißausbrüche und eine drastische Reduzierung des Heilprozesses.

Das grüne Papayakraut oder die getrocknete granulierte Frucht (s. Papaya-Anhang) wirkt hartnäckiger Darmträgheit und allgemeiner Körperverschlackung entgegen. Tiefliegende, teerähnliche Schlacken werden bei täglicher kurweiser Anwendung (4 - 12 Wochen) schonend gelöst. Die basenreiche Frucht kann bei allen Therapievorschlägen anstelle der Apfelkost verwendet werden, wenn die Apfelsäure bei Darm- und Magenentzündungen oder Geschwüren als reizend empfunden wird. Bei fortgeschrittener Körperübersäuerung können oft die Apfelsäure, Apfelessig und auch andere Obstsäuren (besonders aus unreif geernteten Südfrüchten) nicht mehr basisch verstoffwechselt werden; sie entmineralisieren den Körper und signalisieren häufig Magenübersäuerung.

Darmflora aufbauen! Nach jeder Antibiotika-Einnahme und auch nach der ersten Woche Heildiät ist es sinnvoll, den Aufbau der Darmflora mit spezifischen Dick- und Dünndarmbakterien zu unterstützen (Bezugsquellen). Nach weiteren

6 - 8 Wochen ist die wiederholte Einnahme dieser Präparate oder ähnlich wirksamen zu empfehlen (ggf. vom Homöopathen austesten lassen). Auch während der Anti-Candida-Diät mit dem Darmfloraaufbau beginnen, ebenfalls unumgänglich nach einer Serie von Darmspülungen und Einläufen!

Der Aufbau einer gesunden Darmflora beginnt schon beim Säugling. Optimal dafür ist die Muttermilch, denn sie enthält all die Stoffe, in denen die nützlichen, lebenswichtigen Darmbakterien am besten gedeihen können. Sorgen wir bei unseren Kindern für eine gesunde Darmflora mit möglichst ausgewogener, naturbelassener, nicht gärungsaktiver Ernährung, dann ist das die beste Vorbeugung gegen Darmerkrankungen, Pilze und Allergien. Bis sich beim Kind wie auch beim Erwachsenen ein geschädigtes Darmmilieu wieder stabilisiert hat, dauert im Durchschnitt bis zu einem Jahr.

Vergessene Heilnahrung für Magen- und Darmgeschädigte: *Aloe-Vera*-Kaktus, eine geschätzte, universell anwendbare Heilpflanze der Ägypter, Südsee- und Wüstenvölker. Unzählige Fallbeispiele (Mit Aloe heilen, Echter-Verlag) berichten über die erstaunliche äußer- und innerliche Heilwirkung dieser Pflanze. Meine zerstörten Darmzotten - infolge einer über 30 Jahre nicht erkannten Zöliakie - habe ich durch die tägliche Einnahme des Frischblatt-Gelees in der für die Medizin undenkbar kurzen Zeit von einem Jahr wieder regenerieren können. Selbst Darmblutungen und schmerzhafte Harnröhren- und Blasenentzündungen klangen schon nach wenigen Tagen ab. Zugute kam mir natürlich meine selbst angelegte Kaktusaufzucht in Hawaii; seitdem züchte ich sie auch als Zimmerpflanze für Notfälle. In Europa ist die heilsame Pflanze auf Teneriffa zu finden. Aloe ist sofort schmerzlindernd, antiseptisch und wundheilend auch bei eiternden Wunden und Ekzemen und extrem starken Verbrennungen und Verätzungen durch Säuren; reduziert Narbenbildung bei täglichem Auftragen des Gelees aus dem frischen Blatt. Schützt vor schädlichen UV-Strahlen, stärkt und regeneriert alle inneren Schleimhäute und Organzellen, verjüngt sichtbar die Haut, entgiftet Leber, Niere und Darm, wirkt Pilzen, Parasiten und Viren entgegen. Aus Rußland und den USA wird über Heilerfolge durch Aloe-Behandlung bei MS- und schweren Nervenerkrankungungen berichtet. Nachweislich werden durch die Enzyme im Aloe-Essenz-Saft, der zusätzlich aktive Substanzen aus der Schale enthält, Tumoren, Geschwulste, tote Zellen und Stoffwechselgifte reduziert. Die Schalen der über siebzig verschiedenen Aloe-Pflanzen sind giftig (Familie der Liliengewächse) und können nicht mitverwendet werden, es sei denn die Giftstoffe sind wie bei der Aloe-Essenz aus Aloe barbadensis durch Spezialverfahren (ohne Erhitzung) unschädlich gemacht. Ich kann von einigen Magen- und Darmkrebsfällen in Hawaii berichten, die sich mit einer spezifischen Pflanzenheil-Diät zuzüglich des reinen Pflanzengelees aus dem Kaktus selbst heilen konnten. In der ganzheitlichen Krebsbehandlung sollte Aloe zur Immunstärkung nicht fehlen (Halima Neumann, Stop dem Krebs und MS-Erkrankung).

Schonkost - Übergang zur Aufbaukost

Die Übergangsphase von Flüssignahrung zu Normalkost ist äußerst wichtig. Damit die Verdauungsorgane ihre Arbeit langsam wieder aufnehmen können, sollten auf keinen Fall große Portionen und schwere Speisen gegessen werden! Nach 3 Tagen Heilfasten folgt ein Schonkosttag, nach 7 Tagen mindestens zwei und nach 14 Tagen folgen drei Tage als Übergang zur Aufbaukost.

1. Schontag: nüchtern 1,5 l Basenflüssigkeit (siehe Darmsanierung) vor fester Nahrung, ansonsten Gefahr der Zellversulzung und Verstopfung!

Frühstück: 6 vorgeweichte Feigen oder Pflaumen (keine Süßfrüchte bei Candida) mit 1 - 2 Äpfeln gut kauen (mindestens 30mal); jeden Bissen genießen! Alternative bei Candida: Apfelkompott, Papayagranulat (2 EL) oder Papayakraut mit Zugabe von rohen oder gekochten sauren Äpfeln. 2 Stunden später kann mehr Flüssigkeit folgen: Magnesiumtrunk, 1/2 l Tee, verdünnter Apfel- oder Gemüsesaft, bei Hungergefühl: 5 - 10 g Spirulina zugeben (Pulver oder Tabletten).

zum Mittag: 1/2 Tasse Buchweizenganzkorn für 4 - 8 Stunden mit doppelter Wassermenge einweichen, dann schonend für 5 Minuten garen. Alternative: 50 g Buchweizen- oder Hirseflocken mit mundwarmem Karotten- oder Rote Betesaft 10 Minuten einweichen. Nach Wahl püriertes gegartes Gemüse dazu, sparsam würzen mit Meersalz, Meerretich und Molkosan. Als Fettzugabe 3 - 4 EL Olivenöl (aus Bioanbau) oder 2 EL frisches Leinsamenpulver. Jeden Bissen mindestens 30mal kauen! 2 - 3 Stunden später 1/4 l Wasser, Tee oder Magnesiumgetränk (Diasporal N300, Apotheke). Eine halbe Stunde später kann ein *leichter Snack* folgen: zuckerfreies Apfelmus (Reformhaus oder selbst herstellen) mit 1 - 2 TL Spirulina aufwerten; köstlich dazu: 1 EL Lecithin-Granulat, 3 - 4 EL Weizenkeime und für extra Ballaststoffe grobe Donath-Kurkleie (Reformhaus); ab 2. Tag: Apfelstücke.

zum Abend: 1/2 l Misosuppe oder Gemüsesud mit vorgeweichten und gegarten Meeresalgen oder grobe Kurkleie als Einlage. Bei Darmschleimhautentzündung keine Kleie (kann Darmschleimhäute reizen!), sondern 2 EL Flohsamenschalen einmengen.

2. Schontag: Das Morgenmenue-Programm von Tag Nr. 1 beibehalten.

zum Mittag: Das Elixier A-HA-Z (S. 151) mit 3 EL Sesampulver oder 1 EL Lecithin-Granulat plus Sesam- oder Olivenöl; dazu gegartes, noch bißfestes Gemüse, Sprossen oder Keimlinge; gut kauen! Nachmittags: Snack wie 1. Tag oder zuckerfreier Obst-, auch Gemüsesaft (ohne erhitzte Tomaten, da Calciumentzug durch die Oxalsäure) mit 5 - 10 g Spirulina und Lecithin als Nerven- und Gehirnnahrung. 30 Minuten vor dem Abendessen 1/2 l Wasser oder Tee trinken.

zum Abend: Gegartes Gemüse mit Hirse und Tomaten-Oliven-Dip: 4 EL Olivenöl, 1 - 2 geschälte Tomaten zerdrücken, 3 EL Weizenkeime, würzen mit Meerettich oder Knoblauch und Prise Meersalz.

3. Schontag: 1,5 l Basenflüssigkeit, jeweils 0,5 l im 1/2-Stunden-Takt vor dem Frühstück trinken. Wasserhaltiges Obst (Melonen-, Papaya- und Apfelkompott) zählt zu Flüssigkeiten, jedoch mit einer Stunde Verdauungszeit.

Frühstück: Das Elixier A-HA-HAM (Seite 150) mit 1/2 Avocado und Apfelstücken anreichern oder 30 Mandeln dazu kauen (vorgeweicht für 8 - 12 Stunden, dann drei Sekunden in heißem Wasser schwenken und kalt abschrecken, Kerne aus der Haut drücken und kalt spülen). Nach 3 Stunden Verdauungszeit können 1/2 l Tee, Wasser, zuckerfreie Säfte, ggf. Magnesiumgetränk folgen.

zum Mittag: Elixier A-HA-Z mit Rohkostsalat (Blattsalate und Gemüse oder mit Keimlingen und Sprossen; Herstellung von Keimnahrung). 3 Stunden nach dem Essen klare Flüssigkeiten. 1/2 Stunde später kann Snack (s. 1. Tag) folgen. Variante: mit zuckerfreiem Beerenkompott oder Schafsjoghurt mit Lecithingranulat und Weizenkeimen.

zum Abend: gegarte Bohnen- oder Linsenkeimlinge, auch gegartes Gemüse; dazu Avocado, Butter oder rohes Eigelb und Tomaten-Oliven-Dip (s. 2. Tag). Ab 18 Uhr keine feste Nahrung, damit der Körper nach 3 Stunden Verdauungsarbeit zur Ruhe kommt. Falls später Hungergefühle: 5 g Spirulina mit warmer Gemüsebrühe oder Gemüsesaftcocktail, köstlich auch mit warmer Demeter Süßmolke oder Apfelkompott.

Schonkost bei Magen- und Darmentzündungen: Morgens nüchtern 50 g Gersten- oder Weizengras auskauen, schluckweise dazwischen 1/2 l stilles Wasser trinken. Alternative: 1/8 l frisch gepreßter Weiß- oder Grünkohlsaft (nur Bioanbau) mit Wasser auf 1/4 l verdünnen, jeweils 1/2 Stunde vor fester Nahrung schluckweise trinken, möglichst einspeicheln. Die verbleibenden Faserstoffe mit Wasser bedecken, luftdicht und gekühlt aufbewahren und als gegartes Kohlpüree zum Mittag oder Abend verzehren, würzen mit Umboschi-Paste (Reformhaus), evtl. 2 EL kaltgepreßtes Olivenöl (Bioanbau) und Spirulina in die mundwarme Speise geben. Alle Rohkost meiden! Ausnahme: *Rohe Kartoffeln binden Darmgifte, wirken stark entsäuernd und heilend.* Größere Knolle schälen, fein reiben, sofort mit Rote Bete- oder Selleriesaft bedecken, 30mal pro Bissen kauen! Auf ähnliche Weise wirkt mit stärkerem Entschlackungseffekt die grüne Papaya. Als Variante zum Frühstück: Papaya (mit Schale nur wenn chemiegiftfrei) und Äpfel ohne Schale fein reiben, vermengen und gut kauen. Diese heilsamen Entschlackungsspeisen, wie auch Flohsamenpudding, sollten nicht mit Aufbaukost (Spirulina oder Gersten-, Weizengras) zusammen verzehrt werden!

Meiden wir zerstörte und verfälschte Lebensmittel und wählen ab dem 4. Tag unverfälschte Aufbaukost als "Mittel zum Leben"!

Was sind unverfälschte Aufbau- und Nährstoffquellen?

Mit Mangelerscheinungen signalisiert unser Körper deutlich eine bisher nicht zuträgliche Ernährungs- und Lebensweise. Die Kraft zu Zellregeneration und Wachstum kann unser Zellstaat nur dann aufbringen, wenn wir ihn nicht mehr täglich mit Chemiegift- und Schadstoffnahrung füttern. Diese wohlschmeckende aber unechte "Neuzeitnahrung" muß durch unverfälschte Aufbaunahrung ersetzt werden! Ein Grundwissen über Nahrungsinhaltsstoffe und deren Auswirkungen ist notwendig, wenn wir nicht weiterhin ein Opfer der Konsummanipulation sein wollen. *Die Getreidenahrung Hafer, Gerste, Grünkern, Roggen und Weizen sind als Korn säurebildend* und das schnelle Erhitzen über 60 °C macht alle Säuren aggressiver. Wenn wir Getreidekost lieben, sollten wir nachfolgende Aspekte berücksichtigen.

Weizenkeimlinge bieten als *Grundnahrung* pro 100 g 11,7 % Eiweiß, 2,0 % Fett, 70 % Kohlehydrate, Calcium, Vitamin-B-Komplex, reichlich Vitamin C, Vitamin E, Eisen, Enzyme, Phosphor, Magnesium und Zink. Durch den höchsten Vitamin-E-Gehalt aller Nahrungsmittel wirken sie für alle Organe heilend. *Viele Menschen reagieren mit Allergien auf den sehr hohen Glutengehalt im Weizenkorn. Dieser wird durch den Keimprozeß (nach ca. 72 Stunden) gänzlich abgebaut und in sofort verfügbaren Stärkezucker umgewandelt; daher ist das angekeimte Getreide eine ideale Kraftnahrung*, auch für Diabetiker.

Gluten - auch in Gerste, Hafer, Roggen, weniger im Dinkel enthalten - ist ein stoffwechselbelastender Kleisterstoff (verklebt die Darmzotten und kann Darmentzündungen bei täglichem Verzehr verursachen). Das als gesund gepriesene Frischkornmüsli hält nicht, was es verspricht. Die geschroteten Körner enthalten noch das Gluten und die Phytinsäure, die nicht durch Schroten und Einweichen, sondern nur nach zweitägigem Ankeimen der ganzen Körner nahezu abgebaut werden (siehe Keimnahrung). Gewöhnlich wird das Müsli mit Süßfrüchten (auch Trockenfrüchten) und Milchprodukten verzehrt. Der Zucker bringt jedoch die Kohlehydrate im Getreide zur Gärung. Auch die eiweißhaltigen Milchprodukte (Quark, Sahne) bringen den Getreidebrei mit Zucker jeder Art zum Gären. Ausnahme: die reine Rohmilch mit nur 3 % Eiweißanteil kann zu Getreide und -flocken gerade noch toleriert werden, wenn kein Zucker oder Süßfrüchte zugesetz werden (näheres siehe Trennkostregeln).

Die Bundesforschungsanstalt für Ernährung in Karlsruhe konnte nachweisen, daß naturbelassene oder geschrotete Körner, auch Haferflocken und Hülsenfrüchte (Erbsen, Sojabohnen und weiße Bohnen), selbst nach 8 - 16 Stunden Einweichen und anschließendem Kochen die Phytinsäure enthalten. Diese Säure bildet schwerlösliche Salze, welche die Calciumaufnahme im Dünndarm hemmen. Durch die Phytinsäure in diesen Grundnahrungsmitteln ist vor allem die Versorgung mit Calcium, Eisen, Magnesium und Zink gefährdet. Weichen wir die Körner für 8 - 12 Stunden ein, spülen diese mit frischem Wasser durch und lassen sie nur feucht gehalten, also atmungsaktiv, weiterkeimen, ist nach ca. 48 Stunden der Säuregehalt abgebaut (s. Phasein-Gift in rohen Hülsenfrüchten,

Keim-Frischzellnahrung). Jetzt können wir nach Wahl die Körner noch schonend garen oder als wertvolle Rohkostkeimlinge verzehren. Dinkel, Hafer und Roggen sind meistens nur teilweise keimfähig, oder auch gar nicht und beginnen vor dem 2. Tag zu faulen. Diese Körner keimen nur mit dem Spelz (Getreidehülle) und sind meistens ungenießbar wegen Pilzbefall.

Alle Brot- und Teigwaren aus Getreidekörnern oder Mehl hergestellt sind Säurebildner! Es sei denn, sie werden wie das ursprüngliche Essener-Brot (siehe Rezept Essenz-Brot) aus 2-Tage-Keimgut ohne Zucker, Hefe oder sonstige Backtriebzusätze hergestellt. Nicht säuernd sind Produkte aus Buchweizen, Hirse, Mais und Amaranthgetreide ohne Zugabe von Zucker, Hefe oder Eiern. Dinkelvollkornbrot ist mit geringem Säure- und Glutengehalt noch tolerierbar. Es bleibt also noch genug Nichtsäuerndes zum Essen übrig und der Weizen ist eben nur als Keimling die beste Grundnahrungsquelle. Alle Körnersorten vor dem Ankeimen und die Keimlinge vor der Zubereitung gut durchspülen.

Dinkel, das wertvolle Ur-Korn, mit demselben Nährwert wie der Weizen, jedoch mit geringerem Glutengehalt, wächst wie der Buchweizen auf kargem und ungedüngtem Boden und ist somit noch am wenigsten durch Chemiegifte belastet. Dinkel kann selbst bei Krebskranken als Aufbaunahrung dienlich sein, wenn auf schonende Zubereitung geachtet wird: ankeimen für 12 Stunden in stillem Quellwasser mit Prise Meersalz, garen unter 80 Grad (am besten 3 - 4 Stunden auf Warmhalteplatte oder im Stuplich-Topf). Schmeckt wie ein nußartiges Reisgericht mit weitaus geringeren Säurewerten als Reis (Basen-Säure-Tabelle).

Hafer liefert neben dem Buchweizen den höchsten Eiweißgehalt von 14 bis 16 % und 7,5 % Fett je 100 g. Als "Kraft-Nahrung" führt er dem Körper Energie und Wärme zu. Er ist reich an Vitamin A, B_1, B_2, B_3, Vitamin C und E, Phosphor, Eisen, Kupfer, Fluor, Calcium, Magnesium, Jod, Silicium und Zink. Durch schnelles Erhitzen haltbar gemachte Haferflocken wirken weitaus säuernder als frische selbstgepreßte Flocken aus der Flockenpresse. Wenn Hafer, dann ist er angekeimt (nach 10 - 12 Stunden) weniger säuernd als das ruhende trockene Korn. Bei guter Kornqualität (Sprießkornhafer) ist ein Weiterkeimen bis zu zwei Tagen möglich, die Säuren sind dann weitgehend abgebaut. Das Keimgut kann je nach Magen- oder Darmlage noch schonend gegart werden, um Schimmelpilzgefahr und Rohkostunverträglichkeit zu vermeiden.

Als Grundnahrungsmittel konnte dem Hafer vor 50 Jahren ein höherer Stellenwert als heute zugesprochen werden. Ein Mindesmaß an Säuren ist im natürlichen Verbund in unbehandelten Nahrungsmitteln für die Energiegewinnung notwendig; jedoch werden wir heute mit einer Flut von Säuren überhäuft (Luft, saurer Boden, säuernde Chemiegifte in Mobiliar und Nahrung). Welches Saatgut können wir aus chemiegetränkter Erde noch erwarten? Die meisten kommerziellen Getreidesorten weisen mutagene Veränderungen (durch Chemie und Bestrahlung) und Schimmelpilzbefall infolge unsachgemäßen Lagerns in Getreidesilos auf.

Buchweizen, ein Knöterichgewächs, steht auf derselben Nährwertstufe wie Hafer, jedoch ohne Silicium-Anteil. Dafür liefert er einen hohen Anteil an Lysin, einer essentiellen Aminosäure, die Buchweizen als vollwertige Eiweißnahrung äquivalent zum Fleisch auszeichnet. Reichhaltig an Mangan und Magnesium wirkt er stärkend für Muskeln und Nerven; sein Gehalt an Vitamin C, Rutin und Bioflavonoiden (Vitamin-P-Komplex) vermindert die Brüchigkeit der Kapillargefäße und unterstützt die Gesunderhaltung der Venen. Auch zur Behandlung und Vorbeugung von Arteriosklerose, Blasen- und Nierenleiden, Krampfadern, Ödemen und Durchblutungsstörungen ist Buchweizen sehr geeignet (Prof. Schilcher). Unterstützt wird diese Heilnahrung mit täglich 3 Tassen Tee aus dem Buchweizenkraut. Nur mit 2 % Fett, jedoch 16 % Eiweiß, ist das Korn angekeimt oder auch schonend gegart die leicht verdaubarste getreideähnliche Nahrung mit dem höchsten Nährwertgehalt. Buchweizen, wie alle Körner, vor dem Einweichen unter fließendem Wasser gut durchspülen (von Staub und Mehl befreien); anschließend mit stillem Quellwasser bedeckt für 8 - 10 Stunden einweichen; das Korn ist dann schon verzehrfertig. Verbleibt nach der Einweichzeit noch Flüssigkeit, sollte der mineralstoffreiche leicht schleimige Sud abgetrunken oder abgeseiht werden, ansonsten werden die Körner ertränkt und können nicht keimen. Überschüssige Flüssigkeit kann für weitere 4 - 8 Stunden mit der Zugabe von 2 EL Metz-Aktivkalk oder Weizenkleie gebunden werden, jedoch kühl bis zum Verzehr aufbewahren und nur bis 70 Grad erwärmen. Buchweizen und Hirse als Grundnahrungsmittel anstelle von Hafer sind weitaus bekömmlicher (keine Säurebildner) und vereinen alle Nährwertpotentiale des Hafers. Kommerziell abgepackte Buchweizengrütze und -mehl sind durch Oxidation nicht mehr basisch; ratsam: selber frisch in Getreide- oder elektrischer Schlagwerkmühle mahlen.

Gerste sollte wie der Hafer nur angekeimt verzehrt werden; außer geringerem Eiweißgehalt enthält das Korn alle nährwertmäßigen Vorzüge des Hafers. Der hohe Kieselsäuregehalt (wie auch in der Hirse) unterstützt die Verbesserung von Bindegewebsschwäche, Bandscheiben- und Gelenkbeschwerden und trägt zur Stärkung der Lunge bei. Im Gerstengras finden wir sehr hohe Calciumanteile (520 mg pro 100 g Gerstengrün) und ebenfalls wie im Weizengras alle lebenswichtigen Vitamine (auch B_{12}), die essentiellen Aminosäuren und besonders reichhaltig Niacin (Vitamin B_3), wichtig für Gehirndurchblutung und Nerven.

Hirse liefert dieselben Vitamine und Mineralien wie Hafer, nur mit geringerem Eiweißanteil: 10 % und 4 % Fett je 100 g. Durch ihre leicht entwässernde Wirkung ist sie die ideale Nahrung für Übergewichtige und Nierengeschädigte. Durch den hohen Kieselsäure- und Fluorgehalt wirkt die Hirse aufbauend für Haut, Haare, Nägel und stärkt das Bindegewebe. Wenig Mineralstoffverlust ist bei schonender Zubereitung möglich: gut durchspülen, 8 - 12 Stunden einweichen, im Einweichwasser nur knapp zum Siedepunkt erhitzen, von der Platte nehmen und 10 Minuten zugedeckt nachquellen lassen. *Hirse, Buchweizenganzkorn und Mais sind die Ausnahmekörner, die auch gekocht nicht säuernd wirken* (Bruchware enthält ranzige Fette).

Zusammenfassend sehen wir, daß Buchweizen, Hirse, Mais und Dinkel als Grundnahrungsmittel ausreichende Variationen bieten. Über das als nichtsäuernd bezeichnete Amaranthgetreide aus Bioanbau in Südamerika habe ich nur Informationen über seinen hohen Lysingehalt und leichte Verdaulichkeit; wie bei allen erwähnten Getreide- und Stärkearten (KH) beträgt die Verdauungszeit 3 Stunden.

Schonend garen, ohne großen Mineral- und Vitalstoffverlust: alle Körner, auch Reis, im Sieb spülen und über Nacht in reichlich Wasser einweichen. Nach längstens 12 Stunden Einweichzeit das Einweichgut eventuell bis zur Verarbeitung kühlen. Mit dem Einweichwasser erwärmen; wenn kein Stuplich-Topf verfügbar ist, vor dem Siedepunkt die Hitze reduzieren oder von der Platte nehmen und zugedeckt 10 Minuten nachquellen lassen. *Es kommt also auf die Zubereitung von Getreide an, ob die Phytinsäure im Korn als "Kalkräuber" gesundheitsschädlich wirken kann.*

Der tägliche Fettbedarf von durchschnittlich 30 % sollte aus Nußfetten und pflanzlichen Ölfrüchten mit einem hohen Linolsäuregehalt gedeckt werden; am besten mit Boretsch-, Lein- oder Olivenöl. Der hohe Linolsäuregehalt in Leinsamen wirkt cholesterinsenkend und ist therapeutisch wertvoll bei Herzkrankheiten, Arteriosklerose und Störungen der Bauchspeicheldrüse; er enthält neben dem Weizen den höchsten Vitamin-E-Gehalt. *Weitere wertvolle Fettquellen* sind angekeimte Mandeln und Kürbiskerne (nur Sonderzucht), Avocado, Oliven, Schafs- und Ziegenrohmilch, auch als Joghurt oder Käse, Süßrahmbutter, Sojaöl, Soja-Lecithin, Sesam und -öl, Sesambutter (Tahini), ungeröstete Nußbutter, auch Sonnenblumenkerne (nur Bioanbau, da die Kerne viel Cadmium aufnehmen). *Bei MS-Kranken nur Omega-3-Fettsäuren (Fischölbasis) wählen, keine Linolsäuren!* (H. Neumann, Stop dem Krebs und MS-Erkrankung).

Kommerzielle Weizenkeime, wenn nicht luftdicht und gekühlt gelagert, sind durch Oxidation nach ca. 24 Stunden ranzig. Ebenso Haferkleie mit Keim und auch alle angebrochenen ölhaltigen Samen, Kerne und Nüsse. Kommerzielle Haferflocken werden erhitzt, um das Ranzigwerden zu vermeiden; sie sind dadurch teilzerstörte und säuernde Nahrungsmittel. Ranzige und erhitzte Öle verursachen Freie Radikale im Körper; diese schädigen die Zellfunktion, können Zelltod verursachen und schwächen die Immunabwehr (s. Nützliche Aufklärung).

Wissenswertes über die Verdauung

Warum ist es ratsam, Kohlehydrate (KH) und Eiweißspeisen getrennt zu essen? Beim Kauen aller KH schütten die Speicheldrüsen das basische Enzym Ptyalin in die Mundhöhle. Dieses Enzym leitet den Verdauungsprozeß durch Spaltung der Stärke in Maltose ein; *es findet im Mund eine notwendige Vorverdauung im basischen Milieu statt.* Alle stärkemehlhaltigen KH müssen zu 50 % durch ausreichendes Kauen vorverdaut in den Magen gelangen, um optimal ausgewertet werden zu können. Dort wird der Speisebrei mit Salzsäure gemischt, damit dieser keimfrei zur Weiterverdauung in den Dünndarm geleitet wird. Es muß ein keimfreies, steriles Milieu im Dünndarm vorherrschen, damit Viren und Bakterien nicht durch die Darmwände in die Blutbahn gelangen. Die KH werden mit Hilfe des Pankreasenzyms (Amylase) in Monosaccharide zerlegt und können dann durch die Dünndarmwände dem Blut zugeführt werden. Die Speiseauswertung und ca. 50 % der Verdauung finden im Dünndarm statt.

Die Verdauung der Eiweiße benötigt andere Enzyme und Abläufe. Außer der Salzsäure produzieren die Magendrüsen für die Eiweißspaltung zwei wichtige Substanzen: Pepsinogen (noch nicht aktives Pepsin) und Mucin (Schleim). Der Magen mischt diese Säfte in die Speise und leitet die Verdauung von Eiweiß und Fett mit dem Enzym Pepsin ein. Besteht nun aber ein Salzsäuremangel, kann das Verdauungsenzym Pepsin nicht aktiv werden: es wird nur durch das Zusammentreffen von Salzsäure und Pepsinogen wirksam. Im Zwölffingerdarm gibt die Bauchspeicheldrüse für den Abbau der Eiweiße die notwendigen Enzyme ab. Diese Spaltprodukte werden dann im Dünndarm mit Hilfe der Enzyme in die kleinsten Zellbausteine, die Aminosäuren, zerlegt. Erst dann werden sie über die Darmzotten vom Blut als Zellnahrung in Flüssigform aufgenommen.

Jedes Enzym wirkt optimal in einem anderen pH-Wert-Bereich. Daher ist es nicht gleichgültig, ob Kohlehydrate (KH) und Eiweiß zusammen in das saure Magenmilieu gelangen. Der Säuregehalt der Eiweißspeise vermindert erheblich die Auswertung und Verdauung der KH. Der Speisebrei verbleibt zu lange im Magen und wirkt gärungsaktiv, da die KH mit ihrem Zuckeranteil genauso lange wie Eiweiß, ca. 4 - 5 Stunden, im Magen verweilen. Die Mischung Stärkemehlnahrung (besonders Getreide, Brot, Müsli) plus Milchprodukte (Fett) plus Zucker jeder Art (auch Fruchtzucker im Obst) bringt das eiweißhaltige Getreide schon nach 2 Stunden bei Körpertemperatur im Magen zum Gären; ebenso Kartoffeln (erst recht Süßkartoffeln) mit Eiweißspeisen wie Quark, Käse, Fleisch etc.

Mangel an Magensäure: Wenn die Speisen mit zu viel Säuren angereichert werden (Milchsäure, Zitronensäure, Essig, Konservierungssäuren), wird zunächst die Salzsäureproduktion gemindert und die "Salzsäure-Barriere" abgeschwächt, die dazu dient, daß keine Bakterien, Viren und Pilze in den Dünndarm und in die Blutbahn gelangen. Bei zu wenig Salzsäure kann nicht genügend Eisen aus der Nahrung gelöst werden. Außerdem werden die Magenenzyme nur von der Salzsäure aktiviert, bei zu wenig bleiben diese Enzyme inaktiv und somit kann die Eiweißkost nicht ausreichend vorverdaut werden; es kommt zur sauren Gärung im Magen. Das Zuviel an säuernder Nahrung greift im Darm und Magen die Schleimhäute an, was zu Entzündungen und Geschwüren führen kann.

Die Magensäurebildung und die Verdauung werden ebenfalls durch die widernatürliche Unsitte gehemmt, Eisdrinks und Eisspeisen zu genießen: die Kälte unterbindet die Bildung des Enzyms Pepsin, das für die Proteinverdauung notwendig ist. Die lebenswichtige Salzsäure kann bei einer Magenwandkontraktion infolge Kälte oder Schock nicht gebildet werden, es erfolgt somit keine ausreichende Calcium- und Eisenaufnahme. Auch jeder Streßzustand bewirkt eine Störung der Magensaftproduktion und kann zum Versagen der Bauchspeicheldrüse führen. Eine mangelnde Magensaftproduktion wird nicht durch säurebildende Nahrung ersetzt, sondern mit basen- und enzymreicher Nahrung.

Das saure Aufstoßen nach dem "so gesunden Frühstück" bekundet die Gärung oder Übersäuerung im Magen. Das übliche Continental-Frühstück besteht ausschließlich aus "Säurespendern": dazu zählen alle Brotsorten, Kuchen, Marmeladen, Zucker, Kaffee, Butter, Ei und Schinken, wobei meistens nur noch die Rohmilch eine Basenquelle bildet. Auch alle Fertigmüsli sind säuernd und wirken durch die Zugabe von Zucker jeder Art, Honig, Süßfrüchte und mit Sauermilchprodukten noch stärker säurebildend. Nur angekeimte Getreidekörner wirken durch den Keimprozeß nicht mehr säuernd, im Gegensatz zu allem geschroteten und gemahlenen Trockenkorn und zu gekochten Körnern. Ausnahmen: Buchweizenganzkorn, Hirse und Mais verbleiben auch ungekeimt und gekocht im Basen-Säure-Gleichgewicht.

Faustregel: Jede Getreidenahrung kommt mit Zucker jeder Art zum Gären!

Die Nährstoffauswertung wird vermindert durch Getränke. Auch Suppen zu festen Speisen verwässern die Verdauungssäfte. Die Verdauungszeit wird bei zu vollem Magen um Stunden verlängert (Gefahr der Gärung!). Der Organismus kann nur Verdauungssäfte für ca. 2/3 Magenfüllung produzieren.

Bei Verdauungsbeschwerden verzögern Fette, zusammen mit KH- oder Proteinnahrung gegessen, die Verdauung um zwei und mehr Stunden und sollten bei Verdauungssaftmangel gemieden werden. Ausnahmen: leicht verdauliche Fette wie Avocado, Oliven und -öl, rohes Eigelb, Butter, Joghurt, Mandeln und Kernkeimlinge zu Gemüse, Sprossen und Salaten.

Für die Fettverdauung sollte folgendes beachtet werden: Fette passieren unverdaut den Magen und gelangen in den Zwölffingerdarm. Dort wird ein Hormon (Cholecystokinin) freigesetzt und vom Blut zur Gallenblase befördert. Dieses Hormon bewirkt eine Kontraktion der Gallenblase und damit die Abgabe der Galle in den Zwölffingerdarm. *Säureübermaß, resultierend aus Süßfrüchten, Zucker, Süßspeisen in Kombination mit Fetten, behindert diesen Vorgang, da alle hormonbildenden Drüsentätigkeiten pH-Wert-abhängig sind.* Die Leber als die größte Drüse ist in ihrer Funktion auch davon betroffen, ebenso die Gallenfunktion und der Fettstoffwechsel. Die Gallenflüssigkeit ist notwendig für die Feinstverteilung der Fette. Diese werden dann im Dünndarm mit Hilfe des Pankreasenzyms Lipase in Fettsäuren und Glycerin gespalten und zum größten Teil von den Lymphgefäßen aufgenommen. Ein Übermaß an Fett verschlackt das Lymphsystem (Lymphstau, Ödeme und schmerzhafte Lymphknoten).

Fette verzögern jede KH- und Eiweißverdauung auf 4 - 5 Stunden Verdauungszeit; alle erhitzten Fette, Gebratenes, bes. Ölsardinen bis zu 7 Stunden. Fettreiches Eiweiß am besten mit Salaten, Gemüse, auch grünen Papaya, essen.

Enzyme haben die Aufgabe vorzuverdauen und sind nur in lebendiger, ungekochter Nahrung zu finden. Sie tragen dazu bei, komplexe Nahrungsmoleküle aufzuspalten, die dann von Magen-, Bauchspeicheldrüse- und Gallensäften weiterverarbeitet werden, bis der Speisebrei im Dünndarm restlos verdaut und ausgewertet ist. Zu den wesentlichen Enzymgruppen zählen: *Proteasen und Peptidasen*, sie sind notwendig für den Eiweißabbau; die *Lipasen* für den

Fettabbau und die *Amylasen* für den Kohlehydrateabbau. Eine enzymreiche Kost unterstützt die körpereigene Enzymbildung und aktiviert die Entsorgung der Stoffwechselschlacken und die Immunabwehr.

Enzymarme und ungenügend gekaute Nahrung schädigt die Bauchspeicheldrüse und erschöpft vorzeitig die Magensaft- und Enzymproduktion. Mangels Enzymen kann die Nahrung nicht ausreichend verdaut werden; es entstehen Gärungsprozesse und Blähungen. Überwiegend stammen die körpereigenen Enzyme aus der Bauchspeicheldrüse, dem Magenfundus und dem Dünndarm, die sehr häufig geschädigt sind. Dem medizinisch feststellbaren Enzymmangel wird meistens mit Enzympräparaten begegnet; zusätzlich ist es ratsam, durch die aktiven Enzyme im Gersten- und Weizengras (siehe Herstellung von Keimnahrung) die enzymproduzierenden Organe zu regenerieren und sie mit enzymreicher Keim- und Rohkost zu stärken.

Es reicht nicht aus, hochwertige Eiweiß-, Mineralien- und Vitaminpräparate einer enzymarmen Kost zuzugeben, wenn die nötigen Stoffwechselenzyme fehlen, um diese Nährstoffe auch in die Knochen, Nerven und Organzellen einzuschleusen. Kauen wir jedoch gründlich vor jeder enzymlosen gekochten Speise Rohkostgemüse, Bittersalate oder einige Büschel Gersten- oder Weizengras aus, ist schon viel gewonnen. Als Verdauungshilfe zum schwerverdaulichen Fleisch sollten wengistens einzymreiche frische Kräuter, Knoblauch, Zwiebeln, oder auch rohes Sauerkraut mit verzehrt werden.

Es ist heute überlebenswichtig, die säurebildenden Nahrungsmittel zu kennen und zu reduzieren, um uns vor den vielzähligen Azidoseschäden schützen zu können! Mit Hilfe der Basen-Säure-Lebensmitteltabelle können wir eine ausgewogene Ernährung zusammenstellen. Idealverhältnis: 25 - 30 % Proteine, ca. 60 - 70 % Kohlehydrate, vorrangig frisches Gemüse und Keimgut und weniger Früchte. Die Fruchtsäuren werden im warmen Klima eher basisch verstoffwechselt als in kalten Klimazonen; siehe Nützliche Aufklärung, exotisches Obst.

Warum Trennkost?

Fehlernährung bedeutet gesundheitsschädigende Nahrungsmittel-Kombination und Mißachtung der nötigen Verdauungszeiten.

PROTEINE (Eiweiße) werden nur mit Hilfe von sauren Verdauungssäften verdaut. Alle KOHLEHYDRATE (KH) benötigen dagegen andere Verdauungsabläufe (siehe Wissenswertes über die Verdauung) gemäß den biochemischen Gesetzen nach Dr. Shelton: *Wenn KH und Proteine gleichzeitig in den Magen gelangen, wird die Aktivität der Verdauungssäfte und Enzyme gemindert; das bedeutet mangelnde Nahrungsauswertung und Verdauungsstörungen.*

Dies ist eine Mitursache für Körperübersäuerung, Harnsäuren, Säurekristalle in Muskeln und Gelenken, Verschleimungen im gesamten Lymph- und Zellgewebe sowie Arterienablagerungen!

V E R M E I D E N

1. **PROTEINE und KH-STÄRKEN** zusammen verzehrt neutralisieren die Verdauungssäfte. Der Speisebrei verweilt zu lange im Magen und zersetzt sich durch Gärung; dabei entstehen giftige Gase, Säuren und Fuselalkohole.
2. **PROTEINE mit KH-STÄRKEN u. FETTEN:** Die Verdauung wird um Stunden verzögert! Auswirkungen wie bei Nr. 1, zusätzlich wird die Salzsäure- und Pepsinbildung gestoppt. Beide sind notwendig zur Calciumaufnahme und Proteinverwertung (bei Mangel: Gefahr von Knochen-, Zahnverfall).
3. **PROTEINE mit FETTEN:** Nur eine Fettsorte zu einer Proteinquelle wählen. Mehrere Fett- und Proteinsorten gemischt erschweren die Verdauung und verlängern diese für Stunden (Auswirkungen wie Nr. 1, Eiweißfäulnis!)
4. **PROTEINE mit ZUCKER, HONIG UND SÜSSFRÜCHTEN:** Auswirkung wie bei Nr. 1; zusätzlich entsteht Gärungsalkohol (Gefahr: durch Absinken des Blutzucker- und Gärungsalkoholspiegels kann Unterzucker, Alkohol- und Zuckersucht entstehen; Zucker ist ein Vitamin B- und Calciumräuber!).
5. **PROTEINE oder KH mit SÄUREN:** Essig, Ascorbinsäure und alles in Essig Eingelegte vermindern die eigene Verdauungssaftproduktion, die Bauchspeicheldrüsenfunktion und Enzymwirksamkeit (ersetzen mit baumreifer Zitrone, Molkekonzentrat oder Schafsjoghurt).
6. **KH-STÄRKEMEHLE mit FETTEN:** (z. B. Butterbrot mit Banane); Auswirkungen wie Nr. 1 und 2. Ausnahme: Nuß- u. Kernkeimlinge, Kokosnuß und nicht säuernde N-Fette (siehe Tabelle) können zu Brot, Kartoffeln, Nudeln und nicht zuckerhaltigen Teigwaren gegessen werden (nicht zu Bananen!).
7. **KH-STÄRKEN mit FRÜCHTEN:** (z. B. Müsli mit Trockenfrüchten, Banane) benötigen verschiedene Verdauungssäfte; siehe Auswirkungen vor Nr. 1.
8. **FETTE mit ZUCKER, HONIG oder SÜSSFRÜCHTEN:** Verzögern die Verdauung für Stunden (Gärungsgefahr und Säurebildung!).
9. **FLÜSSIGKEIT zu SPEISEN:** Verwässert die Magensäfte; dadurch wird der Verdauungsprozeß für Stunden verlängert und die Auswertung der Nahrung gemindert. *Alkohol zu Speisen* verursacht immer Gärungen, Auswirkungen siehe Nr. 1; zudem werden die lebensnotwendigen Aminosäuren (Zellbausteine) und B-Vitamine durch Gärungssäuren zerstört.

   Flüssigkeitseinnahme wann? Mindestens eine halbe Stunde vor dem Essen oder zwei Stunden danach. Gemüsesäfte benötigen ca. eine Stunde, bis sie den Magen verlassen haben, Sauermilchgetränke zwei Stunden und Milch 3 - 4 Stunden. Die klaren Getränke, wie Tee, Wasser und Fruchtsäfte ohne Fruchtfleisch sollten eine halbe Stunde vor festen Speisen im Magen sein.

   Kalte Getränke und Gefrorenes verursachen Magenwandkontraktionen, wenn diese nicht mundwarm den Magen erreichen. Die Ausschüttung der notwendigen Verdauungssäfte kann bei einer Kontraktion nicht erfolgen; die Speise geht unausgewertet in Fermentation (Gärungsprozesse) über!

10. **ÜBERMASS an FETT und OEL:** Der durchschnittlicheTagesbedarf liegt bei 2 EL Öl oder 20 - 25 Gramm 90 - 100 % reinem Fett. Alle über 100 Grad erhitzten Fette und Öle führen zu Blutklumpenbildung, die sich erst nach ca. sechs Stunden wieder auflösen. Eine Blockade im gesamten Blutkreislauf und erhöhter Blutdruck sind die Folge. Ferner entstehen durch Fett- und Ölerhitzung teerähnliche Stoffe, die als krebsfördernde Ablagerungen erkannt wurden (Dr. B. Jensen und McDouglas, USA).

11. **ÜBERMASS an PROTEINEN:** Mehr als ca 30 % tierisches Eiweiß der täglichen Nahrung bewirken eine zu starke Säurebildung. Erhöhte Harnsäure und Proteinschleimablagerungen sind übliche Folgeerscheinungen. Das Zuviel an Fleischprotein endet als Säureschlacken in Muskeln und Zellgewebe (Prof. Wendt, Eiweißspeicherkrankheiten; siehe Nützliche Aufklärung).

12. **VERDAUUNGSZEITEN zwischen PROTEIN- und KH - MAHLZEITEN BEACHTEN!** Erst wenn die vorausgegangene Speise völlig verdaut ist, sollte erneut gegessen werden. Proteine benötigen mindestens 4 Stunden Verdauungszeit. KH (Stärken) benötigen 3 Stunden; mit Zugabe von Milchfetten auch 4 Stunden. Ist die vorhergegangene Speise noch nicht verdaut und wird erneut Speise zugeführt, kommt es zu Gärungsprozessen mit Auswirkungen wie Nr. 1, da alter und neuer Speisebrei unterschiedliche Verdauungssäfte benötigen. *Ausnahmen:* 3 Stunden Verdauungszeit für alle angekeimten Nüsse und Kerne, Avocado, Oliven, 100 % Pflanzenöle (Nußöle 4 Std.), Eigelb roh und Naturreis. Dick- oder Sauermilch und Joghurt 2 Stunden, Melonen und grüne wie gelbe Papaya benötigen eine Stunde, wenn diese für sich allein gegessen werden.

Verdauungszeiten beachten ist unumgänglich, sonst geht die beste Trennkost-Speise in Gärung über! Siehe Zeitangaben auf Trennkost-Tabelle.

Früchte und Rohkost sollten spät abends nicht mehr verzehrt werden; sie bleiben über Nacht im Dünndarm liegen und führen meistens zur Gärung; siehe hierzu Therapeutisch wertvolle Hinweise).

Ausnahmen: Nicht süße Äpfel, Beeren und grün- bis gelbgrüne Papaya können zu Getreide (KH) und auch zu Proteinen (PR) verzehrt werden.

Pflanzen-Proteine wie Blütenpollen und Spirulina können mit kohlehydratreichen Früchten (z.B. Bananen) verzehrt werden. Diese beiden basischen Proteine benötigen keine Verdauungsarbeit und gelangen ebenso schnell wie der Fruchtzucker (oder aus KH-Stärken umgewandelte Glukose) in den Blutstrom. Daher kann Spirulina auch mit allen KH-Stärken (Getreide, Karotten, Süßkartoffeln etc), problemlos kombiniert werden. Alle anderen Proteine, die nur mit spezifischen Magensäften verdauen, halten Zucker jeder Art so lange im Magen zurück, bis nach den erforderlichen 3-4 Stunden Verdauungszeit der Speisebrei in Richtung Dünndarm wandert. Meistens wirkt der Zucker schon nach 2 Stunden, mit Protein- oder KH-Stärkemehlspeisen gemischt, gärungsaktiv im Magen.

T R E N N K O S T - KOMBINATION FÜR OPTIMALE NAHRUNGSAUSWERTUNG UND VERDAUUNG

nach Dr. H. M. Shelton und Dr. P. Airola, USA, bearbeitet von Halima Neumann

Lebensmittelgruppen:	PR	=	Protein	ST-KH	=	Kohlehydrate	ST =	Stärkemehle
Reaktion im Körper:	B	=	basisch	S	=	säurebildend	N =	neutral

P R O T E I N E (Eiweiß) Verdauungszeit: 4 Stunden	PR-Gehalt je 100 g	ST-KOHLEHYDRATE (Stärken) Verdauungszeit: 3 Stunden	KH-ST je 100 g	PR
S Bohnen, Erbsen, Linsen	16 - 24 g	S Maismehl u. Trockenkorn	78 g	10 g
S Wildreis (3 Std. Verd.Zeit)	23 g	B Kastanien, Tapioca	96 g	
S Sojabohnen u. -Vollmehl	37 g	B Karotten 10 g als Saft	22 g	
S Tofu-, Sojamilch	8 g	B Rote Bete 13 g als Saft	22 g	
S Lein- u. Sesampulver	20 - 23 g	B Kürbis u. Topinambur	15 - 20 g	
S Kürbiskerne	30 g	N Buchweizen	74 g	16 g
N Mandeln; S sonstige Nüsse	18 - 20 g	S Gerste u. Roggen	73 g	10 g
S Hefeflocken (1 EL = 6 g)	38 g	N Hirse u. Dinkel	86 g	12 g
S Frischei (groß) pro Stück	6 g	S Weizen	72 g	10 g
S Fisch (8 Std. Verdauung)	80 - 85 g	S Vollkornmischbrot, 1 Scheibe	18 g	
N Ziegenrohmilch 1/4l	9 g	S Hafervollkorn, Haferflocken	68 g	14 g
S Ziegenkäse, Schafskäse	35 g	B Kartoffel, Süßkartoffel	30 - 40 g	
B Spirulina-Alge (10 Min. Verd.Zeit)	70 g	S Reis, braun	75 g	8 g

PROTEIN mit KH-STÄRKEN nicht mischen!

F E T T E und Ö L E (mit 4 Stunden Verdauungszeit)

	Fett-Anteil		Fett-Anteil
S Sauerrahm, -butter, Nußöle	70 - 95 %	N Avocado, Süßrahmbutter	20 - 30 %
S Käse, Nußcremes, Eier	30 - 70 %	N Oliven (essigfrei)	30 %
S Sauermilchfette, Quark	3 - 80 %	N 100 % Pflanzenmargarine	40 - 60 %
N Eigelb, roh; Soja-Lecithin	60 - 70 %	N nicht erhitzte Pflanzenöle	90 - 95 %

GUT

LEICHTE KH: GEMÜSE, SALATE, KEIMLINGE (mit wenig Stärkemehlanteil, 3 Std. Verdauungszeit)

B Blatt- und Knollengemüse, alle Frisch-Hülsenfrüchte, alle Keimlinge und Sprossen
B Auberginen, junger Mais, alle Kräuter, Rübensorten, Gurken, grüne Papaya, Kohlsorten, Kürbis
B Artischocken, Knoblauch, Rettiche, Sellerie, Spargel, Schwarzwurzel, Tomaten, Zucchini, Zwiebeln

FRÜCHTE - SAUER 2 Std. Verdauungszeit			FRÜCHTE-MITTELSAUER 2 Std. Verdauungszeit			SÜSS-FRÜCHTE (70-80 % KH-ST) 3 Std. Verdauungszeit		
B	Ananas	Orange	B	Apfel	Aprikose	B	Banane	Datteln
B	Grapefruit	Zitrone	B	Mango	Papaya	B	Feigen	Rosinen
B	Beeren	Pfirsich	B	Birne	Pflaume	B	Trockenfrüchte	
S	Kiwi	Sauerkirsche	B	Kirsche	Traube	S	Honig, Ahornsirup (10 Min.)	

nicht mischen

Kombination Gut: Keimlinge und Sprossen zu PROTEINEN oder zu KH-STÄRKEN. Ausnahme: der zuckerhaltige Weizenkeimling nur mit angekeimten Nüssen oder Kernen, N-Fetten, N-Ölen oder mit allen LEICHTEN KH oder ST-KOHLEHYDRATEN (Getreide, Mais, Karotte etc.) zusammen verzehren.
FRÜCHTE SAUER u. Sauerapfel auch mit Avocado, Nuß- und Kernkeimlingen. Melonen alleine essen!
FETTE mit LEICHTEN KH, Salaten und Gemüse. PROTEIN am besten mit je einer Fettsorte.
KH-STÄRKEN mit leichten KH und N-Fetten/Ölen. PROTEIN mit leichten KH und alle Fette/Öle. MILCH am besten allein! MILCHPRODUKTE (eiweißhaltig) mit leichten KH oder PROTEIN.

Kombination MÄSSIG: Honig mit Sauerfrüchten, am besten mit Tee oder Obstsäften! Honig ist säuernd. PROTEIN und FETTE mit Sauerapfel, gut mit nicht zuckerhaltiger grüner Papaya. ST-KH mit S-FETTE/ÖLE, auch mit Eigelb. GETREIDE mit sauren oder mittelsauren Früchten ohne Milch: wenn Milchfette zu Getreide, dann nur zuckerfreie Früchte oder Gemüse wählen! Milch, Joghurt mit Getreide oder Sesam-Leinsamenpulver, KH-STÄRKEN (Kartoffeln, Mais, Getreide etc) mit neutralen N-FETTEN.

Pro Mahlzeit nur eine Sorte Protein oder ST-KH wählen!

Basen- und Säure-Wirkung von Lebensmitteln

Die meisten schmecken nicht sauer, werden aber sauer verstoffwechselt! 70 - 80 % der Nahrung sollten basisch (+) sein! Je nach Körperübersäuerung können die geringsten Säureanteile in der Nahrung stärker säuernd wirken. Die Werte wurden bei normalem Stoffwechselablauf festgestellt (Dr. Shelton, Dr. Airola). Ein Übermaß an Säuren (-) führt zu täglichen Ablagerungen und Azidoseschäden.

Kohlehydrate = KH basisch	**(+)**
Auberginen	4
Dill, Petersilie	18
Gurke	30
Karotte	10
Kresse	5
Kraut, weiß & rot	4
Kohlrabiknolle	6
Kohlrabi, Blatt & Stengel	18
frische Bohnen	5
frische Erbsen	5
Kürbis,Topinambur	2
Lauch	9
Löwenzahnblatt	20
Mangold	8
Meerrettich	3
Oliven, frisch	35
Paprika	2
Rettich,schwarz	23
Rettich, weiß	5
Rote Bete	11
Blatt & Stengel	25
Salat:Endivien	7
Chiccore, Römer	5
Feld- u. Kopfsalat	1
Spinat, roh	15
Spinat, gekocht	3
Schnittlauch	8
Spargel	2
Pilze, Pastinaken	2
Zwiebel/Knoblauch	2
KH-Stärkemehle	**(+)**
Kartoffel	7
Kartoffelmehl	1
Kastanien	20
Mais, frisch	2
Maismehl	(-) 7
Kakaopulver	(-)10
Carob Johannis-brotmehl	8

PR und KH mit Eiweißanteil basisch	**(+)**
Proteine aus Keimlingen:	
Alfalfa (Luzerne)	30
Bohnen, Erbsen, Linsen	10 - 15
Kerne: Kürbis, Sonnenbl.	15
Kichererbsen KH-haltig	40
Soja-, Mungobohne	15
Mandeln, Erdnüsse	5 - 10
Getreidekörner KH	5 - 10
Keimschrotbrot KH	5
Gersten-, Weizengras	23
Proteine: basisch	**(+)**
Avocado	10
Nuß- u. Kernkeimlinge	5 - 10
Sojabohnen, gekeimt	5
Algen u. Spirulina	20 - 25
Mandeln	2
Im Basen-Säuregleichgewicht:	
Buchweizenganzkorn, Dinkel, Mais u.	
Hirse (auch gekocht)	0
Rohmilch, nicht hitzebehan-delte Sahne,Süßrahmbutter	0
Distel- u. Olivenöl	0
Früchte: basisch	**(+)**
Apfel und Birne	3
Aprikose und Mango	15
Ananas und Banane	5
Brombeeren, Datteln	6
Erdbeeren, Heidelbeeren	2
Feigen, Korinthen	20
Hagebutten, getrocknet	15
Johannisbeeren	1 - 3
Lemonen, Zitronen	1 - 3
Kirschen, Mirabellen	6
Orangen u. Guave	5
Papaya grün und gelb	20
Pflaumen, Pfirsich	5
Trauben, frisch	3 - 6

Proteine (Eiweiß) säurebildend	**(-)**
Alle Fische	15 - 20
Fische, weißfleischig	10
Heringe in Ol	17
Heringe in Essig	20
Fleisch, Geflügel	20 - 25
Fleischextrakt	50
Hühnerei, gekocht	25
Eigelb, gekocht	8
Kochfette, Schmalz	10 - 15
Sauerrahmbutter	4
Schaf- u. Ziegenkäse	5
Hüttenkäse	3 - 5
Frischkäse, hitzebehandelt	10
Quark, fett u. mager	17
Milchsauerprodukte	3 - 6
Schmelzkäse	20
Pflanzenmargarine 100 %	0
Backhefe	50
Sojabohne, gekocht	8
Bohnen weiß	10
Linsen, Erbsen gek.	15
Erd-, Walnüsse	15
Hasel-, Paranüsse	2
Kerne, trocken	5
geröstete Kerne, Nüsse, Sesam	10 - 20
Leinsamen und Sesam frisch	2 - 4
S	
KH mit Eiweißanteil	**(-)**
Buchweizenmehl, Grütze	7
Gerstenmehl, Grütze	20
Haferflocken, abgepackt	10
Haferganzkorn, gekocht	8
Mais, geröstet	5
Reis, weiß	18
Reis, natur PR-Anteil 17%	10
Roggenkorn	11
Roggenkornmehl	16
Weizenkorn	8
Weizenkornmehl	15
Grießbrei, Nudeln	5 - 6

STARKE SÄUREBILDNER: Alle Marmeladen, Zucker, Sirup, Sanddorn und Honig, Süßfrüchte oder genannte "Süßmacher" zu Joghurt, Süßfrüchte und Honig zu Getreide, auch Früchtejoghurt zu Getreidemüsli, alle Sodagetränke, bes. Cola, Cola und Chips, Alkohol, Schwarztee, Kaffee, Schokolade und -getränke, Milcheiscremes, unreife Früchte, bes. unreif geerntete Citrusfrüchte. Alle über 100 Grad C erhitzten Öle und Fette, Gebratenes, Räucher- u. Röstwaren, Weißmehlprodukte, Süßcremespeisen, Kuchen; Hefe, erhitzte Fette u. Öle (auch gebrochene Nüsse, Kerne u. Körner!), fabrikbehandelte Weizenkeime u. Ölsaat sind schnell ranzig, wenn nicht luftdicht und kühl gelagert.

Anhang zur Trennkost - Tabelle - Goldene Richtlinien

Bei geistiger und körperlicher Erschöpfung wird nur flüssige Nahrungszufuhr empfohlen, wie Frucht-, Gemüse-, Frischzellsäfte, Spirulina oder Blütenpollen. Die Umwandlung von Eiweiß aus fester Nahrung in Glukose kostet den Körper immer erhebliche Verdauungsenergien: Proteine ziehen 70 % Energie ab, KH-Stärkemehle 30 % und Obst (leichte KH) nur 10 %. Keine Verdauungsenergie kosten Blütenpollen, Spirulina-Algen, Gersten- und Weizengras.

Verdauungszeiten beachten! *Es ist nun mal ein unumgängliches biochemisches Gesetz, daß Eiweiß oder Fette 4 Stunden und Stärkemehle (KH) 3 Stunden Verdauungszeit benötigen!* Jeder kann sich mit Körperumkehrstellungen (Schulterstand, Pflug) und Blasebalgatmung im Bauch überzeugen, daß der Magen nach zwei oder drei Stunden eben noch nicht leer ist.

Störfaktor Streß meiden! Im Spannungs- und Erschöpfungszustand produziert der Organismus weniger Magensäure. Dieser Selbstschutz signalisiert: bitte keine zusätzliche Verdauungsbelastung, sondern nur flüssige Nahrung wählen!

Eß- anstatt "Schlingkultur": möglichst in harmonischer Umgebung mit erbaulichen Gedanken speisen! Ärger, Lärm, Streß, alle negativen Schwingungen hemmen die Verdauungssaftproduktion. Die Speise liegt somit halbverdaut und schwer im Magen und bildet Gärungssäuren. Nach einer Schlingmahlzeit signalisiert der noch halbvolle Magen mangels Verdauungssäften zu frühzeitig wieder Hungergefühle. Der Mageninhalt geht meistens in Gärung über und bewirkt den Verlust der notwendigen Aminosäuren (Zellbausteine). Geben wir dem vorzeitigen Hungergefühl mit einem Zwischenimbiß auf den noch nicht entleerten Magen nach, führt dies wiederum zur Verdauungsverzögerung und Gärung. Aus diesem Kreislauf können wir uns nur lösen, wenn wir gärungsaktive und säurebildende Nahrungskombinationen meiden und die Verdauungszeiten einhalten.

Überessen ist die Folge von ungenügendem Kauen oder Gärung im Darm oder Magen und endet wiederum mit Gärungssäuren. Der Magen sollte nur zu 2/3 gefüllt werden, um eine gute Nahrungsauswertung und Verdauung zu garantieren. Der Säureüberhang aus der Speise frißt nicht nur die lebenswichtigen Mineralien und Aminosäuren, sondern auch die Basen im Dünndarm auf; dort arbeiten alle notwendigen Verdauungsenzyme nur im basischen Bereich.

Gut gekaut ist halb verdaut! Ausreichende Verdauung und Nahrungsauswertung ist abhängig vom Kauen! Unsere Geschmacksnerven werden nur durch intensives Kauen befriedigt; auch der Sättigungsreflex zu den Gehirnzellen ist kauabhängig! Dies ist ein Grund dafür, daß viele Menschen auf der mentalen Ebene noch hungrig sind, obwohl der Magen auf der Körperebene schon überfüllt ist. *Wir leben nicht von dem was wir essen, sondern von dem was wir verdauen und in Nährstoffe und Energie umwandeln können.* Davon hängt wiederum die Beschaffenheit des Blutes und damit die Erneuerung und Gesunderhaltung der Zellen ab.

Nicht säuernde Köstlichkeiten

mit Buchweizenganzkorn sind blutbildend, nerven-, muskel- und haarstärkend! - Eine aufbauende leichtverdauliche Vollwertnahrung.

Gehirn- und Nervenelixier - eine Vollwert-Frischzellnahrung -

1/2 Tasse Buchweizen, angekeimt
1/2 Tasse Weizenkeimlinge oder 600 IE Vit.-E-Kapseln
40 g Frisch-Sesampulver oder 30 g vorgeweichte Mandeln
1 Sauerapfel gewürfelt, Ingwerwurzel oder Meerrettich
100 mg Vit. C (Sanddornsaft zuckerfrei) oder 1/2 Tasse Alfalfasprossen
1/2 Tasse Selleriesaft

Zuerst Äpfel mit Selleriesaft im Mixer verflüssigen, danach werden die restlichen Zutaten dazugegeben. Genüßlich jeden Schluck gut einspeicheln! Knusprige Beigaben: Buchweizen-, Hirse- und Reiswaffeln oder Chufas-Erdmandelflocken.

Variation "fruchtig": 1/2 Tasse eingeweichte Aprikosen (oder sonstige zuckerfreie Trockenfrüchte) werden mit dem Einweichwasser verflüssigt; anstelle Gemüsesaft Apfel oder Apfelsaft (zuckerfrei) mit obigen Zutaten mixen. Das Elixier kann mit Avocado oder Weizenkeimen in eine Cremespeise verwandelt werden (mit knackigen Beilagen - noch bißfestem Gemüse - gut kauen). Auch ein Genuß mit Hirse (eine weitere wertvolle Gehirn- u. Nervennahrung). Schonend garen: Hirse gut durchspülen, 8 - 12 Stunden einweichen, danach fast zum Siedepunkt bringen, von der Platte nehmen und zugedeckt 10 Minuten ziehen lassen.

Für Schnellgerichte können gegarte Hirse oder gekochtes Amaranthgetreide wie der Buchweizen mit Karottensaft oder Gemüsecocktail zu Cremesuppe verflüssigt werden. Herzhaft würzen mit Soja-Miso, Meerrettich, Zwiebeln und Kräutern.

Buchweizen-Spinat-Creme (basisch)

Wir verflüssigen zuerst im Mixer 100 g rohen Blattspinat mit 1/2 Tasse Wasser oder Karottensaft, danach dazumixen:

1/2 Zwiebel oder Schnittlauch
1 Tasse Buchweizen, angekeimt — Meersalz oder Sojapaste

Kalt oder erwärmt kann die Suppe angedickt werden mit frisch gemahlenem Lein- oder Sesamen (3 - 4 EL 10 Min. quellen lassen). Anstelle von cholesterinsenkendem Samenfett kann gewählt werden: gewürfelter Ziegen- oder Schafsfrischkäse oder ca. 30 angekeimte Mandeln; vor Verzehr blanchieren und schälen.

Obige Zugaben eignen sich zum Mittagsmahl, da sie eine 4stündige Verdauungszeit benötigen. *Für den Abend bevorzugen wir die leichten basischen Fette, die wie die Suppe allein in 3 Stunden verdauen.* Vorschläge dazu: Avocado, angekeimte Mandeln, Olivencreme. Mit Pellkartoffeln lassen sich alle Suppen im Mixer sämig verdicken; Variationen: gegarter Blumenkohl, Fenchel, Grünkohl, Karotten, Kürbis, Petersilienwurzel oder Topinambur zum Andicken wählen.

Buchweizen-Cremesuppe (basisch) - Zutaten pro Portion -

1/2 Tasse Ganzkorn mit doppelter Menge Quellwasser für 8 - 12 Stunden einweichen (ankeimen).
1/2 Tasse Karottensaft, 1/2 Zwiebel, 2 EL Zitronensaft, Prise Meersalz oder 1 EL Misopaste, 1/2 Avocado und Kräuter nach Wahl.

Wir verflüssigen im Elektromixer alle Zutaten, bis auf die Avocado, diese mixen wir zum Schluß dazu. Diese Speise kann ohne Vitamin- u. Mineralverlust bis 60 °C im Wasserbad erwärmt werden. Zum Andicken: 2 - 3 EL Leinsaatpulver 10 Minuten quellen lassen oder kalorienarme grobe Kleie einstreuen.

Weitere nahrhafte Einlagen: Hirseflocken, Linsen- oder Mungobohnensprossen. Für den Abend sind die Sprossen gegart leichter verdaubar. Mit wenig Wasser und Zugabe von Sojasoße oder Prise Meersalz für 3 - 5 Minuten auf kleiner Flamme dünsten.

Buchweizen-Nußmilch - Frischzell-Elixier - basisch

1/2 Tasse Buchweizen und 30 g Mandeln 8 - 12 Stunden einweichen.

Danach Mandeln 3 Sekunden in kochendes Wasser, kalt abschrecken, um die Kerne aus der Haut zu drücken. Alternative: 30 g Sonnenblumen- oder Kürbiskerne (vorher gut durchspülen) separat einweichen. Pro 1/4 l Einweichwasser eine Messerspitze Meersalz oder 3 Tropfen ProSeed-Extrakt zugeben; dies verhindert Keim- und Schimmelpilzbildung. Kerne vor dem Verzehr nicht blanchieren, nur durchspülen. Das Keimgut mit 1/4 l Karotten-, Apfelsaft oder Apfelsud, auch zuckerfreiem Apfelmus, 50 zu 50 verdünnt, im Mixer verflüssigen.

Als Müsli mit Hirse, auch als Flocken, oder mit frischen Weizenkeimlingen anreichern. Anstelle Mandeln kann auch frisches Sesampulver gewählt werden. (40 g Sesam liefern so viel Calcium wie 1/2 l Rohmilch, zusätzlich viel Eisen). Apfel (saure Sorte) dazu reiben und gut kauen! Variante: Buchweizen mit angekeimten Kürbiskernen (nur Sonderzucht ist schimmelpilzfrei) oder mit frischer Kokosnuß zu cremiger Milch verflüssigen.

Als Nußcreme mit Avocado oder Weizenkeimen andicken; eine Delikatesse zu Keimlingen, Rohgemüse, Obst (saure Sorten) und auch als Brotaufstrich.

5-Minuten-Gerichte zum Mitnehmen

Buchweizen-Nuß-Pudding -

Vorarbeit: 1/2 Tasse Buchweizen und 1/4 Tasse Kürbiskerne oder 20 Mandeln durchspülen und mit doppelter Wassermenge über Nacht ankeimen. Das Keimgut (Mandeln enthäuten, s. oben) am Morgen mit 1/2 Tasse Karottensaft im Elektromixer verflüssigen; dazumixen: 1 EL Lecithin, Prise Meersalz oder 1 EL Ingwerpulver, 2 EL frisch gepreßten Zitronensaft, 3 EL Leinsamenpulver zum Schluß einmengen. Die Speise ist bis zu 4 Stunden ungekühlt haltbar. Gut kauen mit Sauerapfel oder bißfestem Gemüse, Fenchel, Sellerie usw.

Alternative ohne Mixer: Buchweizen oder Hirse in Schlagwerkmühle fein mahlen, sofort in Quellwasser (doppelte Menge) einrühren und über Nacht mit den ganzen Nüssen oder enthäuteten Kernen einweichen. Am Morgen das mineralreiche Einweichwasser trinken oder nach Bedarf mundwarm erwärmen, zuckerfreies Apfelmus oder -saft zugeben. Liegt kein starker Pilzbefall vor, können anstelle von Leinsamen Chufas-Erdmandelflocken und Apfelstücke beigemengt werden. Süßen mit Fenchel- oder Carobpulver (Reformhaus); Anis- oder Fenchelkörner in Schlagwerkmühle fein mahlen.

Vollwertkost für die Schnellküche - 5-Minuten-Gemüsesuppe -

1/3 l Gemüsesaftmischung nach Wahl erwärmen (bis 60 Grad)
4 EL Leinsamenpulver einrühren, 10 Minuten quellen lassen, würzen mit Kräutersalz, Zwiebelpulver, Meerrettich oder Cayenne-Pfeffer. *Variation*: 1/2 Tasse Hirseflocken oder grobe Kurkleie, auch Haferkleie, einrühren, 10 Min. quellen lassen; mit 1 EL Lecithin-Granulat, Schafsjoghurt oder Rahm verfeinern.

Für unterwegs: Leinsamen und Sesam (pulverfein gemahlen) in den kalten Gemüsesaft oder Sojamilch mengen, mindestens 10 Minuten quellen lassen; luftdicht bis zum Verzehr verschließen! Karotten, Stangensellerie, Fenchel dazu kauen.

6 Gerichte mit hohem Calcium-, Eisen- und Pantothengehalt.

Vollwert-Nahrung mit 10 Minuten Vorarbeit am Abend und 5 Minuten am Morgen:

Süßkartoffel-Cremesuppe

Vorarbeit abends: 100 g Süßkartoffeln (Bataten) und 100 g Blumenkohl nur 10 Minuten auf schwacher Flamme garen. Die Süßkartoffeln mit Schale in dicke Scheiben geteilt mit Wasser bedeckt als untere Lage in den Topf geben, den Kohl als obere Lage.

Morgens: zuerst wird der Kohl mit dem Sud verflüssigt, dann hinzumixen: Süßkartoffel mit 1/2 Tasse Karotten- oder Tomatensaft, 1 - 2 EL Zitronensaft, 2 EL Olivenöl, Prise Meersalz. Pikant variieren mit Sojasoße und Avocadoschnitten. Einlagen: Alfalfa-, Mungobohnen- und Linsensprossen, Kresse oder Frischkräuter. Die Keimnahrung hält sich auch unterwegs luftdicht und gekühlt und sollte erst zum Verzehr mit Speisen oder Soßen vermischt werden. Ideal auch als Abendessen mit Weizenkleie als Einlage anstelle von Keimlingen.

Blumenkohl-Cremesuppe

200 g Blumenkohl, Broccoli oder Grünkohl mit wenig Wasser und Meersalz für 10 Minuten garen, über Nacht gekühlt aufbewahren. 40 g Sesam pulverfein mahlen, luftdicht und gekühlt aufbewahren (Samenpulver ist im Kühlschrank für einige Tage haltbar). Am Morgen wird das Gemüse mit dem Sud und 1/2 Tasse Karotten- oder Gemüsesaft verflüssigt. Dazumixen: 1 EL Zitronensaft, Meerrettich, Ingwer- oder Zwiebelpulver und 40 g Sesam. Zum Andicken 2 - 3 EL Leinsamenpulver einrühren, oder Keimlinge zugeben. 2 - 3 EL Hefeflocken darüberstreuen. Köstlich als warme oder kalte Cremespeise.

Gut als Abendessen mit Hirse-, Buchweizen- oder Reiswaffeln, auch Buchweizen-Essenzbrot als Beilage; anstelle Sesam abends leichter verdauliche Fette wie Avocado, angekeimte Mandeln, Butter, rohes Eigelb, Joghurt, Oliven oder Olivenöl wählen; Weizenkeime und grobe Weizenkleie für Ballaststoffe zugeben.

Allgemein am Abend basische leichte Fette zu KH-Speisen wie Buchweizen, Dinkel, Hirse, Kartoffeln, gegarten Sprossen, Keimlingen und Gemüse wählen.

Avocado-Creme (basisch)

1/2 Zwiebel zerkleinern, mit 1/8 l Karottensaft oder Gemüsesud im Mixer verflüssigen. Hinzugeben: Frischkräuter und Knoblauch nach Wahl, Prise Meersalz oder 1 TL Miso-Soja-Paste, 2 EL Zitronensaft und 1 Avocado.

Als Paste: eine Pellkartoffel, gegarte Petersilienwurzel oder 1 TL Apfel-Pektin dazumixen. Als Suppe mit Wasser verdünnen, mundwarm aufwärmen.

Einlagen: Alfalfasprossen, Mungobohnenkeimlinge. Die Keimlinge sind abends leichter verdaubar, wenn wir diese für 3 Minuten mit wenig Wasser dünsten; nach Wahl mit Frischkräutern, Knoblauch, Zwiebeln. Eine delikate Beilage zu Cremes, Suppen und Gemüse; nahrhaft auch als Hauptgericht für sich allein.

Kartoffelbrei-Suppe: (ein basisches 5-Minuten Vollwertgericht)

1/2 l Rohmilch oder Demeter-Süßmolke (fettfrei); 200 g Pell- oder Salzkartoffeln; mit der Flüssigkeit sahnig mixen oder von Hand zerdrücken.

Schnittlauch oder Frischkräuter und Prise Meersalz dazugeben. Zwiebel oder Knoblauch nach Wahl. Für Kauanregung und Ballaststoffe, bißfestes Gemüse dazu, oder Weizenkleie einrühren; jeden Bissen 30mal kauen und genießen.

Alternative: anstelle von Milch können die Kartoffeln auch mit Gemüsesaft (Bete-, Karotten-, Sellerie, Fenchelsaft oder -sud) verflüssigt werden. Für Fettzugabe: Avocado, Olivenöl, Rahm oder Süßrahmbutter. Einlage: gegartes Gemüse, Oliven, ggf. Weizenkleie. Dies ergibt eine leichtverdauliche köstliche Vollwertnahrung auch für den Abend.

Garbanzo-Paste Kichererbse (basisch)

Die eisen- und magnesiumreiche Kichererbse ist eine sehr nahrhafte Vollwertnahrung mit 940 mg Magnesium in 100 g, das Muskelbildungs- und Nervenmineral.

Zubereitung a): 1 Tasse Trockenerbsen mit doppelter Wassermenge und 1/4 TL Meersalz für 12 - 16 Stunden einweichen. Danach die Erbsen mit Wasser bedeckt für 30 - 40 Minuten schonend garen.

Zubereitung b): Nach 2 Tagen Keimzeit verdoppelt sich die Menge, auch sind die durch den Keimprozeß aufgeschlossenen Aminosäuren leichter und schneller verwertbar. Das Keimgut ist in 10 Minuten auf kleiner Flamme gar (noch bißfest), in 15 Minuten sehr weich. Auch die gekeimte Erbse sollte immer noch mindestens 10 Minuten gegart werden, da das Enzym Phasin im Rohzustand schädlich ist. Nach dem Abkühlen die Hälfte der Erbsen mit dem Sud im Mixer verflüssigen oder von Hand zerdrücken; dazugeben: 3 EL Tomatenmark und Olivenöl, 1 Zwiebel oder Knoblauch nach Wahl, Meersalz oder Sojasoße. Alle Zutaten cremig mixen und zum Schluß eine Avocado einmengen.

Als Suppe: die Paste mit dem Kochsud zerdrücken, Zwiebeln, Knoblauch oder Frischkräuter und die restlichen Erbsen als Einlage dazu genießen.

Als "Snack" Kokos-Garbanzonuß: die gut abgetropften Erbsen werden in zuckerfreiem Apfelmus oder -dicksaft gerollt und danach mit Kokosnußraspeln bestreut, ein köstlicher Nußersatz!

Als "würzig-pikante Nuß": die noch feuchte Erbse in Butter oder Sesampulver rollen, mit Meersalz oder Demeter-Gemüsebrühpulver überstreuen. Luftdicht im Glas verschlossen und gekühlt halten sich diese Delikatessen für mehrere Tage.

Oliven-Creme (basisch)

100 g Oliven (ohne Essigsäure) entsteinen, Prise Salz, evtl.. Soja-Miso, 2 EL Zitronensaft; 1/2 Zwiebel oder 3 Zehen Knoblauch; 1 Bund Basilikum, Schnittlauch oder Kresse; 1/4 l Karotten- od. Tomatensaft (nicht erhitzt), vorzugsweise frische Tomaten.

Zutaten fein hacken oder im Mixer pürieren; nach Wahl zum Andicken: weiche Avocado oder Pellkartoffeln mit 4 EL Olivenöl zerdrücken und untermengen.

Basisches Fladenbrot aus Keimgut, das "Essenz-Brot"

a) Ähnlich dem traditionellen Essener-Brot kann dieses Brot mit allen angekeimten Körnern (inkl. Buchweizen, ein Knöterichgewächs) hergestellt werden. Alle Getreidekörner sind nach etwa 2 Keimtagen (wiederholt gut durchspülen) leicht verdauungsfähig aufgeschlossen und werden dann durch einen Fleischwolf gedreht (Ausnahme: Buchweizen benötigt 8 - 12 Stunden Ankeimzeit; Rezept auf der folgenden Seite). Wir erhalten den weißen, milchigen Keimsaft, einen äußerst wertvollen Frischzellextrakt, den wir mit Wasser verdünnt sofort als Aufbauelixier trinken können. Die verbleibende knetfähige Teigmasse vermengen wir in einer Schüssel mit Gewürzen nach Wahl, z.B. Ingwer- oder Zwiebelpulver, Prise Meersalz, frisch gemahlenen Anis- oder Fenchelsamen. Der Teig wird auf einem mit Backpapier ausgelegten Backblech flach ausgestrichen. Mit einer Gabel Furchen auf der Oberfläche ziehen, damit das Fladenbrot schneller trocknet. Im vorgewärmten Ofen bei 50 Grad für 6 - 8 Stunden langsam bis zur Knäckebrotkonsistenz backen; im Umluftofen benötigen wir nur ca. 4 Stunden Backzeit.

b) *Alternative*: Herstellung mit dem Elektromixer: Die angekeimten Körner werden mit doppelter Wassermenge im Mixer verflüssigt. Saft aussieben und sofort trinken. Die verbleibenden Faserstoffe, der Keimschrot, werden nochmals mit 1/4 Liter kaltem Wasser befeuchtet. Als Bindemittel geben wir nun 60 g Buchweizenganzkorn hinzu. Die trockenen, nicht gekeimten Körner mahlen wir zu Mehl (auch in Schlagwerkmühle möglich). Das frische Mehl mengen wir in den feuchten Keimschrot ein, würzen nach Wahl und lassen den sämigen Teig für 30 Minuten quellen. Ist der Teig noch zu dünnflüssig, frisch gemahlenen Leinsamen (5 - 6 EL) untermischen. Die starke Quellfähigkeit dieses nußartig schmeckenden Samenkornes bindet den Teig in ca. 10 Minuten. Ist der Teig zu zäh, mehr Flüssigkeit einrühren, bis sich die Masse leicht ausstreichen läßt. Leinsamen reichert das Brot mit Fett, Eiweiß und Vitamin E an, verlängert jedoch die Verdauungszeit von drei auf vier Stunden. Dasselbe gilt für die Zugabe von Lecithinpulver, Nußeiweiß (Mandelmus) oder gemahlenem Sesam. Das Brot nicht über 70 °C backen, ansonsten schaden wir uns mit ranzigen Ölfrüchten (s. Nützliche Aufklärung: Freie Radikale).

c) *Nuß-Schokoladenbrot:* Wir mischen unter den Teig 4 - 6 EL Johannisbrotmehl (Carob, Reformhaus), 2 - 3 EL Lecithin-Pulver und 2 Tassen Kokosnußraspeln (frisch oder von Rapunzel); zum Nachsüßen Anis-, Fenchel-, Vanillepulver oder Zimt untermengen. Köstlich auch mit geriebenen Äpfeln oder Karotten. Das Brot ist im Kühlschrank, luftdicht verpackt, für ca. eine Woche haltbar.

Buchweizen-Fladenbrot, basisch, gut bekömmlich bei Azidose, Candida und Glutenallergien (Zöliakie)

Für zwei Backbleche 250 g ganze Buchweizenkörner einige Minuten benetzen und dann gut mit Leitungswasser durchspülen; mit stillem Quellwasser gerade bedecken, 1/2 TL Meersalz zugeben und für acht bis maximal 10 Stunden zugedeckt bei Raumtemperatur quellen lassen. Nach dieser Ankeimzeit ist das Korn auch ungekocht leicht verdaulich, evtl. verbleibendes Einweichwasser durch ein Sieb abtropfen lassen. Die Körner durch einen Fleischwolf drehen oder im Mixer mit Zugabe von 1/4 l Wasser zu Breikonsistenz zerkleinern. Als Bindemittel eignet sich, falls die Masse zu flüssig ist, frisch gemahlenes Buchweizenmehl aus 50 g ganzen trockenen Körnern (Getreide- oder Schlagwerkmühle); in den Brei einrühren und 1/2 Stunde quellen lassen. Ohne Zugabe von Backtriebmitteln wird der nun fertige Teig wie a) fladenflach ausgestrichen und schonend gedörrt.

Fruchtig: Das Grundrezept können wir mit der Zugabe von 2 geriebenen nicht süßen Äpfeln variieren (mit dem Buchweizenmehl zusammen einmengen), abschmecken mit Ingwer-, Anis-, oder Zimtpulver; für Nußgeschmack: Chufas-Erdmandelflocken (jedoch nicht bei Candida) untermengen. *Würzig:* mit der Zugabe von fein geriebenem Sellerie oder Zwiebeln, abschmecken mit Kräutersalz, Ingwer- und Fenchelpulver (Körner fein mahlen), verfeinern mit 2 - 3 EL Lecithinpulver oder Leinsaatpulver aus 3 - 4 EL ganzem Leinsamen. Bei der Zugabe von Leinsaat als Bindemittel den Teig 10 Minuten quellen lassen, bei Buchweizenmehl als Bindemittel 30 Minuten Quellzeit beachten! Backvorgang wie bei a).

Als Brotaufstriche eignen sich die basische Avocado- oder Oliven-Creme, Bete-Paste, Kräuter-Butter, Mandelmus (ungeröstet, Rapunzel); tolerierbar mit ca 4 % Säureanteil: Tahini oder Sesambutter, Soja-Nußcreme.

Die vielseitige Verwendung von Hafer- und Weizenkeimfaserstoffen

Diese wertvollen, noch vitaminreichen Faserstoffe erhalten wir nach dem Auspressen der verflüssigten Keimlinge. Der dadurch gewonnene Keimsaft wird dem erschöpften Körper sofort als Frischzellnahrung ohne Verdauungsbelastung zugeführt. Die verbleibenden Ballaststoffe benötigen eine 3stündige Verdauungszeit wie alle stärkemehlhaltigen Kohlehydrate (Kartoffeln, Getreide, Mais) und Buchweizen, der mit einem hohen Eiweißanteil (ca. 17 %) auch eine basische Proteinnahrung ist. Die Keimfasern können als Suppeneinlage schonend mit wenig Wasser gegart oder als Grundlage für das Essenz-Brot verarbeitet werden.

Delikate Brotaufstriche und Dips als Vollwertnahrung

Nußmus fruchtig

1/2 Tasse angekeimte Mandeln oder Kürbiskerne mit 0,5 l Apfelsud von drei gekochten Äpfeln im Mixer verflüssigen. Abschmecken nach Wahl mit Frischzitronensaft, Meerrettich oder Cayennepfeffer, verfeinern mit Apfelkompott, Avocado oder Chufas-Erdmandelflocken (Apotheke) oder mit Weizenkeimen.

Rote-Bete-Creme und Oliven- Paste

2-4 EL Betepulver (Schoenenberger, Reformhaus) mit 2-4 EL Olivenöl cremig rühren, für Pastekonsistenz: 1 TL Molkosan oder Frischzitrone dazu mengen. *Olivencreme:* (Grundrezept Seite 85) mit einer Tasse gegarten Kichererbsen und 1/8 l Tomaten- oder Betesaft von Hand oder im Mixer pürieren.

Sesam-Butter

1/2 Tasse Sesam pulverfein mahlen, dann einrühren in 1/8 l Karottensaft oder Sesamöl (auch Distelöl). Für Pastenkonsistenz: 2 EL Leinsamenpulver, nach Wahl 2 EL Lecithinpulver (cholesterinsenkend), etwas Zitronensaft oder Molkosan zugeben; 15 Minuten bei Raumtemperatur quellen lassen. Im Glas luftdicht und gekühlt für mehrere Tage haltbar.

würzig: 80 g Sesampulver mit 1/8 l Karottensaft, 1/4 TL Meerretich, 1 EL Soja-Miso oder Prise Meersalz und Zitronensaft oder Molkosan anrühren.

pikant: mit 3 EL Tomatenmark (von Rapunzel), Knoblauch oder Zwiebeln, 4 EL Distel- oder Olivenöl, nach Wahl mit 2 EL Leinsamenpulver oder Avocado andicken, würzen mit Miso- oder Umboschipflaumen-Paste (Naturkost).

Soja-Nußbutter - mit Erdnußgeschmack - die gesunde Erdnußbutter, minutenschnell selbst hergestellt, ohne schimmelpilzbelastete Erdnüsse!

Zubereitung: 4 EL Hensel-Vollsojamehl (Reformhaus) mit 4 EL Distel-, Kürbiskern-, Sesam- oder Olivenöl glattrühren; je nach Ölwahl dominiert der Erdnußgeschmack. Ist eine streichfähige Paste erwünscht, mehr Sojamehl untermengen. Als extra Nerven- und Gehirnnahrung 1 EL Lecithinpulver einrühren (baut Cholesterin und überschüssiges Fett ab). Größere Portionen sind luftdicht gekühlt aufbewahrbar; bei der Zugabe von Frischkräutern nur eine Woche.

Süße Nußbutter erhalten wir mit der Zugabe von Anis-, Rote Bete-, Fenchel- oder Süßholzpulver. Würzen mit Ingwer oder Zimt.

Pikante Nußbutter: Frisch gepreßter Knoblauch oder Zwiebeln (auch als Pulver), Prise Kräutersalz oder kleingehackte Frischkräuter untermengen. Verfeinern nach Wahl mit Rapunzel-Tomatenmark (unerhitzt) oder Schoenenberger Rote-Betepulver, Gemüsesaftmischungen (ohne Tomatensaft, denn dieser ist nur erhitzt haltbar und entzieht dann wegen der Oxalsäure Calcium), ggf. 1 TL Molkosan, Zitronenfrischsaft oder Umboschipflaumen-Paste.

Für die Schnellküche und für unterwegs: Aqua-Creme-Dip

Schafsjoghurt oder 3 EL Demeter-Molkepulver mit 3 EL Wasser glattrühren, 1 TL Spirulina-Pulver einrühren; Prise Meersalz, Cayenne oder Meerrettich. Zum Schluß Weizenkeime und 1 - 2 TL Lecithinpulver unterziehen. Für Kalorienbewußte: Rahm oder Joghurt durch Molke oder Gemüsesaft ersetzen.

Delikate Spirulina-Pasten - Vollwertkost -

Als Dip oder Aufstrich zu Essenz-Brot, Waffeln, Rohkostgemüse, Salaten, Keimlingen, Sprossen etc.

Grundrezept: 6 EL Weizenkeime (vakuumverpackt) und 1 TL Lecithinpulver mit 1/3 Tasse Karotten-, Betesaft glattrühren; 1 TL Spirulina-Pulver zugeben und würzen nach Wahl.

Für extra Fettzugabe: 1 - 2 EL Sesammus (rohes Tahini ungeröstet) oder 4 EL Olivenöl oder Leinöl und 1 TL Molkosan einrühren.

Köstliche Geschmacksvarianten erhalten wir durch die Wahl verschiedener Flüssigkeiten: Demeter Süßmolke (2 EL mit Weizenkeimen und 1/3 Tasse Wasser anrühren), Sojamilch, Schafsjoghurt, Mandelmilch oder Gemüsesäfte.

Beachten: Spirulina und alle Grünsäfte nicht mit Vitamin C oder Zitronensaft zusammen einnehmen; das wertvolle Chlorophyll wird dadurch teilzerstört.

Vollwert-5-Minuten-Soja-Suppe (im Basen-Säure-Gleichgewicht)

1 EL Soja-Miso-Paste oder 2 EL Demeter-Gemüsebrühpulver in 1/4 l heißem Wasser auflösen, 1/2 Tasse Keimfasern oder 3 - 4 EL Leinsamenpulver einrühren, nach Wahl mit Meerrettich oder Ingwer würzen.

Fett- und Lecithinzugabe: 1/2 Avcocado, rohes Eigelb oder 1 EL Sojalecithin.

Zum Abendessen eignen sich als Einlage die grobe Weizenkleie, auch Weizenkeime oder die glutenfreien Chufas-Erdmandelflocken (Apotheke).

Nuß- und Samenproteine werden erst nach dem Ankeimen (8 - 12 Stunden Quellzeit) zu 100 % ausgewertet, Trockennüsse und -kerne nur zu ca. 30 %. Das Leinsamen- und Sesamkorn (frisch, pulverfein gemahlen) liefert alle notwendigen Aminosäuren, Mineralien, hohen Vit.-E-Gehalt und ungesättigte Fettsäuren (incl. Gamma-Linolensäure, cholesterinsenkend und herzstärkend; Sesam wirkt besonders leberstärkend).

Herstellung von Sauermilch, Frischkäse und Molke aus Schafs- oder Ziegenrohmilch: 1 l Milch im möglichst sterilen Glas (weithalsig) mit 1 EL L(+)milchsäurehaltigem Biojoghurt vermengen. Glas verschlossen bei 21 - 27 °C ca. 12 - 20 Stunden stehen lassen; hat sich Dickmilch gebildet, kühl aufbewahren. Ist Käse oder Molke erwünscht, Glas für weitere 8 - 12 Stunden ruhen lassen. Die obere Schicht kann dann als rahmiger **F**rischkäse abgeschöpft werden. Nach Wahl durch ein Leinentuch oder feines Sieb abtropfen lassen. Die verbleibende Süßmolke ist, wenn separat getrunken, ein gutes Entschlackungsgetränk. Abgestandene, zu saure Molke birgt Schimmelpilz- und Übersäuerungsgefahr! Frischkäse kann luftdicht und gekühlt für ca. 1 - 2 Wochen aufbewahrt werden.

Neigung zu Unverträglichkeit von Keim- und Rohkost

Sie zeigt sich mit Gasbildung und Zwerchfellhochdruck durch den Blähbauch. Ernährungsexperten bestätigen, daß in den ersten Monaten der Umstellung auf Rohgemüse und Obst die aktiven Enzyme und ungewohnten Faserstoffe der Vollwertnahrung die alten verhärteten Darmschlacken wieder aufwirbeln und die Blähungen sich verstärken. *Die sich zur Ruhe gesetzten Schlacken werden solange gärungsaktiv bleiben, bis sie durch gründliche Darmentkrustung mit abschließenden Darmbädern (Colonic-Therapie) den Körper verlassen haben.* Eine weitere Ursache für Blähungen und Gärungen, selbst bei Einhalten von strikter Trennkost, ist die geschädigte oder erlahmte Bauchspeicheldrüse. Mit zunehmendem Alter und infolge gärungsaktiver Nahrungsmixturen (besonders zuviel Kuchen und süße Snacks) reduziert sich die Ausschüttung der Verdauungssäfte und -enzyme in dem Maße, daß z.B. Rohkost nicht mehr ausreichend verdaut werden kann. Kommt nun noch das übliche unzureichende Kauen dazu, verbleiben die zu großen Faserstücke zu lange im Dünndarm und gären. Die Signale sollten wir nicht ignorieren; die Rohkost kann wieder bekömmlich und verdaubar werden, wenn wir vorübergehend zu gegarter Schonkost mit Enzymzugaben greifen und die Verdauungszeiten berücksichtigen. Die Drüsentätigkeit können wir wirkungsvoll mit dem Auskauen von frischem Gersten- oder Weizengras oder frischem Alfalfasprossensaft anregen, 30 ml 15 Minuten vor dem Essen gut einspeicheln und mit 1/8 l Wasser nachtrinken oder verdünnen. Alternativen: frisches Papayakraut zur Kochkost essen, ggf. Papaya- und Ananasenzyme.

Bei Candida und täglichen Blähungen für einige Wochen nur gedünstete Äpfel essen. Als Calcium- und Magnesiumzugabe 2 - 3 EL Metz-Aktivkalk (Reformhaus) im mundwarmen Apfelkompott 5 Minuten quellen lassen. Rohe Äpfel enthalten die wichtige Gehirnnahrung Phosphor, sind heilsam durch Pektin-, Eisen-, Kalium- und Natrongehalt. Eine Apfeldiät entwässert und reinigt das Blut und den Darm. Im 2-Stunden-Takt Äpfel oder Kompott über den Tag verteilt (1 Tag pro Woche) hat sich bei allen Herz- und Gefäßkrankheiten sehr bewährt und manche Nierenentzündung ausgeheilt. Obstverzehr für sich allein liefert dem Zellstaat die nötigen leicht verwertbaren Nährstoffe für Körperenergie und Glukose als Gehirnnahrung. Bei Magen- und Darmentzündungen wirken auch baumreife, weiche Bananen sehr heilend. Die kalium- und magnesiumreichen Früchte sind auch köstlich mit gut gekauten Apfelscheiben, Aprikosen, Birnen, Papaya oder Pflaumen. Weitere Schonkost siehe Darm-Magen-Heildiät. *Obst, außer grüne und gelbe Papaya, ist bei gestörter Stoffwechsellage nicht ratsam.* Über die Zusammenhänge von basischer oder säuernder Wirkung von Früchten siehe Nützliche Aufklärung, Säurestoffwechsel.

Kaubehinderte und Kleinkinder essen die Bananen als Mus alleine oder mit dem vorgeweichten Trockenobst plus Einweichwasser im Mixer verflüssigt. Der Mixer sollte nur sparsam eingesetzt werden, da die natürliche Schwingung zerstört wird. Alles Trockenobst abspülen und dann für mindestens 4 Stunden mit

Wasser bedeckt vorquellen (Feuchtigkeitsrückgabe); andernfalls entzieht es den Schleimhäuten im Darm Feuchtigkeit und leistet der Verstopfung Vorschub.

In jedem kleinsten Raum ist Platz für einen Mixer oder Zauberstab, eine Schlagwerkmühle für Lein- und Sesamen und eine Kochplatte und Tauchsieder, um Buchweizen, Hirse und Suppen zu erwärmen. Menschen in Pflegeheimen können den über Nacht eingeweichten Buchweizen nach meinen Rezeptvorschlägen mixen, ggf. auf der Heizung mundwarm erwärmen. Frische Küchenkräuter als Zugabe sorgen für genügend Geschmacksabwechslung. Abends eignen sich die enzymreiche Schafs- oder Ziegenmilch (leicht verdaulich als Joghurt oder Sauermilch) oder Gemüsesuppen von Demeter; als Eiweißzugaben 10 g Spirulina oder 3-4 EL Edelhefeflocken; für Fett und Lecithin: rohes Eigelb oder Soja-Lecithin. Der beste und gesündeste Kuchen- und Pralinenersatz ist Apfelkompott mit Blütenpollen und Metz-Aktivkalk (10 Minuten im warmen Kompott quellen lassen) oder Apfelstücke und Lecithin-Compact, gut kauen und lutschen.

Als Übergangslösung von den "Brei- und Cremespeisen" zur Frischzellnahrung (Rohkost) sind die Preßsäfte aus Keimlingen und Gemüse leichter verträglich (ohne Verdauungsbelastung und Gärungseffekt). Die verbleibenden Faserstoffe können als separates Mahl schonend gegart werden. Der frisch gemahlene Buchweizen kann schon nach 1/2 Stunde Quellzeit und anschließendem Erhitzen (ständig rühren bis zum Eindicken vor dem Siedepunkt) verzehrt werden. Dieses leichtverdauliche, eisenhaltige Korn hat sich als Heil- und Aufbaukost bei Magen- und Darmleiden sehr bewährt. Köstliche Varianten: Buchweizen mit zuckerfreiem Apfel- und Mandelmus oder mit Avocado und nicht süßen Beeren, Äpfeln, Papaya oder Eden-Muttersäften, s. auch Buchweizenrezepte.

Die Herstellung von Keimnahrung

"Angekeimt" bedeutet: das Getreidekorn, Kerne oder Nüsse werden für acht bis zehn Stunden in doppelter Menge Quellwasser eingeweicht (vorher gut durchspülen, um Staub und Bruchteile zu entfernen). Nach der Einweichzeit das verbleibende Wasser abgießen, Keimgut bis zum Verzehr luftdicht gekühlt aufbewahren oder mit der "Einmachglasmethode" weiterkeimen.

Keimlinge und Sprossen: alle angekeimten Körner, Hülsenfrüchte und Nüsse werden als Keimlinge bezeichnet, bis die Wurzel nach etwa zwei bis drei Tagen die Länge des Keimgutes erreicht hat. Ist die Nährsubstanz des Samens aufgebraucht, zeigen sich bei einsetzender Photosynthese die Keimblätter. Vom Sproß spricht man bei dem mit Keimblättern besetzten Stengel. Dazu zählt besonders Alfalfa, die den höchsten Proteingehalt am 6. - 7. Tag aufweist. Weitere Sprossen: Buchweizengrün, Kresse, Rettich, Senf, Bockshornklee, Sonnenblumen.

Keimlinge von gelben und roten Sojabohnen, Erbsen und Kicherbsen sollten vor dem Verzehr blanchiert werden; sie enthalten gesundheitsschädigende Stoffe (Trypsin-Inhibitoren, hemmen den Eiweißabbau), die nur durch Garen nach dem Ankeimen abgebaut werden. Keimlinge von Mungobohnen, Linsen, Nüssen, Getreidekörnern und Buchweizen können unbedenklich roh verzehrt werden. Dinkel, Hafer und Gerste sind sehr schwierig bis zum 2. Tag ohne zu faulen heranzuziehen, da diese Körner besser mit dem Spelz (Hülle) keimen; ratsam und sicherer ist es, die Keimlinge schon nach dem ersten Tag schonend zu garen.

Bewährte Keimmethode: Keimgut gründlich waschen und über Nacht in weithalsigem Einmachglas mit der zwei- bis dreifachen Menge stillem Wasser vorquellen, dazu pro 0,5 l Wasser 1/3 TL jodiertes Meersalz geben (wirkt Keim- und Schimmelpilzbildung entgegen, versorgt das Keimgut mit Mineralien). Am nächsten Tag mehrmals mit Leitungswasser durchspülen und das Glas mit Gaze oder Gardinentüll und einem Gummiring abschließen, Restwasser abgießen. Mit der Öffnung schräg nach unten in eine Schale stellen, damit das Wasser abtropfen kann und das Keimgut nicht in stehendem Wasser erstickt oder fault. In der Schräglage des Glases soll das Keimgut die Tüllöffnung nicht verstopfen; so bleibt es atmungsaktiv und feucht und kann nicht so schnell austrocknen. Morgens und abends oder mehrmals (besonders bei Wärme und trockener Heizungsluft) gründlich durchspülen. Anfangs mit kleinen Mengen Erfahrungen sammeln.

Dinkel, Hafer, Roggen und Gerste keimen im Dunkeln besser; ab dem 2. Tag ins Licht stellen. Entspelztes Korn keimt schlechter (Spelz: Hülle des Korns). Grüne Sprossen wie Buchweizengrün, Bockshornklee, Gartenkresse und Senf entwickeln sich besser in Keimschalen (Reformhaus, Naturkost). Mit der Einmachglasmethode erzielen wir mit folgenden Sprossen die besten Ernten:

Alfalfa- und Rettichsprossen werden wie Körner angekeimt, jedoch nach dem 3. Tag auf 2 Gläser verteilt, damit die Sprossen sich ausdehnen und weiterwachsen können. Weiterhin mehrmals täglich durchspülen. Sobald die kleinen grünen Blättchen sprießen (ca. 6. Tag), werden die Sprossen in einer großen bis zum Rand mit Wasser gefüllten Schüssel durchgerührt. Die Samenhüllen an der Oberfläche können leicht abgestrichen werden. Sprossen im Salatsieb abtropfen lassen. In luftdicht abschließbaren Behältern bleiben die Sprossen gekühlt bis ca. 6 Tage frisch und bereichern unsere Mahlzeiten als würzige Frischzellkost!

Keimgut aufbewahren: Keimlinge und Sprossen wachsen nicht weiter, wenn wir diese gedrängt (außer Blattsprossen) ohne viel Luft in Gläser verschließen und im Kühlschrank aufbewahren. Bohnen- und Getreidekeimlinge schmecken nußartig, wenn die Wurzeln nicht größer als der Saatkörper gewachsen sind. Ansonsten büßen sie Geschmack und Nährwert ein, da alle Kraft für die Wurzelbildung verbraucht wird. Zu groß geratene Keimlinge verwandeln sich wieder in leicht verdaubare Köstlichkeiten durch 5 - 10 Minuten schonendes Garen mit der Zugabe von wenig Wasser, Sojasoße oder Gewürzsalz.

Wichtig: alle Gläser und Keimschalen nach dem Gebrauch keimfrei säubern, auskochen oder in verdünnter Essigsäure einige Stunden einweichen.

Keimnahrung ist Frischzell-Nahrung!

Alle Keimnahrung läßt sich mühelos mit täglich 2mal 3 Minuten Zeitaufwand in jedem Zimmer züchten. *Wir erhalten eine hochwertige, nicht umweltgiftbelastete*

Frischzellnahrung, die köstlich schmeckt, für jeden erschwinglich ist und dazu zur doppelten bis dreifachen Quantität und Qualität sprießt.

Dinkel, Hafer und Gerste können wie Weizen als Keimnahrung ab dem 2. Tag roh verzehrt werden; jedoch auf Fäulnis und Sprießfähigkeit achten. *Grundsätzlich beachten:* Zeigt nur ein geringer Teil der Körner die weißen Würzelchen oder wachsen die Wurzeln über die Größe des Samenkorns hinaus, wird das Keimgut schwer verdaulich und es ist ratsam, dieses schonend zu garen. Ausnahmen: Sprossen von Alfalfa, Kresse, Bockshornklee, Rettich, Buchweizenblatt und Sonnenblumen erreichen nach 7 - 8 Tagen ihr höchstes Nährstoff- und Enzympotential. Zwei Tage angekeimte Gerste enthält hohe Anteile an Calcium, ebenso die rote und gelbe Sojabohne. Kichererbsen und gelbe Sojabohnen dürfen als Keimling nicht roh verzehrt werden; das giftige Phasein und die Phytinsäure sind durch den Keimprozeß nicht gänzlich abgebaut, werden jedoch inaktiv, wenn wir die Keimlinge 5 - 10 Minuten schonend garen. Von den Hülsenfrüchten können wir nur angekeimte Mungobohnen, rote Sojabohnen (Adzukibohne) und Linsen nach 2 Tagen Keimprozeß unbedenklich roh verzehren. Nach jedem weiteren Keimtag bauen die Bohnenkeimlinge, auch Kern- und Kornkeimlinge, an Nährwerten und Enzymen ab. *Für die Schnellküche:* Dinkel mittelgrob bis fein mahlen, 30 Minuten in kaltem Wasser vorquellen, dann unter Rühren mit mehr Wasser bis zum Eindicken erwärmen; zugedeckt 10 Minuten nachquellen lassen. Ebenso können Buchweizen, Hafer, Hirse und Gerste zubereitet werden.

Nach dem "Ankeimen" (8 bis maximal 12 Stunden) wird das Keimgut abgeseiht; das vitamin- und mineralreiche Einweichwasser kann nur bei Getreide und Buchweizen sofort als wertvoller Basentrunk verwendet werden. Schon nach acht bis zwölf Stunden Einweichzeit entfalten sich wertvolle Vitalstoffe, Vitamine und Enzyme, die als Katalysatoren für den Stoffwechsel unentbehrlich sind. Dabei verbinden sich Mineralstoffe und Spurenelemente zu organischen Komplexen, die besonders gut aufnehmbar sind. Eine Tasse (100 g) Keimlinge enthält nur ca. 20 Kalorien und ist auch eine ideale Vollwertnahrung für Übergewichtige. Durch Keimnahrung erhält der Körper bei halben Portionen von üblicher Nahrung die doppelte Quantität an Nährstoffen. Mit dem knackigen Keimgut wird durch ausreichendes Kauen eine anhaltende Sättigung erreicht.

Angekeimte Getreidekörner sind für Kaubehinderte leichter verdaulich, wenn diese durch einen Fleischwolf gedreht, oder im Elektromixer mit Obst- oder Gemüsesaft verflüssigt werden. Dem verflüssigten Getreide kann als Frischmüsli gemahlener Leinsamen oder Sesamen, angekeimte Mandeln oder Kerne beigemengt werden. Mit Zugaben wie Fenchel, Selleriestangen, Karotten oder Äpfel, ggf. eingeweichtem Trockenobst (keine konzentrierten Süßfrüchte) erhalten wir ein bißfestes Frühstück.

Für Kleinkinder und Gebißgeschädigte können Nüsse und nicht süße Äpfel oder Beeren mit den Körnern zu Creme verflüssigt werden; wenn Leinsamenpulver für Puddingkonsistenz gewünscht, diesen immer zum Schluß zugeben und 10 - 15 Minuten quellen lassen. Pro Biß mindestens 30mal kauen!

Frischzell - Säfte Gerstengrün und Weizengrün

100 g Gersten- oder Weizengras entsprechen dem Nährwertgehalt von 2 Kilo bestem biologischem Gemüse, sie enthalten:

Vit. B1	30x soviel wie in Milch
Vit. C	60x soviel wie Orangen
Vit. E	50x soviel wie in Spinat
Calcium	11x soviel wie in 100 ml Rohmilch
Magnesium	5x soviel wie in Bananen
Eisen	5x soviel wie in Spinat

Der Weizen- oder Gerstengrassaft ist eines der wertvollsten basischen Frischzellelixiere, wirksam gegen alle Zivilisationserkrankungen!

Alles Keimgut kann mit der Zugabe von Wasser, Obst- oder Gemüsesaft im Mixer verflüssigt werden; innerhalb 10 Minuten verzehren, um Enzymverlust zu vermeiden! Die Faserstoffe von Gersten- oder Weizengras sind unverdaubar und müssen immer ausgesiebt werden! Während einer Fastenkur werden die Säfte ohne Faserstoffe eingenommen, damit wir nur Nährstoffe in reiner Flüssigform ohne Verdauungsbelastung erhalten. Die Faserstoffe können ausgekocht und abgeseiht wie Gemüsesud verwendet werden.

Das konzentrierte Stärkemehl wird im Korn während des Keimvorganges in einzigartige Nährstoffe (Malzzucker) umgewandelt und ist somit ein schneller Energiespender. Keimgut ist sogenannte vorverdaute Nahrung. Durch den Keimprozeß werden die Stärken in Maltose-Dextrin umgewandelt, die Proteine in Aminosäuren, die Fette in fettlösliche Stoffe; alles bereits für eine optimale Auswertung und leichte Verdauung aufgeschlossen. *Keimnahrung ist ein wertvolles Geschenk der Natur und ist noch am wenigsten umweltvergiftet!* Wir bestimmen selbst die chemiegiftfreie Qualität von Einweichwasser, Erde und Ernte. Die Broschüre Weizengrassaft, Medizin für ein neues Zeitalter (Verlag Ernährung und Gesundheit) klärt über die vielseitige Anwendung dieser grünen Heilnahrung auf.

Dr. Ann Wigmore behandelt erfolgreich am Hippokrates-Institut in Bosten, USA, seit Jahrzehnten "hoffnungslose Fälle". Nach den Erfahrungsberichten hilft der Grassaft im Rahmen einer Heildiät bei allen Hauterkrankungen, Allergien, Akne, Haarausfall (innerlich und äußerlich angewandt), Nasen- und Stirnhöhlenentzündungen (mit Wasser verdünnt als Spülung), Mund- und Rachenentzündungen (mit verdünntem Saft gurgeln) und ebenso erfolgreich bei Krebs, Tumoren, Geschwüren, Anämie und Leukämie. Bei Brustkrebs wird anstelle von Weizengras der leicht bittere Gerstengrassaft empfohlen, der auch besonders stärkend und entschlackend auf die Gehirnzellen wirkt. Für Wund- und Narbenheilung den unverdünnten Extrakt auftragen, bei Augenentzündung und Sehschwäche als Tropfen einträufeln. Das kurze "Brennen" infolge der antibiotischen Wirkstoffe verflüchtigt sich nach Sekunden bei geschlossenen Augen. Für Blut- und Lymphgefäßreinigung: 4mal 1/8 l Grassaft mit Zugabe von je 1/2 l Quellwasser schwemmen

Giftstoffe und Ablagerungen aus allen Organen aus. Diese Therapie stärkt das Immunsystem, wirkt blutbildend und zellregenerierend und bewirkt einen anhaltenden Verjüngungseffekt im gesamten Körper und besonders auch der Haut.

Tägliches "Weizengraskauen" (100 g) schützt vor radioaktiven Strahlenschäden und neutralisiert Schwermetallgifte. Die Grassaft-Therapie reguliert Blutdruckschwankungen infolge Stoffwechselstörungen und wirkt auch cholesterinsenkend. Ein zu hoher Cholesterinspiegel wird erfahrungsgemäß nach einer Leberentgiftung mit täglich 100 g Weizengraskauen und säurefreier Nahrung behoben. Weizengras reinigt und erweitert die Blutbahnen und somit verringert sich der Blutdruck. Bei Hämorrhoiden und Darmblutungen wirkt ein rektal eingeführtes "Implantat" mit Weizengrassaft oder frischem Aloe-Vera-Gel direkt vom Blatt heilend und lindernd. Bei Darm- oder Magengeschwüren ist der heilende Grassaft Balsam für Körper und Geist, besonders auch durch seine schmerzlindernde Wirkung. Als Hauptnahrungsquelle während dem Heilfasten heilt der Saft alle Entzündungen und chronischen Krankheiten aus.

Wie gewinnen wir Gras - Säfte?

Wir benötigen zwei flache Kästen ca. 20 x 30 cm (Aussaatkästen, sog. Pikierschalen) oder drei runde Blumenuntersetzer (Plastik oder Ton) mit 30 cm Durchmesser. Es ist von Vorteil, wenn die Schalen an der Unterseite durchlöchert sind (bei Plastikmaterial mit heißem Nagel einstechen), damit später überschüssiges Wasser ablaufen kann und die Erde besser durchlüftet ist. Die Schalen mit ca. 5 cm Blumenerde füllen. 200 g Sprießkornweizen oder Gerste wurden bereits zwei Tage im Glas gekeimt, bis die Wurzeln sichtbar sind. Sie werden nun dicht wie ein Teppich auf der Erde ausgebreitet und übersprüht (Wäschesprüher); die Körner sinken von selbst etwas in die Erde ein. Darauf achten, daß die Keimlinge nicht schwimmen. Mit luftdurchlässigem dunklem Tuch oder Strohmatte abdecken, bei Raumtemperatur wachsen lassen. Täglich 1 bis 2mal besprühen, damit die Erde feucht bleibt. Bis die Wurzeln in die Erde hineingewachsen sind, bilden sich in den ersten Tagen feine kleine Härchen (Kapillarwurzeln), die auf den ersten Blick wie Schimmel aussehen. Wir lassen uns nicht beunruhigen und achten nur darauf, daß die Erde nicht zu naß wird. Erst am 4. Tag wird die Saat aufgedeckt und bildet innerhalb der nächsten 2 - 3 Tage bei Tageslicht das wertvolle Chlorophyll (nicht an die pralle Sonne stellen, trocknet sonst aus). Wenn das Gras 7 cm Höhe erreicht hat, wird es bodennah mit einer Schere abgeschnitten. Die gesamte Ernte kann für ca. 5 Tage gekühlt im verschlossenen Glas für den täglichen Verbrauch aufbewahrt werden. Lassen wir das Gras für einige Tage weiterwachsen, bauen sich die Enzyme und Nährwerte ab. Die Trockenkornmenge von 200 g reicht für ca. 5 Tage pro Person. In der Zwischenzeit wächst die Grasnarbe zur zweiten Ernte heran. Der Zweitwuchs ist in der Heilkraft und im Nährstoffgehalt ca. 50 % schwächer. Nach der zweiten Ernte kann die Grasnarbe zur Kompostgewinnung weiterverwendet werden (auch auf dem Balkon in Obstkiste möglich). Bedenken wir rechtzeitig, also nach der ersten Ernte, neue Körner einzuweichen, damit die täglichen Portionen gesichert sind.

Die Grasaufzucht ohne Erde nur mit Wasser ist ebenfalls möglich, allerdings ist dann die zweite Ernte ohne Saft und Kraft. Mit dieser Methode entfällt die Frage, woher wir noch chemiegiftfreie Erde bekommen. Oft werden Trägermaterialien wie Watte oder Vlies verwendet, dabei können sich Bakterien vermehren, die Nitrat zu Nitrit umwandeln. Mit Urgesteinsmehl (Gartenbedarf) oder Schindele's Mineralien (Bezugsquellen) können sehr gute Resultate erzielt werden, wenn diese zum Ankeimen in das Einweichwasser gerührt wurden. Die angekeimten Körner (Wurzeln sind bereits sichtbar) in ein größeres Sieb schütten, nochmals gründlich durchspülen und wie einen dichten Teppich auf dem Boden der Schalen ausbreiten. Die Keimlinge besprühen wir täglich 2 - 3mal (Wäschesprüher); das Wasser reichern wir mit einem chemiegiftfreien Meeresalgengemisch oder Algenmehl an (Pflanzenfachgeschäft). Die Körner werden 4-5Tage dunkel gehalten (Strohmatte, dunkles Tuch oder Karton). Nach ca. 2 Tagen haben sich die Wurzeln verfilzt; nun können wir die Schalen mehrmals täglich schräg unter kaltem Leitungswasser abspülen; auf diese Weise vermeiden wir Schimmelbildung an den Wurzeln. Der Keimling kann jetzt genügend Nährstoffe aus seiner eigenen Substanz ziehen und benötigt keine Düngung mehr. Ab dem 5. Tag wächst das Gras aufgedeckt bei Tageslicht bis zur Schnitthöhe von 7 - 8 cm weiter.

Safteinnahme - wann? - am besten nüchtern oder 1/2 Stunde vor dem Essen

a) Das süße, würzige Gras solange auskauen, bis die Faserstoffe geschmacklos geworden sind. Faserstoffe nicht schlucken (die unverdaubaren Halme können sich in den Darmausbuchtungen verschlingen) Das Kauen aktiviert die Gehirndurchblutung, stärkt das Zahnfleisch und heilt Zahnfleischleiden.

Zwischen dem "Saftauskauen" schluckweise 1/4 - 1/2 l Wasser trinken.

b) Gras durch Spinatwolf oder Weizengrasentsafter (s. Bezugsquellen) drehen, Saft mit 1/4 l Wasser verdünnen. Nicht mehr als 1/8 l Saftextrakt auf einmal trinken. Bei zu hohen Dosen gelangen die gelösten Gift-und Schlackstoffe zu schnell in die Blutbahn, dadurch können Übelkeit und Schwindelgefühle auftreten.

c) 1 Tasse Gras im Elektromixer mit 1/4 l Wasser verflüssigen, dann ausseihen und sofort trinken. Wichtig: Schluck für Schluck gut einspeicheln! Die verbleibenden Faserstoffe wirken als Kompressen (feucht abgedeckt) heilend und regenerierend bei allen Hauterkrankungen und Wunden (Soforthilfe: Gras ankauen und die saftigen Fasern auflegen).

Der Weizengrassaft mit dem besonders reichen Vitamin-E-Gehalt oxidiert bei Sauerstoffeinwirkung in wenigen Minuten und verliert bis zu 50 % Heilwirkung. Luftdicht und gekühlt aufbewahrt, ist der Saft nur für ca. 12 Stunden therapeutisch wertvoll. Daher ist es am besten, das Gras auszukauen! Das stärkt Zähne und Zahnfleisch und stoppt Entzündungen im Hals- und Mundbereich.

Grassäfte sollten immer auf leeren Magen und 50 zu 50 mit Wasser verdünnt eingenommen werden! Für mindestens 20 Minuten keine feste Nahrung essen.

Vitamine und Mineralien

Vitamin A: Nährt Haut und Haare, fördert Aufbau und Wachstum der Knochen, Zellwände und Blutkapillaren, stärkt die Sehkraft, das Immunsystem und die Atmungsorgane, wirkt Nachtblindheit und Freien Radikalen entgegen.

Quellen für Tagesbedarfsdeckung: 1 Milligramm = 10.000 IE ist enthalten in: 100 g Karotten, 100 g Grünkohl (roh oder 150 g gekocht), 150 g Spinat (roh oder 200 g gekocht) oder 10 g Spirulina, 100 g Süßkartoffeln (Bataten), 100 g Trockenaprikosen. Weitere Quellen: Eigelb, Broccoli, Endivien, Löwenzahn, Petersilie, Mais. A- und B-Vitamine werden durch Alkoholkonsum dezimiert!

B_1 = Thiamin: Stimuliert den Haarwuchs und schützt vor Haarausfall und ist eine lebensnotwendige Nerven- und Gehirnnahrung.

B_2 = Riboflavin: Das "Anti-Alterungsvitamin" der Haut! Für gesunde Haare, Haut und Nägel. Fördert den Stoffwechsel und die Sehkraft. Mangelerscheinungen sind Entzündungen im Mundbereich, eingerissene Mundwinkel, Augen- und Kopfhautbrennen, Juckreiz, Ekzeme und Seborrhoe (50 mg Dosis empfohlen).

B_3 = Niacin: Bewirkt eine erhöhte Kopfhaut- und Gehirnzellendurchblutung, wirkt durchblutungsfördernd im gesamten Körper, unterstützt die Magen- und Darmtraktfunktionen.

B_5 = Pantothen: Aktiviert den Stoffwechsel der Hautzellen, fördert Wachstum und Pigmentierung der Haut und Haare. Reichhaltig in allem Keimgut; weitere *Quellen:* 90 mg B_5-Gehalt sind in ca. 250 g Süßkartoffeln, 250 g Blumenkohl und einer halben Tasse trockenen Lima-Bohnen; 60 mg in 250 g Rohkartoffeln oder entsaftet, 50 mg in einer großen Orange, 30 mg in 125 g Grünkohl, Zucchini und in 1/4 l Rohmilch. 10 mg Tagesbedarf sind gedeckt durch 50 g frische Erbsen oder 75 g als Keimgut, 50 g Grünkohl, 100 g Mungobohnenkeimlinge, 100 g Spinat, 50 g Kartoffeln, 50 g Zucchini, 3 EL Hefeflocken und 1/2 Tasse Naturreis.

B_6 = Pyridoxin: Wirkt Nerven- und Hautschäden entgegen, besonders bei Akne und Ekzemen (Dosis: 100 - 300 mg). Notwendig für Vitamin-B_{12}-Aufnahme und Salzsäurebildung. *Mangelerscheinungen:* Haarergrauen und Hautblässe, Darmentzündungen, Migränen, Nierenschäden, Verlust der Muskelkontrolle. *Quellen:* Avocado, Bananen, Hirse, Hefe, Grünkohl, dunkelgrüne Blattgemüse, Lachs, Möhren, Rohmilch, Sojabohnen- u. Weizenkeimlinge, -keime, Eigelb.

B_9 = Folsäure: Schützt vor vorzeitigem Ergrauen und Fehlpigmentierung der Haut; ist notwendig für die Vitamin-B_{12}-Aufnahme. Mangelerscheinungen: Haarergrauen und Haarausfall, graubraune Hautflecken, Fruchtbarkeits- und Libidoverlust, Blutarmut. Quellen: Weizenkeimlinge und Weizenkeime, Weizen- und Gerstengras, Spirulina, dunkelgrüne Blattgemüse, Broccoli, Nüsse.

B_{12} = Cobalamin, das Lebensvitamin, wird für die Bildung der roten Blutkörperchen benötigt. Mangelerscheinungen: Haarverlust, Blutarmut, taube oder steife Glieder bis hin zu Lähmungserscheinungen, Immunsystem- und Konzentrationsschwäche, mentale Verwirrungszustände (s. Kapitel Vitamin-B_{12}-Mangel).

Inosistol (B-Vitamin-Gruppe) schützt vor Haarausfall, stärkt dünnes Haar und ist ein wichtiger Gehirnnährstoff. Es ist in Lecithin-Nahrung und Weizenkeimlingen enthalten. Mangelerscheinungen: Haarausfall, Ekzeme, Verstopfung, Augenbrennen und Augenirritationen. Weitere Inosistol-Quellen: Soja-Lecithin, Flüssighefe, -pulver und -flocken, Frischmais, angekeimte Körner, Mandeln und Buchweizen, Gerste und Hafer; ferner in Ziegen- und Schafsrohmilchprodukten.

Biotin (Vitamin H) wird nur in einer gesunden Darmflora produziert und wirkt Schuppenbildung, Kopf- und Hautekzemen entgegen. *Mangelerscheinungen:* seborrhoeische Hautprobleme, Haarverlust, Infektanfälligkeit, Muskelverhärtung. *Quellen:* Edel- und Oxygen-Flüssighefe, Naturreis, Sojabohnen. Besonders hohe Biotinanteile sind in angekeimtem Hafer, Weizen und Erdnüssen, Schafs- und Ziegenrohmilchprodukten, Fisch und rohem Eigelb oder 3-Minuten-Eiern (nie rohes Eiweiß essen, verkleistert die Leber! Avidin im rohen Eiweiß macht Biotin inaktiv!). Alternative: Hautkurkapseln mit Biotin aus Reformhäusern.

Der Tagesbedarf aller B-Vitamine ist gedeckt mit:

2 EL Hefesaft (Zell-Oxygen), 30 g Edelhefe (Vitacron), 10 g Spirulina-Pulver, entspricht 1 EL oder 20 Tabletten, 100 g Weizen- oder 100 g Mungobohnenkeimlingen oder 100 g Gersten- oder Weizengras.

Dr. Paul Burkholder konnte nachweisen, daß *alle Keimlinge eine optimale Eiweiß- und Frischzellnahrung sowie wertvolle Vitamin-B-Lieferanten sind!*

Durch den Keimprozeß steigen die B-Vitamine erstaunlich an:

Vit. B1	um	100 %	Vit. B5	um	200 %
Vit. B2	um	1.350 %	Vit. B6	um	500 %
Vit. B3	um	500 %	Vit. B9	um	600 %
Biotin	um	50 %	Inosistol	um	100 %

Das wichtige B_{12}-Vitamin ist nicht nur in Fleischnahrung enthalten. Der Tagesbedarf von 1 μg (Mikrogramm) ist gedeckt mit 3 g Spirulina-Alge oder

100 g Alfalfa-Sprossen, 100 g grünen Erbsen- und Linsenkeimlingen
100 g Kichererbsen = Garbanzo (angekeimt und 15 Minuten gegart)
100 g Mungobohnenkeimlingen oder 200 g gekochter Trockenmasse
50 g Frischkäse, 1/2 l Rohmilch, 2 Dreiminuten-Eiern
30 g Fisch, 100 g Gersten- oder Weizengras

In jedem Keimgut wandelt sich der Proteingehalt (Eiweiß) in 100 % leicht verwertbare Aminosäuren um. *Diese gelangen als Zellbausteine schneller in das Blut als jedes tierische Eiweiß und gekochte Nahrung.* Wertvolle Mineralien und Enzyme entwickeln sich erst durch den Keimprozeß; es verbinden sich Spurenelemente und Mineralien zu organischen Komplexen, die zu 100 % resorbiert werden können.

50 g Alfalfa-Keimlinge = 1/2 Tasse = 1000 mg Vitamin C
das entspricht dem Gehalt von 6 Gläsern Orangen-Frischsaft!
600 % ist die Erhöhung von Vitamin C im Weizenkeimling und
300 % ist die Erhöhung von Vit. E in Nuß-, Kern- u. Kornkeimgut.

Vitamin C unterstützt die *Collagen-Bildung im Hautgewebe,* stärkt die Abwehrkräfte, wirkt entgiftend, entzündungshemmend und aktiviert alle Drüsenfunktionen und Heilprozesse. Tagesbedarf 70 - 100 mg, bei Immunsystemschwäche 500 - 1.000 mg in Form von 50 g Alfalfa-Sprossen = 1.000 mg, Acerola-Taler 500 mg, ungesüßtem Sanddornsaft; weitere siehe Bezugsquellen.

Cystein (Aminosäure), Haar- und Nagelwuchstherapeutikum. Natürliche *Quellen:* Alfalfasprossen, Linsenkeimlinge, Blumenkohl, Rosenkohl, Grünkohl, Weißkohl, Karotten, Rote Bete, Zwiebeln, Meerrettich, Äpfel, Ananas, Korinthen, Haselnüsse. Alternative: Gelacet-Pulver oder Aminorheum-Kapseln, s. Bezugsquellen.

Vitamin-P-Komplex, *Bioflavonoide mit Vitamin C und Rutin:* Diese Kombination ist nötig für die Bildung der *Binde- und Stützgewebe,* besonders in *Haaren,* Knorpeln, Knochen, Zahnbein, für *Kapillargefäß-Reparatur* und Elastizität, hilft gegen blaue Flecken, spröde Haut und geplatzte Äderchen. *Quellen:* Buchweizen, Blütenpollen, Aprikosen, Kirschen, Pflaumen, grüne Paprika, besonders das Schalenweiß der Citrusfrüchte. Vitamin C und Bioflavonoide werden beim Kochen zerstört!

Vitamin D reguliert den Calciumgehalt im Blut, *wichtig für Haarwurzelbildung,* Hormonregulierung, Knochen und Zähne, wird mit Hilfe der UV-Strahlen (Sonnenlicht) im Körper gebildet; *Quellen:* Alfalfasprossen, Eigelb flüssig (Freiland), Rohmilch, bes. Schafs- und Ziegenmilch, Süßrahm (nicht erhitzt), Buchweizen- und Sonnenblumensprossen, Mandeln, Sesam, reife Oliven und frische Kokosnuß.

Vitamin E unterstützt die Sauerstoffaufnahme im Blut und verbessert die *Durchblutung bis "unter die Kopfhaut".* Als das "Verjüngungsvitamin" aktiviert es besonders die Hormondrüsenfunktion und Zellregeneration im ganzen Körper. Es wird durch synthetisches Östrogen (Pille) und Chloride im Trinkwasser zerstört. **Vitamin E in Verbindung mit Selen** wirkt als "Freier-Radikal-Fänger", trägt aktiv zur Verminderung von Arteriosklerose bei, beeinflußt positiv den Cholesterinspiegel, stärkt Herz und Kreislauf. *Quellen:* Weizenkeimlinge oder Frischkeimsaft; weiterhin alle angekeimten Kerne und Nüsse, Lein- und Sesampulver, keimfähiger Hafer, kaltgepreßtes Weizenkeim-, Lein- und Sesamöl.

Mineralien und Spurenelemente:

Calcium und Magnesium sind unentbehrlich für Knochen- und Muskelaufbau und für die Funktionen des Nervensystems. Wichtig für gesunde Haarwurzeln, Haarstruktur, Hautfunktionen und Zähne. Ein Calcium-Mangel verursacht außer Knochen-, Knorpel- und Haarschwund empfindliche Störungen der innersekretorischen Drüsen, besonders der Lymphe und der Schilddrüse. *Calciumreiche Nahrung enthält immer Magnesiumanteile, siehe Magnesiumquellen.*

Beste Calciumquellen: Alfalfa, Gersten- und Weizengras, auch als Keimling, angekeimte Mandeln, Sesam, Adzukibohnen, Hirse, Brennessel, Grün- und Weißkohl, Endivie, Kresse, alles dunkelgrüne Blattgemüse, Schafs- und Ziegenrohmilchprodukte; (Kuhmilch s. Kapitel Calciummangel). Milch kochen bedeutet 100%iger Verlust von Calcium, B-Vitaminen und Eiweiß. Bei H-Milch sind alle Werte zu 70 - 90 % zerstört!

Eisen ist notwendig zur Bildung roter Blutkörperchen (Hämoglobin) und auch zur *Erhaltung der Haarfarbe und Hautpigmente.* Mangelerscheinungen: Ergrauen, geschwächtes Immunsystem, fahle Haut und Blutarmut (Anämie). Die Aufnahme von Eisen erfolgt hauptsächlich über den Darm. Verschlackte Darmwände lassen die Eisenresorption nicht mehr ausreichend zu.

Schwarzer Tee und Kaffee hindern beträchtlich die Eisenaufnahme. Bei Mangel wird dieses Mineral effektiver in Flüssigform absorbiert (s. Kapitel Eisenmangel). *Der Tagesbedarf von 12 - 18 mg ist gedeckt mit* 100 g Alfalfasprossen, 100 g angekeimten Kürbiskernen, 100 g Süßkartoffeln, 50 g Weizenkeimlingen, 50 g rohem Spinat, 3 Eigelb oder 10 g Spirulina.

In 100 g Weizenkeimlingen ist ab dem 2. - 3. Keimtag der Eisengehalt auf 25 mg gestiegen, der Vitamin-C-Gehalt auf 600 %. Die Keime gewährleisten die beste Eisenaufnahme, die bekanntlich durch Vitamin C zusätzlich gefördert wird. Kochen zerstört Eisen zu 50 % und Vitamin C zu 100 %.

Kupfer wirkt dem "Ergrauen" entgegen und unterstützt Gehirn und Nerven. Eisenhaltige Nahrung beinhaltet immer Kupfer. Außerdem sind Mandeln, Aprikosen, Pflaumen, Rosinen und dunkelgrüne Blattpflanzen gute Kupferlieferanten.

Kalium erhält das Körpergewicht und Mineralstoffgleichgewicht, stärkt Darmperistaltik und Muskeltonus, ist nierenstärkend, wirkt trockener Haut entgegen. Beste *Quellen:* Alfalfa-, Linsen- und Mungobohnensprossen, frischer Löwenzahn und Spinat, Gersten- und Weizengras, auch als Keimlinge, alle rohen Kohlsorten, grüne Bohnen, Sojabohnen, Fenchel, Avocado, Mandeln, Sesam frisch gemahlen, Spirulina-Algen, Meeresalgen, Kartoffeln nicht über 65 °C erhitzt (besonders Kartoffelschalensud), Rote Bete, dunkelgrünes Blattgemüse, Bananen, Feigen.

Lecithin und **Cholin**, die gemeinsamen "Nervenstärker". Essentiel für Aufbau und Schutz der Nervenenden (Myelinscheiden), regulieren Leber- und Gallenblasenfunktion, bauen überflüßiges Fett und Cholesterin aus Arterien, Leber und Zellen ab, schützen vor Gallensteinbildung und vermindern zu hohen Blutdruck, unentbehrliche Stützen bei Arteriosklerose, wirken der Gefäßbrüchigkeit entgegen.

Cholin ist als Co-Faktor im Lecithin immer enthalten. Ebenso Inosistol; dieses B-Vitamin ist eine wirksame Haar- und Gehirnnahrung! *Glanz und Haarfülle ist lecithin- und inosistolabhängig!* Lecithin-*Quellen:* Soja-Lecithin (Granulat, Pulver oder als Compact-Faszikel); Avocado und rohes Eigelb enthalten ca. 10 % Lecithin; Buchweizensprossen, Sesam, Mandeln, Sonnenblumensprossen, Sojabohnenkeimlinge. Mungobohnenkeimlinge enthalten viel Cholin und wirken daher sehr cholesterinsenkend. Erhitzung über 70 Grad zerstört Lecithin!

Lysin: essentielle Aminosäure, ist unentbehrlich für eine gute Leber- und Gallenfunktion, den Fettmetabolismus, die Regulation der Brustdrüsen, Eierstöcke und Zirbeldrüse und schützt vor Zelldegeneration. Höchstanteile sind in Buchweizen, Mungobohnen, Alfalfasprossen, Amarnthgetreide und Weizenkeimlingen. Lysinhaltig sind Äpfel, Aprikosen, Papaya, Beinwell, Gurken, Löwenzahn, Steckrüben, Petersilie, Spinat, Rote Bete, Sellerieknolle (s. Lysin-Diät).

Mangan ist für die Koordination zwischen Nerven, Gehirn und Muskeln unentbehrlich und zugleich eine wichtige Nerven- und Gehirnnahrung. Hormonfunktionen, Brustdrüsen, Darmflora, Fett- und KH-Stoffwechsel werden durch Mangan aktiviert. *Beste Quellen:* Buchweizen, Linsen- und Weizenkeimlinge, auch Weizenkeime, Nüsse frisch aus der Schale, wenn Trockennuß dann angekeimt, rohes Eigelb, Rote Beteblätter, Löwenzahnblätter, alle dunkelgrünen Blattgemüse, Apfel, Aprikosen, Grapefruit, Orangen.

Magnesium: Wichtig für Muskel- und Knochenbildung im Zusammenwirken mit Calcium. Magnesium ist ein natürlicher Tranquilizer und essentiell für die Herzmuskulatur. Natürliche Calciumnahrung enthält immer ausgewogene Magnesiumanteile. *Beste Quellen:* alle keimfähigen Kerne und Getreidekörner; 450 mg Magnesium in 50 g angekeimten Kichererbsen, 100 g Alfalfasprossen, Gersten- und Weizengras, auch als Keimlinge, 1 l Schafs- oder Ziegenrohmilch, auch als Dickmilch oder Joghurt.

Buchweizen, Hirse, Vollreis, Mandeln, Sesampulver und Sojabohnen liefern pro 100 g ca. 200 mg Magnesium. Hafer, Haselnüsse, Mais, Weizenkleie enthalten ca. 120 mg; 100 g Spinat, Löwenzahn enthalten ca. 600 mg.

Magnesiumreich sind Äpfel, alles Beerenobst, dunkelgrünes Blattgemüse, Broccoli, Endivie, Gurken, Grünkohl, Selleriewurzel und -blätter, Schwarzrettich, Carob (Johannisbrotmehl), Gerste, Erbsen, grüne Bohnen und Grüner Tee.

Jod und Mineralien: Wichtig für gesunde Haarwurzeln und notwendig für die Schilddrüsenhormonbildung Thyroxin, das Energie und Körpergewicht reguliert. *Beste Quellen:* Jodiertes Meersalz, Meeresalgen und Fisch.

Silicium (Bestandteil der Kieselsäure) ist der Kittstoff für Knochen, Haut und Haare. Essentiell für Haarwuchs, gesunde Knochen, Knorpel, Nägel und Zähne; wichtig für Augen- und Gehirnfunktion, Nervenbildung und Calciumaufnahme. *Beste Quellen:* Alfalfasprossen, Brennessel, Rote Bete, Zwiebel, Hafervollkorn angekeimt, Hafersaft, Hirse, Zinnkrauttee. Gute Quellen: Mandeln- und Sonnenblumensprossen, Leinsamen, Äpfel, Topinambur, Trauben, Korinthen; Alternative: Eubiona Kieselsäure-Gel (Naturkostläden).

Schwefel ist das "Schönheitsmineral" für vitale Haare und Haut. Besonders wirksam gegen *Kopfschuppen und brüchiges Haar. Beste Quellen:* Zwiebel, Meerrettich, Radieschen, Grünkohl, Kresse, Sellerie, Stangenbohnen, Mungobohne und Trockenerbsen (gekeimt und auch gekocht).

Zink ist notwendig für die Keimdrüsenfunktion (Hormonbildung), von der Haarwuchs und Haarqualität grundlegend beeinflußt werden! Das Element unterstützt die Wund- und Knochenheilung; Zink wird in allen Getreidekörnern, Kernen und Nüssen erst nach dem Ankeimen (8 - 12 Std.) durch die Enzymbildung aufgeschlossen, um absorbiert werden zu können. *Mangelerscheinungen: Haarverlust, Schuppenbildung,* weiße Flecken unter den Nägeln, Unfruchtbarkeit, Libidoverlust, Stoffwechselstörung in den Bereichen Eiweiß-, Fett- und Kohlehydratverwertung. Vermindertes Zellkörperwachstum und schlechte Wundheilung, Prostatavergrößerung. Zink wird auch für die *Bildung der Speicherform von Insulin* benötigt (wichtig für Diabetiker!). Der Tagesbedarf von 15 mg ist gedeckt durch:

50 g Weizenkeimlingen oder -gras, 60 g angekeimtem Hafer
100 g Erbsen-, Mungobohne- oder Linsenkeimlingen/30 g Trockenkorn
100 g Kürbis- oder Sonnenblumenkern-Keimlingen/40 g Trockenkernen
100 g Haferfrischschrot oder -flocken, 40 g Mandeln, angekeimt
40 g Ziegen- oder Schafsfrischkäse, 500 g Ziegenmilch

Ein Eigelb flüssig liefert 5 mg Zink und Eisen. Flüssighefe, Hefepulver oder Hefeflocken, Zwiebeln und alles dunkelgrünes Blattgemüse sind auch zinkhaltig.

Calciummangel - mögliche Ursachen

Neueste Forschungsergebnisse aus USA berichten über zunehmenden Calciummangel schon bei Kindern und Osteoporose bei Menschen, die jahrzehntelange Milchtrinker sind. Bei der über 60 Grad erhitzten Milch (pasteurisiert) ist das Milch-Calcium nicht mehr organisch gebunden und teilzerstört. Der Körper lagert dieses erhitzte Calcium als "Kalk" an den Arterien und in den Hohlräumen ab, Ursache der sogenannten "Milchgicht". Die Aufnahme von Calcium erfolgt im Magen und Zwölffingerdarm und wird durch Gärungsprozesse (gärungsaktive Nahrung meiden!) erheblich gemindert.

Das durch Erhitzen verfilzte Milcheiweiß führt zu Arterienverschlackung und zu Eiweißspeicherkrankheiten (Prof. L. Wendt). Der hohe Cholesteringehalt der Milchprodukte, besonders von Käse, trägt zur gefährlichen Adernverschlackung bei. Das Milchmärchen, daß homogenisierte und pasteurisierte Milch gesund sind, muß in Frage gestellt werden. Die hitzebehandelten Milch- und Käseprodukte belasten den Körper mit nicht verwertbaren Fett- und Schlackstoffen. So stellten Dr. K. Oster und Dr. D. Ross fest, daß homogenisierte Milch die Substanz Xanthinoxidase (XO) enthält, welche die Arterien verstopft und somit zu hohem Blutdruck führen kann. *Die H-Milch ist wertlos (tote Substanz) und verschleimt stark die Atemwege.* Milchschorf, Neurodermitis und Allergien sind meistens auf den Kuhmilchverzehr zurückzuführen. Das verschleimte Kind mit "rennender Nase" versucht, die nicht verwertbaren Milchschlackstoffe als flüssigen Schleim loszuwerden; nach jahrelangem Kuhmilchverzehr setzt sich dann mit zunehmender Verschlackung der Schleim als zähe Masse im Bindegewebe, den Bronchien und Lungen fest (Asthma-Anfälligkeit).

Es ist ein Trugschluß, ausreichend Calcium und Milcheiweiß aus der Kuhmilch zu erhalten. Das Calcium ist in der rohen Kuhmilch an das Milcheiweiß Kasein gebunden. Ab ca. dem 3. Lebensjahr stellt der menschliche Körper die Produktion der beiden Enzyme Lactase und Lab ein, die notwendig sind, um das Milcheiweiß Kasein spalten zu können. Bei Mangel dieser Enzyme kann auch das Milch-Calcium nicht mehr ausgewertet werden. Nur die Schafs- und Ziegenrohmilch kann vom menschlichen Organismus nach dem Einstellen der Enzymproduktion voll ausgewertet werden, da diese Milch einen 70mal feineren

Aufbau der Globuli aufweist als Kuhmilch und alle zur Eiweiß- und Calciumauswertung notwendigen Enzyme selbst mitliefert. *Es fehlt auch in der Kuhmilch das wichtige Magnesium, das unentbehrlich für eine gesicherte Calciumaufnahme ist.*

Glauben wir noch, daß das Gemisch von Kuhmilch aus teils körperlich geschwächten und erkrankten Tieren (pharmazeutika- und hormonüberladen) die Qualität von Lebensenergie hat, geschweige immunsystemstärkend wirken kann? Bei Kunstlicht entwickelt sich auch nicht das wichtige Vitamin D, das wir aus Milchprodukten und Eiern erhoffen. Die meisten verkauften Milchprodukte in den USA wie auch in Europa sind mit künstlichen Vitaminen angereichert, die der Körper gar nicht aufnehmen kann. Es fehlt der organische Verbund, den uns nur die natürliche, schonend oder unbehandelte Nahrung liefern kann.

Immer wieder taucht das Argument auf, unsere Vorfahren haben seit Generationen Kuhmilch getrunken und waren kerngesund. Dies ist ein Trugschluß. Asthma, Bronchial- und Lungenleiden sind seit Jahrhunderten in Ländern mit hohem Kuhmilchverzehr üblich, jedoch selten in östlichen Ländern. Gicht und Knochenbrüchigkeit wurden als Alterserscheinungen hingenommen. So trank meine Mutter seit ihrer Kindheit täglich 1 l Milch und litt schon als Jugendliche jeden Winter an Mandelabszessen und verschleimten Bronchien. Da sie eine sehr aktive Sportlerin war, sind die täglichen Milchschlacken in den warmen Monaten vom Körper leichter verbrannt und ausgeschieden worden. Unzählige Hochleistungssportler aus Ländern, wo es nach dem Abstillen keine Milchprodukte gab, reagieren schon nach einmaligem Milchprodukteverzehr mit verstopften Nasenkanälen, Schleimauswurf oder mit den bekannten Milchallergien.

Muskelkrämpfe signalisieren meistens einen Magnesium- und Calciummangel. Eine schlechte Calcium-Auswertung ist oft bedingt durch den übermäßigen Verzehr von Pflanzenmargarine und -ölen. Calcium bindet sich an diese Fettsäuren: ein Großteil kann nicht resorbiert werden und wird ausgeschieden. Entscheidend für den Blut-Calciumspiegel sind die Resorption im Dünndarm und eine magnesium- und vitamin-D-reiche Kost (siehe Kapitel Vitamine und Mineralien). Der Einbau von Calcium in die Knochen wird jedoch von einem Übermaß als auch von einem Mangel an Vitamin D behindert. Ein Absinken des Calciumspiegels führt zu Muskelkrämpfen und Lidflattern. Bei einem Blut-Calciumspiegel sollte eine mögliche Schilddrüsenstörung berücksichtigt werden, denn bei Überfunktion wird zuviel Calcitonin (Hormon) ausgeschüttet und somit der Calciumspiegel im Blut gesenkt.

Oxalsäure gefährdet die Calcium- und Magnesiumresorption; besonders in gekochter Nahrung bilden sich unlösliche Calciumsalze, die oxalsauren Kalkablagerungen. Daher meiden: gekochten Mangold, Spinat, Rhabarber, Tomaten und -säfte (weil meistens hitzebehandelt), Tomatenmark und Kakao. Zu Magnesium-Mangel und damit zu verminderter Calciumaufnahme führen auch beständiger Alkoholgenuß und Gärungsalkoholbildung im Darm.

Essig und unreif geerntete Citrusfrüchte möglichst meiden, da diese nicht basisch verstoffwechseln und dem Körper Kalk entziehen, der zum Neutralisieren der Säuren entzogen wird. Essig jeder Art ist eine Säure und ein Hefederivat, bei Candidabefall innerlich meiden! Je nach geschädigter Stoffwechsellage können Essig wie alle Säuren zur Entmineralisierung in Knochen und Gewebe führen. Das Volksmittel Essigwasser mit Honig zur Blutverdünnung überwiegt nicht die Nachteile der Entmineralisierung!

Anstelle unreifer Zitronen lieber Molkosan (Reformhaus), Sauerkraut-, zuckerfreien Sanddorn-, auch schwarzen Johannisbeersaft oder Schafsjoghurt wählen.

Die beim Säugling und Erwachsenen infolge Magnesiummangels auftretenden Tetaniezustände (Verkrampfen der Körpermuskulatur) unterscheiden sich nicht im Erscheinungsbild von denen, die durch Calcium- und Vitamin-D-Mangel entstehen. Eine optimale Magnesiumverwertung hängt von einer gesicherten Calciumversorgung ab. Der Tagesbedarf von 300 mg Magnesium ist gesichert mit 50 g Alfalfasprossen, 60 g Kichererbsen, 1/2 l Schafs- oder Ziegenrohmilch, auch als Joghurt, 150 g wildem oder braunem Vollreis, 200 g Buchweizen, Hirse, Sojabohnen oder Mandeln, 250 g Dinkel, Hafer oder Mais (weitere Magnesiumquellen: Kapitel Vitamine und Mineralien).

Zu den hochwertigen Calcium- und Magnesiumquellen zählen: Gersten- und Weizengras, auch als Keimlinge, Sonnenblumen- und Alfalfasprossen, Grünkohl, Kresse, Löwenzahn, Buchweizen, Hirse, rote Sojabohnen, Schafs- und Ziegenrohmilch. Die wertvolle Orotsäure, hauptsächlich in Schafsmilch enthalten, wirkt den Magnesiummangelerscheinungen entgegen, sie löst Arterienablagerungen und unterstützt die Leberfunktion. Alternative: Orotsäure und Magnesium "Magnerot" von Wörwag.

Magnesiummangel kann zu starker Übererregbarkeit der Muskeln (auch Augenzucken) führen, ebenso zu Hautblutungen, übermäßigem Haarausfall, splitternden und brechenden Nägeln, Oxalat- und Kalkphophatsteinen und Nierenversagen.

Wo bekommen wir nun das lebenswichtige Calcium her?

Die Pflanzennahrung liefert uns das weitaus besser verwertbare organisch gebundene Calcium, das im Verbund mit anderen Mineralien in der "lebenden" Nahrung noch enthalten ist. *An erster Stelle steht das Gersten- oder Weizengras; 50 g saftiges Gras (ca. 7 cm Höhe) enthalten ca. 450 mg Calcium und 200 mg Magnesium, das entspricht dem Gehalt von 1/2 Liter Ziegen- oder Schafsmilch.* 60 g nicht hitzebehandelter Schafs- oder Ziegenkäse liefern ca. 600 mg Calcium. Der Tagesbedarf von 400 mg ist auch mit 40 g frisch gemahlenem pulverfeinem Sesam gewährleistet (ungeschält aus Bio-Anbau). 100 g Mandeln und roher Grünkohl enthalten ca. 250 mg.

100 g Alfalfasprossen liefern ca. 1.200 mg Calcium. *Die Alfalfasprosse ist eine der besten Multivitamin-, Mineral- und Eiweißlieferanten für unseren Zellstaat.* Preiswert und mühelos kann dieses Samenkorn leicht in jedem 1,5-Liter-Glas gezüchtet werden und ab dem 6. Tag unser Calciumlieferant Nr. 1 sein. Für eine 6-Tage-Ration von täglich ca. 50 g Sprossen weichen wir 3 EL Saatgut im Glas mit 1/4 l Quellwasser über Nacht ein (siehe Herstellung von Keimnahrung);

für den Anfang mit kleineren Mengen Erfahrungen sammeln. Das täglich zweimalige Durchspülen und Abtropfen der Sprossen erfordert nur 2 Minuten Arbeitsaufwand. Wenn sich die ersten kleinen Blättchen zeigen, hat sich die Mühe gelohnt. Die Sprossen evtl. auf mehrere Gläser aufteilen, da sie stark verfilzen. Sehr gut ist auch die weitere Aufzucht der noch kleinen Keimlinge auf einem großen flachen Kindersieb und entsprechend großem Untersetzer. Das von der Natur gelieferte Calcium ist mit keinem anorganischen Calciumpräparat vergleichbar, das nur minimal vom Organismus aufgenommen wird und überwiegend wieder als "Kalkablagerung" im Körper endet. Wenn biochemische Calciumpräparate resorbiert werden sollen, dann nur Magnesiumlactat wählen.

Buchweizen-Sesammilch ist eine calciumreiche Vollwertnahrung für das Kleinkind und für Erwachsene: 60 g über Nacht eingeweichtes Korn werden im Elektromixer mit 40 g frischem Sesampulver und 1/4 l Wasser oder Karottensaft verflüssigt. Der hohe Magnesium- und Vitamin-C-Gehalt gewährleistet eine optimale Knochen-, Muskel-, Nerven- und Gehirnnahrung.

Buchweizen-Mandelmilch können wir in gleicher Weise herstellen, wobei wir für denselben Calciumgehalt ca. 80 g angekeimte Mandeln benötigen. Diese sollten nach dem Einweichen nur enthäutet mit dem Buchweizen und 1/4 l Karotten-, Selleriesaft oder Apfelsud verflüssigt werden. Köstlich munden Buchweizen, Nüsse oder Samen mit Apfelkompott, Apfelsud oder frischem nicht süßem Apfel; Zutaten cremig mixen, ggf. mit Wasser strecken. Beide Mixturen sind eine gut verträgliche Aufbaukost, eine Kraftnahrung für Erwachsene und Kinder; als Flaschennahrung nach dem Abstillen durchsieben, ggf. verdünnen.

Eine Alternativ-Aufbaukost sind auch die zuckerfreie Soja-Milch und Sojaspeisen: 100 g gelbe Sojabohnen für 12 Stunden angekeimt und 3 Stunden langsam weichgekocht liefern ca. 230 mg Calcium und Magnesium. Die Bohne enthält sehr viel Kalium; sie ist durch den hohen Phosphoranteil, ca. 500 mg, eine gute Knochen- und Gehirnnahrung. *Die Calciumwerte verdoppeln sich bei der roten Sojabohne (Adukibohne) nach dem 3. Keimtag.* Diese Bohnensprosse, eine wertvolle Heilnahrung bei Milz- und Nierenschäden, sollte vor dem Verzehr noch schonend gegart werden (s. Keimnahrung). Die weichgegarten gelben Sojabohnen können wie der Buchweizen zu Sojamilchcreme mit Karottensaft verflüssigt werden; köstlich auch mit Demeter-Süßmolkepulver und Wasser.

Schafs- oder Ziegenrohmilch ist sehr calciumreich: 1/2 Liter liefert 400 bis 450 mg voll verwertbares Calcium (bei Erhitzung über 60 °C wird das Calcium teilzerstört), eine ideale Aufbaunahrung für Kinder und Genesende. Die Rohmilch enthält komplettes Eiweiß mit allen essentiellen Aminosäuren, Mineralien und Vitaminen (für Vitamin C und Chlorphyll können 3 g Spirulina zugefügt werden).

Calcium-Mangel in und nach den Wechseljahren. Eine ausreichende Calciumaufnahme ist auch von der Östrogenproduktion abhängig und diese wird von verschiedenen Faktoren beeinflußt. Die Hormonbildung wird z. B. auf natürliche Weise mit dem Fruchtbarkeitsvitamin E aus dem Weizenkeimling (konzentriert auch im Weizengrassaft) aktiviert. Alternative: Weizenkeimöl oder Vitamin E-Kapseln (kein Acetat!), z.B. Spondyvit Vitamin E 400 mg.

Das Spurenelement Bor, enthalten in La-Pacho-Tee, hat einen beachtlichen Einfluß auf die Hormonbildung und den davon abhängigen Calcium- und Magnesiumhaushalt. Bormangel ist ebenso wie Selenmangel auf die Überdüngung der Felder, vor allem mit Phosphaten, zurückzuführen. In Jamaica leiden infolge der Zuckerrohrdüngung ca. 70 % der über 50jährigen an Arthritis. Phosphat ist ein Gegenspieler von Calcium und wird in Unmengen mit Cola, Bier, Kaffee, Soft-Drinks, Ketchup, Schmelzkäse, folienverpackten Brot- und Backwaren, Wurst und Räucherwaren, Fertiggerichten, Schokonußcremes und kommerzieller Erdnußbutter verkonsumiert. Diese "Calciumräuber" unbedingt meiden!

Arthrose: schneller als der Knorpelaufbau gehen Abnützung und Verschleiß des Knorpels voran (verstärkt durch Übergewicht), da es dem Körper meistens an Aufbausubstanzen und der nötigen Bewegung und Entlastung der Wirbel fehlt. Dies führt zu einer Schädigung der Scheiben und Gelenke. Eine Arthrose tritt selten allein auf: der Kalksalzmangel in den Knochen formt das oft mitbegleitende Krankheitsbild Osteoporose. Bei fast allen Knochenkrankheiten sollten die gestörte Proteinsynthese und der Mangel an auswertbaren hochwertigen Proteinen, Mineralien, Enzymen und Vitaminen als Hauptursache abgeklärt werden. Der Körper kann aus hochwertigen Proteinen (Meeresfrüchten, Pflanzeneiweiß) und Calciumphosphatverbindungen (in pflanzlichen Calciumträgern) Schmiermittel und Knochenmatrix bilden. Daher ist eine naturbelassene calcium- und phosphorreiche Ernährung ratsam, wobei das Verhältnis zueinander ausgewogen und der Gehalt an Phosphor den des Calciums nicht übersteigen sollte. Die isolierten, oft künstlichen Phosphate - reichlich in denaturierter Nahrung - sind, wie bekannt, mehr schädigend als dienlich. Dr. Ana Bergasa (Kampf der Arthrose, Ernsthaler Vlg.) konnte beweisen, daß magnesiumreiche Nahrung, die immer auch Calcium enthält, notwendig ist, damit eine Proteinsynthese stattfinden kann, wichtig für die Kollagenbildung. Ebenso erwiesen ist der Bedarf an Vitamin C für die Entwicklung des Kollagens, das in den Knorpeln und der Knochenmatrix am meisten vorkommt. Die Regeneration der Knochen, Gelenke und Knorpel ist abhängig von der Proteinauswertung (häufig gestört durch Gärungen im Dünndarm und Magen, Pilzinfektionen, schwache Bauchspeicheldrüse), von der Aufnahme von Calcium, Magnesium und Vitamin C; siehe hierzu Vitamine und Mineralien: Calcium- und Magnesiumquellen. Reich an Phosphor- und Calciumverbindungen sind alle Frischkäse, Rohmilch, besonders Schafs- und Ziegenmilchprodukte, Mandeln, Fische, Meeresfrüchte, Eigelb, Weizenkeime, Gersten- und Weizengrassaft, Pinienkerne, Hülsenfrüchte, Sellerieknolle.

Bedenklich ist die Tatsache, daß die für Knochen- und Knorpelaufbau als gesund geltende Gelatine aus antibiotika- und hormonüberladenen Schlachtabfällen hergestellt wird (Dr. E. Kessler, Vita Sana 1/93). Ohne spezifische Bewegungsübungen, am besten unter Anleitung eines Therapeuten, kann der Körper keine Gelenkschmiere bilden, selbst wenn wir die kostspieligsten, vielversprechensten Lachs- und Meeresmuschelextrakte etc. anwenden würden. Muschel- und Haifischknorpelpulver (s. Bezugsquellen) sind jedenfalls sinnvoller und wirksamer als Gelatine. Die eiweißhaltige Beinwellwurzel (Compfrey) - als "Kitter der Knochen" bekannt - ist ein sehr gutes pflanzliches Regenerationsmittel für Gelenkschmiere, Knorpel und Knochen.

Die Kollagenbildung hängt auch von vitamin-C-reicher Kost ab, hervorragende Quellen: Alfalfasprossen, Acerola-Kirsche, grüne Paprika und Sanddorn. Ebenso wichtig für den Kollagenaufbau ist die Aminosäure Lysin, nicht nur in Fleisch und Fisch zu finden, sondern auch reichhaltig in der Beinwellwurzel und im Buchweizen (17 % Eiweiß). Alle anderen Getreide- und Körnersorten haben für die Knorpel- und Knochenregeneration viel zu wenig Eiweißgehalt. Die Aminosäure Tryptophan ist für die Gewebebildung ebenfalls nötig, reichlich enthalten in Avocado, Bananen, Nüssen, Rohmilch- und Schafs-, Ziegenmilchprodukten, Fisch, Eigelb. Mangel an Calcium, Magnesium und Tryptophan verursacht Stoffwechselstörungen (Blutzuckerregulation, Schilddrüsenüberfunktion) und damit bedingte Schlafstörungen. Als Alternative für Vegetarier sind drei aufeinander abgestimmte Nahrungsergänzungsmittel verfügbar: 1. Aminorheum (Kollagen, Tryptophan und Cystein); die Aminosäure Cystein ist unerläßlich für gesundes Stütz- und Bindegewebe in Knochen, Haut und Haaren; 2. Neura-mag (Magnesium-Orotat und Vitamin-B-Komplex); 3. Cebiflar (Bioflavonoide und Vit. C). Alle Produkte sind nur auf telefonische Anfrage erhältlich: See Apotheke, Tel. 06202-65533.

Osteoporose macht sich oft schon vor den Wechseljahren mit Rückenschmerzen, Rundrücken und vorgeschobenem Bauch bemerkbar (besonders bei Frauen mit jahrelangem Östrogenmangel). Diese Alarmzeichen sollten uns zum Früherkennungstest (Knochendichte messen) veranlassen und entsprechende ärztliche Hilfe zu Rate ziehen. Grundsätzlich ist Osteoporose eine ernährungsbedingte Calciumverwertungskrankheit (Dr. H. G. Schmidt). Dabei spielt die Versorgung mit verwertbarem, organisch gebundenem Calcium aus dunkelgrünem Gemüse (Grünkohl, Broccoli, Löwenzahn, Spinat etc.) eine wichtigere Rolle als aus Kuhmilchprodukten. Trotz steigendem Milchkonsum leiden ca. 60 % der älteren Bürger am Schwinden der Knochen- und Knorpelmasse. Die Knochenerweichung schritt selbst bei denen fort, die 2000 mg Calcium in Form von Kuhmilchprodukten und Tabletten zu sich nahmen (neueste Forschungsergebnisse Mayo Klinik, USA).

Die juvenile Osteoporose, immer häufiger bei jungen Frauen diagnostiziert, ist durch einen langjährigen Mangel an Calcium, Magnesium, Gerüstsubstanzen (besonders Kollagen) und Hormonen verursacht. Der regelmäßige Mißbrauch von Abführmitteln und Radikal-Diäten tragen zur Ausschwemmung der wichtigen Knochenmineralien und Elektrolyten bei, bevor diese vom Blut aufgenommen werden können. Bei zunehmender Übersäuerung wird die Nebennierenrindenfunktion geschädigt (pH-Wert-abhängig). Diese ist mitverantwortlich, daß der von Östrogenen und Mineralocorticoiden abhängige Einbau von Mineralstoffen in den Knochen erfolgen kann. Sobald der Hormonspiegel sinkt, wird Osteoporose begünstigt. Bei chronischem Östrogenmangel ist es ratsam, nach einem Hormonspiegeltest durch den Arzt eine gezielte, vorzugsweise homöopathische Therapie zu wählen. *Natür-*

liche Abhilfen: bei Hitzewallungen und Schweißausbrüchen täglich drei Tassen Salbeitee mit gleichen Teilen Frauenmantel und Zinnkraut. Stimulierend auf die Nebennieren und Hormonproduktion wirken: Alfalfasprossen, Weizengrassaft und -keime, die Beeren einer Zwergpalme (Saw Palmetto), Gelée Royale (Weiselfuttersaft der Bienenkönigin) und wilde Orangenblüten als Tee.

Bei reichlicher tierischer Eiweißkost (Fleisch etc) kommt es zu einer starken Zunahme von sauren Stoffwechselprodukten (Purine, Harnsäuren, s. Nützliche Aufklärung); das bedeutet eine lebenslange Belastung der Pufferkapazität basischer Salze auf Kosten der Knochen. Genußgifte sind ebenfalls Calciumräuber; Alkohol (auch Fusel aus der Gärung im Darm) verhindert die Vitamin-D-Aufnahme. Für seinen Abbau erfordert Alkohol neben Zink sehr viel Parathormon, das zusammen mit Vitamin D und Calcitonin (Schilddrüsenhormon) die Aufnahme von Calcium steuert. Alkohol jeder Art behindert die Eiweißsynthese, bei der die elastische Substanz für die Knochen gebildet wird. Auch alle Kokaogetränke, Schokoladen, wie auch gekochter Spinat und Rhabarber entziehen durch ihren hohen Oxalsäuregehalt Calcium aus den Knochen. Zuviel phosphathaltige Nahrung entzieht ebenso Calcium (besonders Backmischungen, Colagetränke, Kondensmilch, Speiseeis, Schmelzkäse, Fertigpudding, -soßen, -cremes, Fischkonserven, Fertiggerichte. Nicht zu vergessen ist der "Calciumdieb" Kaffee (Nützliche Aufklärung).

Die Sucht nach "süßen Desserts" und "Snacks" mästet die Candida-Pilze. Die daraus resultierende Dysbiose (geschädigte Darmflora) ermöglicht keine ausreichende Calciumresorption in das Blut. Im Dickdarm wird der Speisebrei verdichtet, Wasser und restliches Calcium entzogen, vorausgesetzt, die Darmschleimhaut ist gesund und mit bestimmten Bakterien (u.a. Lactobazillus) besiedelt. Leider sind jedoch bei ca. 90 % aller Bewohner von Industriestaaten durch Pilzbefall, Entzündungen und Verschlackung die Darmschleimhäute geschädigt; kein Wunder, daß Osteoperose zu den Volkskrankheiten zählt.

Abhilfe und Vorbeugung: für die Funktion des Kalkstoffwechsels ist Magnesium lebensnotwendig, um der Entkalkung als auch der Verkalkung entgegenzuwirken. Naturbelassene, calciumreiche Nahrung enthält immer ausgewogene Magnesiumanteile, um die optimale Calciumaufnahme zu sichern, s. Vitamine: Calcium- und Magnesiumquellen.

Gerüstbildende Substanzen anstelle von Gelatine sind notwendig, wie Agar-Agar (Algenpulver, Reformhaus), Fische, Meeresmuschel- oder Haifischknorpelpulver, letzteres wird wirksam eingesetzt bei allen rheumatischen Erkrankungen, auch Arthrose; es festigt die Knochen und fördert den Aufbau der Muskelmasse (s. Bezugsquellen). Weiterhin wirken gerüstbildend der eiweißreiche Sesam, rote Sojabohnen (Adzukibohne), Schafs- und Ziegenmilchprodukte, Vollsojamehl.

Silicium sorgt für Elastizität in Knochen und Gewebe, reichhaltig in Kieselerde und Hirse; für weitere Siliciumquellen siehe Kapitel Vitamine und Mineralien.

Mangan fördert die Knochenbildung, sehr reichlich enthalten in Buchweizen; ausreichend für den normalen Tagesbedarf: Mandeln, Naturreis, Hafer, Sesam.

Fluor ist für die Festigung des Skeletts unerläßlich. Da wegen ausgelaugter Böden zuwenig Flour in die Nahrung gelangt, greift man vielerorts zur umstrittenen Fluoridierung. Unbedenklich ist jedoch die organische Flouraufnahme mit Fisch, Meeresfrüchten, Meerwasser und Nüssen.

Wassertherapie: Schwimmen in warmem Meerwasser über 26° ist eine sehr heilsame Therapie für Osteoporosepatienten; jedoch keine Überhitzungs- oder Kaltwassertherapien! Kalte Saunagüsse sind für geschädigte Knochen ein Schock und erhöhen die Brüchigkeit. Bei Nervenentzündungen nicht mit Wärme, sondern mit Kälte behandeln.

Die Magnetfeldtherapie weist erstaunliche Resultate auf: Dr. Collatz in Werne fand nach jeweils 15 Behandlungen mit der Magnetkissen-Therapie 30 %igen Knochenzuwachs an Osteoporosekranken. Behandlungen sind ambulant oder in Kliniken möglich, ggf. durch den Arzt Antrag auf Leihgerät stellen.

Weitere Faktoren: Beckenschiefstand sollte unbedingt abgeklärt und mit entsprechenden Bewegungsübungen korrigiert werden. Adressen für Schiefheitstest und Behandlung siehe Anhang. Ratsam: Standort von Baubiologen oder seriösem Rutengänger auf Strahlenbelastung austeten lassen!

Was hat Cholesterin mit Östrogenmangel und Calciumdefizit zu tun?

Als Grundstoff wird Cholesterin für die Bildung der Geschlechtshorme und für das den Wasserhaushalt regulierende Hormon Aldosteron benötigt. Die Nebennieren und die Fortpflanzungsorgane sind bei einer "gesunden Cholesterinversorgung" in der Lage, besonders viele LDL-Rezeptoren auszubilden, um den Hormonbaustein Cholesterin in stets ausreichender Menge verfügbar zu halten. Nun gibt es Menschen, bei denen diese LDL-Rezeptoren nicht in ausreichender Menge gebildet werden und somit steigt das LDL-Cholesterin im Blut extrem an, denn mangels Rezeptoren wird das Cholesterin aus der Nahrung nicht aufgenommen und verbraucht. Hier liegt meistens die Ursache von zu hohem Cholesterinspiegel trotz cholesterinarmer Nahrung. Diese Fälle gehören in die Hände eines erfahrenen Facharztes. LDL (low density Lipoprotein mit geringer Dichte) ist angeblich das schädliche gefäßverklebende Cholesterin, HDL das wertvolle gefäßschützende high density Lipoprotein. Bei der Messung des Cholesterinspiegels kommt es auf die Werteaufteilung an: höhere HDL-Werte sind positiv zu werten, der HDL-Wert sollte mindestens 1/5 der LDL-Werte betragen. Ernährungsmäßig kann besonders mit natürlichen Mitteln der Cholesterinspiegel (zuviel LDL) gesenkt werden, wie mit der Apfeldiät nach Dr. Keys (1 Tag pro Woche im 2-Stunden-Takt nur Äpfel, roh und auch als Kompott), Mistel, Omega-3-Fettsäuren aus Fischöl (verbessern die Fließeigenschaft des Blutes, wirken Arteriosklerose entgegen), Leinsaat- oder Leinöl, Sojalecithin, Gersten- oder Weizengras und dem hohen Cholingehalt aus der angekeimten Mungobohne.

Cholesterin ist eine lebenswichtige fettähnliche Substanz! Es ist das Ausgangsmaterial für die Synthese von Steroiden, z.B. Cortison, das wichtigste Notfallhormon des Körpers. Der Körper braucht Cholesterin als Baumaterial für die Zellabdichtung, es erhöht dadurch die Widerstands- und Abwehrkraft der Zellwände. Es dient als Rohstoff für die Gallensäuren und die Schutzhüllen der Nerven, sorgt für ein kräftiges Nervenkostüm und gute Gehirnfunktion. Es ist der Grundstoff, aus dem der Organismus mit Hilfe des Sonnenlichtes Vitamin D selbst herstellen kann und somit eine optimale Calciumauswertung ermöglicht. Cholesterinhaltige Nahrung ist von Natur aus auch ein Vitamin-D-Träger, wie Eigelb, Butter, Milchprodukte; vorausgesetzt, die Tiere haben je das Tageslicht gesehen. Eindeutig können wir erkennen, daß diese Cholesterinquellen in Maßen für uns nützlich sind, da sie ebenso Calcium und Vitamin D in sich vereinen.

Cholesterin - Gefahr für die Gefäße und das Herz?

Das Problem: wir nehmen heute mehr LDL-cholesterinhaltige Fette zu uns als der Körper verarbeiten und verbrauchen kann. Vor allem Wurst und Fettaufstriche, Innereien, Käse, Eier, Mayonnaise, Sahne, Butter, Schmalz, Pasteten, Geflügelfett. Bei dem ständigen Überangebot schließen die Gewebezellen ihre "Schleusen" - der Arzt diagnostiziert einen zu hohen Cholesterinspiegel. Übergewicht, Streß, Rauchen und Bewegungsmangel treiben die Werte zusätzlich in die Höhe. Der schlechte Ruf des Cholesterins geht auf seine Rolle als Risikofaktor im Zusammenhang mit Arteriosklerose und Herzinfarkt zurück. Der primäre Faktor bei der Arterioskleroseentstehung ist keineswegs das Cholesterin, sondern Gefäßschäden, die durch Säureablagerungen (Endprodukte unserer Ernährungsweise) die Gefäßwände angreifen, sie rissig und unelastisch werden lassen. Ebenso entstehen an der Innenhaut der Gefäße bei zu hohem Blutdruck an besonders gefährdeten Gefäßabschnitten kleine Einrisse. Diese Einrisse muß das Blut sofort mit sogenannten Blutplättchen kitten. Damit die Gefäße dem hohen Druck standhalten können, stabilisiert sie unser Körperzellstaat mit Stützmaterial; dazu gehören neben Cholesterin auch Fette, Proteine und nicht zuletzt Calcium.

Bleibt die Frage, ob ein hoher Cholesterinwert doch ein Risikofaktor ist. Ganz bestimmt ja, da er anzeigt, daß sich unser Zellstaat in einer Krise befindet, äußerst belastet ist und sich wehren muß. Nur aus diesem Grund hat er mehr Cholesterin ins Blut ausgeschüttet, um den Übersäuerungsschäden entgegenwirken zu können, genügend Kittstoff für alle Fälle bereitzuhalten. Ihm nun durch chemische Senkung des Cholesterinspiegels in den Rücken zu fallen, ist eine Tücke moderner Medizin. Amerikanische Forschungen ergaben, daß alte Menschen mit einem hohen Cholesterinspiegel erheblich länger leben als solche mit einem chemisch unter 200mg/100 ml gesenkten.

Cholesterin in Fetten oxidiert sehr schnell durch Erhitzen, Braten, Rösten etc. und verwandelt sich zum sogenannten "bösen" LDL-Cholesterin, das die LDL-Werte in die Höhe treibt. Zuckerreiche Kost (Insulinüberschuß) bewirkt eine verstärkte Cholesterinproduktion in der Leber und der Cholesterinspiegel steigt. Dieses Zuviel kann durch Reduzierung der über 30 %ig fetthaltigen Kost ausbalanciert werden.

Die neuesten Forschungsergebnisse zum Thema Cholesterin sind dem Verbraucher nicht zugänglich. Es kann innerhalb und außerhalb des Körpers etwa durch aggressive Umweltgifte (bilden Freie Radikale) in oxidiertes Cholesterin umgewandelt werden. Diese Form ist für das rapide Fortschreiten der Arteriosklerose hauptsächlich verantwortlich. Die mit chemischen Hilfsstoffen verarbeiteten Eßwaren enthalten besonders viel von diesem veränderten Cholesterin. Ein Grund mehr, auf eine Nahrung zu achten, die so natürlich wie möglich belassen ist. Weitere Störfaktoren, die auf das Krankheitsbild Arteriosklerose, Blutdruck und Abwehrsystem ungünstig wirken, sind die Trans-Fettsäuren. Diese bei der sogenannten Fetthärtung in der Industrie künstlich entstehenden Fettsäuren entpuppen sich als Störfaktoren im Fettstoffwechsel und tragen zu Allergiezunahme und erhöhten Blutfettwerten bei. Wenn Margarine und Fettaufstriche, dann nur solche aus ungehärteten 100 % reinen Pflanzenfetten und nicht raffinierten Ölen.

Genetisch bedingten Problemen mit erhöhtem Cholesterinspiegel kann mit weniger Cholesterin im Essen allein nicht begegnet werden. Für diese Fälle ist fachärztliche Hilfe notwendig. Ansonsten kann der Cholesterinspiegel durch chlorophyllreiche Nahrung (Grassäfte und Spirulina), Mungobohnen, Sojalecithin, Leinsaat und ungesättigte Fettsäuren in Form von kaltgepreßtem Olivenöl, Lein-, Soja- und Sesamöl, Sojagetränken, nicht zu süßem Obst, viel Gemüse, Sprossen und Keimlingen günstig beeinflußt werden.

Eisenmangel trotz Eisenpräparaten

Eine häufige Erscheinung bei Magen- und Darmgeschädigten, ganz besonders bei älteren Menschen. Durch jahrelange Fehlernährung und Streßbelastung produzieren die Verdauungsdrüsen keine Magensalzsäure (HS) mehr. Für die Aufnahme von Eisen in den menschlichen Organismus ist die HS jedoch unbedingt notwendig.

Mangelt es bereits an Magensäurebildung, kann das lebenswichtige Eisen nur noch mit Nahrung verwertet werden, die eigene lebende Enzyme enthält. Durch eine Erhitzung über 50 Grad werden die Enzyme teilzerstört oder totgekocht. Wir finden lebende Enzyme reichhaltig in allem Keimgut, Frischgemüse, Obst und in frisch gepreßten Säften, die unmittelbar verzehrt werden sollten. Die noch aktiven Enzyme regen die ermüdeten Verdauungsdrüsen wieder langsam zur Eigenproduktion an.

Magensäuremangel ist meistens ein Selbstschutz und deutet auf angegriffene oder entzündete Magenschleimhäute hin. Die Schleimhaut kann nur dann ausheilen, wenn der Körper wohlweislich die Magensäureausschüttung einstellt und der Mensch mit Heilfasten oder entzündungswidriger Heilnahrung sein möglichstes dazu beiträgt; siehe Übergang zur Aufbaukost, Schonkost.

Die Ursache von chronischen Schleimhautentzündungen (Gastritis) ist in den meisten Fällen auf die laufende Aufnahme von starken Säuren in der Nahrung mit pH-Werten unter 5 zurückzuführen. Der Speicheltest einer Mahlzeit mit Universal-Indikatorpapier (Apotheke) bestätigt die Übersäuerung, wenn unter pH 7.

Eine Unterfunktion der Magensäuredrüsen entsteht auch durch Überessen und falsche Nahrungszusammenstellung (Gärungssäuren).

Fast jeder zweite Bürger der USA ist abhängig von HS-Tabletten, um die Nahrung auszuwerten und zu verdauen, wobei die Ursache - HS-Mangel - nicht behoben wird. Wir können selbst erkennen, inwieweit die beschriebenen Symptome zutreffen. Die Natur liefert uns keimfähige enzymreiche Nahrung mit einem ausgewogenen Verhältnis an Eiweiß, Stärke, Vitaminen und Mineralien, sie ist leicht verdaulich und bringt unsere Verdauungsdrüsen wieder in Schwung und das Problem Magensäuremangel zum Verschwinden.

Vitamin-B6-reiche Nahrung aktiviert die Magensäurebildung (HS). Dazu gehören: Alfalfa- und Weizenkeimlinge, Gersten- und Weizengras, Löwenzahnblatt und -wurzel oder die daraus gewonnenen Frischsäfte, Sauerkraut und -saft (essigfrei!), Rote-Beteblätter, roher Spinat und Kohl, Sellerie, Petersilie, Endivie und alle Bittersalate, Ananas, Apfel, grüne und gelbe Papayafrucht. Die HS-Ausschüttung in den Magen wird durch kalte Getränke und Eisspeisen verhindert, da sich durch den Kälteschock die Magenschleimhäute zusammenziehen. Beachtenswert ist auch, daß eine ausreichende Calciumresorption von der HS-Ausschüttung abhängig ist (Kapitel Calciummangel). Eine erhöhte Calcium- und Eisenzufuhr ist vor allem bei älteren Menschen notwendig. Frische eisenreiche Nahrung enthält immer ausgewogene Calciumanteile sowie Vitamin C, wenn nicht durch Kochen die Mineralien zu 50 % und Vitamin C zu 100 % zerstört werden.

Bei akutem Eisenmangel wird das Mineral dem Körper am besten in Flüssigform zugeführt, und zwar durch Frischsäfte von

Pflanzen:	Keimlingen:	Früchten:
Spinat, Grünkohl	Buchweizen/Weizen	Aprikosen, Kirschen
Petersilie	Alfalfa, Mungobohnen	Pflaumen, rote Trauben
Rote-Beteblätter	Sonnenblumenkerne	schwarze Johannis-
Spirulina-Algenmehl	Kürbiskerne	beeren

Kürbiskerne und Weizenkeimlinge liefern besonders viel Eisen; so ist in 100 g Weizenkeimlingen ab dem 2. - 3. Keimtag der Eisengehalt auf 25 mg angestiegen, der Vitamin-C-Gehalt auf 600 %. Die Eisenaufnahme wird durch natürliches Vitamin C zusätzlich gefördert. Der normale Tagesbedarf liegt bei 12 - 18 mg Eisen und 75 mg Vitamin C. 100 g angekeimte Kürbiskerne liefern ca. 12 mg Eisen; *Alternative: 5 g Spirulina enthalten 18 mg Eisen.*

Die Keimlinge und Sprossen können mit zuckerfreiem, eisenreichem Frischgemüse oder Obst (auch zuckerfreie dunkelrote Obstsäfte) verflüssigt werden und gewährleisten so eine optimale Eisenaufnahme. Preßsäfte werden direkt in das Blut aufgenommen, weil sie keine Faserstoffe enthalten. *So versorgen 3 g Spirulina den Körper sofort mit 12 mg organisch gebundenem Eisen.* Da meistens ein Eisen- und Zinkmangel vorherrscht, wird eine zink- und eisenhaltige Nahrung empfohlen.

Eisen wird aus Fleisch zu 30 %, aus sonstiger gekochter Nahrung zu 10 % und aus Keimnahrung zu 70 - 100 % aufgenommen. Die Resorption erfolgt hauptsächlich über den Darm. *Verschlackte Darmwände verhindern je nach Grad der Ablagerungen die Eisenaufnahme aus fester Nahrung.* Auch behindert der Konsum von Schwarztee und Kaffee, zu oder nach der Mahlzeit, die Eisenaufnahme.

Eisen-Elixier Frischzell-Vollwertnahrung

1	Tasse Weizenkeimlinge (2. - 3. Keimtag)	ca. 100 g
1/2	Tasse Kürbissprossen ab 2. Keimtag	ca. 50 g
1/4 l	Aprikosen-, Apfel-, oder Johannisbeersaft	(zuckerfrei)
1 EL	Zitronensaft aus baumreifen Früchten nach Wahl	

Obige Zutaten im Elektromixer verflüssigen. Anstelle von Fruchtsaft eignet sich Frischobst oder auch eingeweichtes Trockenobst (vorher abspülen); dieses mit dem Einweichwasser verflüssigen. Das köstliche Elixier langsam Schluck für Schluck gut einspeicheln.

Alternative für die Schnellküche: besonders eisenreiches "Grünes Manna"

1 EL Spirulinapulver zuerst mit wenig Flüssigkeit wie Mehl anrühren, danach Obst-, Gemüsesaft oder Miso-Suppe zumengen.

Ein Genuß ist ein Mixgetränk mit der eisenhaltigen baumreifen Banane, Apfel- oder Aprikosensaft. Für unterwegs: Spirulina-Tabletten mit Gemüse-, Obstsaft oder Wasser einnehmen.

Selenmangel und seine Folgen

Das Spurenelement Selen wirkt nicht nur Allergien und Schwermetallvergiftungen entgegen, es schützt auch vor der Krebszellenbildung. Prof. Peter Brätter wies in seinen Selenforschungen nach, daß bei einer täglichen Aufnahme von 300 μg (Mikrogramm) Bio-Selen-Protecton das Brustkrebsrisiko eindeutig sinkt. Weitere Wirkungsbereiche von Selen: die Abwehrkräfte gegen Arteriosklerose, Herzinfarkt, rheumatische Erkrankungen, grauen Star und Tumorbildung werden gestärkt. Die Verbindung Selen mit Vitamin E unterstützt die Zellentgiftung und wirkt den "Freien Radikalen" entgegen, die Entzündungsprozesse hervorrufen und Alterungsprozesse beschleunigen. Bei all diesen Krankheitsbildern konnte ein Selenmangel nachgewiesen werden, auch bei Herzmuskelerkrankungen und Augenleiden (verminderte Sehkraft). Die Gehirnzellendurchblutung wird mit Selen und Vitamin E (600 bis 800 IE) aktiviert, ebenfalls die Hormondrüsenfunktion.

Gefährliche Selenräuber sind:

1. Kunstdünger; Selenmangel im Boden läßt die Vegetation ganzer Landstriche absterben und Tierherden an Tumoren erkranken.

2. Streß, Rauchen, Alkohol, Cola, Ketchup, hoher Fleischkonsum, Abgasgifte, Sauerstoffmangel (Info: Bioselen von Herbig Verlag).

Natürliche Selen-*Quellen:* Meerwasser und -algen, frische Hefeflocken, Hefesäfte, Hafer- und Weizenkeimlinge, Sellerie, Spargel, Kohlrabi, Sesam, Schafs- und Ziegenrohmilch, Champignons und Knoblauch. Selen-hefefrei von Sanatur liefert hochwertiges Selen in konzentrierter Form aus der Alge Spirulina mit Vitamin-E-Anreicherung. 2 Tabletten mit 80 Mikrogramm Selen decken reichlich den Tagesbedarf von 70 Mikrogramm.

Auswirkungen der Umweltgifte

Zur täglichen ernährungsbedingten Übersäuerung kommt das gefährliche Umweltgift *Cadmium* hinzu. Es stammt aus Zigarettenrauch, Auto- und Kraftwerkabgasen, Cola-Getränken, Schnellkaffee und allen präparierten Fleisch- und Wurstwaren. Auch der "passive Mitraucher" atmet dieses Gift zu 70 Prozent ein. Cadmium lagert sich hauptsächlich in den Nieren, außerdem in der Leber, Lunge, den Fortpflanzungsorganen, im Bindegewebe und unter der Kopfhaut ab. Die Vergiftung verursacht schleichend schwerwiegende Nieren- und Gehirnfunktionsstörungen, die wiederum Hormondrüsen- und Haarwuchsstörungen auslösen. Im fortgeschrittenen Stadium zeigen sich gelbe Ringe am Zahnkranz und die Haarwurzeln beginnen abzusterben. Je übersäuerter das Blut ist, desto mehr Blei und Cadmium nehmen die Körperzellen auf. Parallel dazu verhält es sich auch mit den Pflanzen, die in saurem Boden wachsen.

Den Cadmium- und Bleivergiftungen ist der Großstadtmensch besonders durch das Einatmen von Autoabgasen ausgesetzt. Diese Gifte wirken nervenlähmend bis zum Zelltod im Gehirn und Kopfbereich. Hier gilt der Aufruf:

Freizeitbetätigungen in mit Abgasen geschwängerten Ballungszentren meiden, in der Nähe von Autokolonnen oder Sportanlagen über Tiefgaragen. Auch über das Leitungswasser in Großstädten nimmt der Mensch gefährliche Mengen von Cadmium auf, besonders, wenn das Wasser erhitzt wurde und über Nacht Cadmium aus den Leitungsrohren absorbiert. Dieses Wasser sollte nicht zum Kochen oder Trinken verwendet werden. Cadmiumgifte werden auch über PVC-Küchengeräte und Emaillekochtöpfe aufgenommen, besonders wenn darin säuernde Speisen gekocht werden, die 80 % der Durchschnittsernährung ausmachen. *Die gefährlichen Nerven- und Gehirngifte Aluminium und Blei werden mit der in Alufolie und Alutöpfen erhitzten Nahrung mit verspeist.*

Vermeiden sollten wir auch alle Weißmehlprodukte (Dr. Paavo Airola, USA): durch das Ausmahlen von Keimen und Schrot verbleibt nur noch das am meisten mit Cadmium belastete denaturierte Weißmehl übrig! Nicht genug, daß Weißmehl ohnehin schon ein "Calciumräuber" ist. Der Münchner Toxikologe Max Daunderer beobachtete, daß sich hinter Knochenschwund (Osteoporose) häufig auch eine Cadmiumvergiftung verbergen kann.

Alle Umweltgifte wirken immer stark säuernd und verdicken das Blut.

Letztlich ätzen die kristallisierten Säuren langsam die Nervenfasern ab und vermindern somit deren Empfindungsfähigkeit. Eine Verhärtung und Vergröberung der menschlichen Struktur ist die Folge. Der durch Chemiegifte degenerierte, grobstoffliche Zivilisationsmensch braucht immer stärkere Reizüberflutungen, um überhaupt noch empfinden und reagieren zu können (Abstumpfung der Sinnesorgane). Die Reizschwelle der Gehirnnerven wird durch die Säureablagerungen ebenso herabgesetzt. Ernährungswissenschaftler beobachteten, daß der Mensch die jahrzehntelangen und beträchtlichen Gifteinwirkungen über sein degeneriertes Nervensystem nicht mehr bemerkt. Die Warnsignale (Stechen, Ziehen, Taubheitsgefühle) unseres durch Säuren traktierten Zellstaates werden nicht mehr wahrgenommen oder mit Pillen mundtot gehalten, bis ein plötzliches Organversagen eintritt. Erst dann folgt das böse Erwachen mit der Frage "Warum?"

Schutzmaßnahmen gegen Cadmium, Blei und Abgasgifte

Die tägliche Einnahme von 100 g Gersten- oder Weizengras (als Saft oder Auskauen) reduziert alle Leicht- und Schwermetallvergiftungen; dies sollte aber mit der getrennten Einnahme von Vitamin C und Lecithin unterstützt werden. Folgende Substanzen wirken den Belastungen verstärkt entgegen:

Vitamin A: das "Hautschutzvitamin", neutralisiert radioaktive Gifte und Strahlenschäden, aktiviert Enzyme (Stoffwechselbeschleuniger) und stärkt das Immunsystem. Tägliche Dosis 25.000 IE Kapseln oder 250 g Karotten; Spirulina-Algenpulver (10 g beinhalten 30.000 IE Beta-Carotin, siehe auch Therapeutisch wertvolle Hinweise, Chlorophyll). Vorsicht vor Überdosierung von Vitamin A ab 100.000 IE bei Langzeitanwendung!

Vitamin-B-Komplex: stärkt Nerven- und Gehirnzellen. Hohe Dosierung mit 4 EL Flüssighefe, 20 g Spirulina-Pulver oder Tabletten, 50 g Weizengrassaft.

Vitamin C: Neutralisiert in hoher Dosierung Körpergifte; mindestens 500 mg in Form von Acerolakirsche oder 1.000 mg in 50 g Alfalfasprossen. 50 g Gerstengras enthalten 160 mg, 60mal soviel Vitamin C als in 50 g Orangen.

Vitamin D und Lecithin: die Haut- und Nervennahrung; unterstützt die Calciumaufnahme, ist notwendig für alle körperlichen und mentalen Heilprozesse. Vorsicht bei Überdosierung von Vitamin D, Gefahr der Knochenerweichung.

Gute Vitamin-D-*Quellen*: 1 Stunde Luft- oder Sonnenbad, 100 g Alfalfa- und alle weiteren Samensprossen mit Blattgrün; Butter, Ziegen-, Schafsrohmilchprodukte, rohes Eigelb, Pilze; wenn Lebertran, rückstandskontrolliert! In tierischer Nahrung bildet sich Vit. D nur, wenn diese aus Freilandhaltung stammt.

Cholin ist enthalten in Lecithin, löst im Fettgewebe eingelagerte Gifte, ist eine lebenswichtige Nerven- und Gehirnnahrung. *Quellen:* Soja-Lecithin, Mungobohnensprossen, Avocado; weitere: Kapitel Vitamine und Mineralien.

Calcium und Magnesium unterstützen die Ausscheidung von Giftablagerungen. Beide Elemente sind notwendig für die Nervenzellenregeneration, Haarstruktur und Haarwurzeln, Knochen und Muskeln. Ein Calcium-Mangel verursacht außer Knochen-, Knorpel- und Haarschwund empfindliche Störungen der innersekretorischen Drüsen, besonders der Lymphe und der Schilddrüse (Wachstumsstörungen). *Beste Calcium-Quellen:* 50 g Gersten- oder Weizengras entsprechen dem Calciumgehalt von 1/2 l Schafsrohmilch! Weitere Quellen siehe Kapitel Vitamine/Mineralien und Calciummangel.

Mineralien: das Meeresalgenmehl Kelp wie auch viele Braunalgen können wegen der Schadstoffbelastung nicht mehr bedenkenlos verwendet werden. Alternative: "Schindeles Mineralien" (Superbiomin) und Selen unterstützen die Schadstoffausleitung, s. Bezugsquellen.

Zink: schützt gegen Giftaufnahme und fördert die Hormondrüsenfunktion und Heilprozesse, besonders der Nieren. Zink und Cadmium wirken antagonistisch (als Gegenspieler). Zum Abbau von Alkohol benötigt der Körper zinkhaltige Enzyme (begünstigt Zinkmangel). Zink schützt gegen Infekte und bekämft Bakterien und Viren. Erhöhte zinkhaltige Nahrung vermindert die Aufnahme von Arsen, Blei, Cadmium, Quecksilber und Aluminium; diese lagern sich mit Vorliebe in den Gehirnzellen ab! Beste *Zinkquellen:* siehe Kapitel Vitamine und Mineralien.

Gesundheitsfeinde Nummer Eins sind die Säuren, die durch Luft- und Speiseröhre in uns einströmen!

Die wirksamste Abhilfe ist, eingefahrene Gewohnheiten zu ändern

1. Abgasstauzeiten umgehen! (öffentliche Verkehrsmittel oder Umwege wählen).
2. Am Arbeitsplatz auf das "Recht" des Nicht-passiv-Mitrauchen-müssens bestehen!
3. Sich täglich wenigstens 1/2 Stunde Bewegungstherapie außerhalb der Abgaszonen in Grünanlagen oder Außenbezirken gönnen!

   Mit Sauerstoff neu angereichertes Blut wirkt basisch, also säureausgleichend. 20 Minuten Tiefenatmung (Seite 155) neutralisieren die tägliche Übersäuerung durch Berufsstreß. Um die Belastungen durch Abgasgifte auszugleichen, ist es unbedingt nötig, durch ein "aerobes Körpertraining" wie Dauerlauf oder Trimilin, Gymnastik, Schwimmen usw. frischen Sauerstoff aufzutanken!
4. Neue Eßgewohnheiten annehmen! Alle säuernden Speisen und Getränke sowie säurebildende Nahrungskombinationen möglichst meiden (siehe Basen-Säure-Tabelle und "Warum Trennkost").
5. **Die Haar- und Mineral-Analyse** deckt den Grad der Schwermetallvergiftungen und Mineralstoffmängel auf, die nach Auswertung mit Diät und Ausleitung behoben werden können. Analyse-Unterlagen sind erhältlich beim Spira-Versand, Postfach 3107, D-82312 Starnberg. Die Auswertung wird direkt vom Gesar-Institut, CH-8235 Lohn zugesandt.
6. **Amalgam** als Flickwerk für kariöse Zähne führt zur chronischen Schwermetallvergiftung. Es besteht zu 53 % aus hochgiftigem Quecksilber und toxischen Metallen, die schleichend über den Speichel in die Nervenbahnen, Binde- und Muskelgewebe gelangen; Denkfähigkeit und Nervenimpulse werden gelähmt. Herausgebohrtes Amalgan muß inzwischen gesetzlich als Sondermüll behandelt werden. Der Hauptbestandteil von Amalgam, das Quecksilber (S. 137), passiert die Blut-Hirnschranke und wird im Zentralnervensystem deponiert. Die Giftstoffe kann der Körper erst nach ca. 18 Jahren nur zur Hälfte abbauen. Symptome: Gedächtnis- und Schlafstörungen, Migränen, Nervosität, psychische Störungen, Zittrigkeit, Verwirrtheit. Wegen der Freisetzung der extrem hohen Quecksilbermengen sollte eine Amalgamsanierung auf keinen Fall bei schwangeren Frauen durchgeführt werden (Vergiftungsgefahr des Ungeborenen)! Info-Material: Beratungsstelle für Amalgamvergiftete eV, Tel. 089-870739 und Gesellschaft für ganzheitl. Zahnmedizin, Tel. 06221-166492.

Wie werden wir die Säuren am schnellsten wieder los?

Am Vormittag reichlich trinken. Alle Ausscheidungsorgane arbeiten bis zum Mittag auf Hochleistung und sollten mit 1 1/2 - 2 l basischen Flüssigkeiten bei der Schlacken- und Säureausschwemmung unterstützt werden. Nieren- und leberanregende Tees, wie auch alle "Grünsäfte" beschleunigen die Entgiftung

Für Energie: Spirulina-Flüssignahrung mit zuckerfreien Obst- oder Gemüsesäften. Frisches Kokosnußwasser ist ein wertvoller Entsäuerungstrunk, im übrigen nur säurearme nicht exotische Früchte verwenden!

Wie ein König zu Mittag essen. Die eiweißhaltige Speise sollte alle zwölf essentiellen Aminosäuren beinhalten; fehlt nur eine, können die restlichen nicht verwertet werden. Komplette Aminosäuren bieten alle Milchprodukte von Schaf und Ziege, Eier, alles Keimgut, Nüsse, Samen, alle Buchweizengerichte. Mit 5 g Spirulina-Zugabe zu weiteren Speisen sind die kompletten Aminosäuren immer gesichert. Fleisch weist außer den essentiellen Aminosäuren keine Mineralien und Vitamin D auf und wirkt durch den hohen Puringehalt harnsäurebildend.

Sonnenschein fördert die Vit.-D-Bildung und trägt zur Calciumaufnahme bei.

Streß-Säuren meiden; eine halbe Stunde aktive Körperbewegung an Frischluft oder mehrmals 10 Minuten Tiefenatmung sorgen für das "Abbrennen" der Säuren durch Sauerstoff; verbessern das Blutbild, den Kreislauf und die Gehirnfunktionen.

Am Abend keine säurebildenden Speisen und Getränke verzehren, siehe Basen-Säure-Lebensmitteltabelle und Rezepte, nicht säuernde Köstlichkeiten.

Verdauungszeiten und Tiefschlafphase einhalten! Siehe hierzu Therapeutisch wertvolle Hinweise.

Heilfasten und Darmsanierung sind bei langjährigen Übersäuerungsschäden angebracht, siehe Körpersanierung beginnt mit Darmsanierung!

Mineralstoffgemische wie Alkala-Salz oder Schindele's Mineralien können kurmäßig die Entsäuerung schneller vorantreiben, besonders wenn der Säurestoffwechsel sehr geschwächt ist und die Basenzufuhr durch Nahrungsmittel nicht mehr ausreicht. Die beste biologische Lösung sind das Gersten- oder Weizengraskauen und stilles Wasser dazu trinken; Alternative: in Pulverform siehe Bezugsquellen.

Die Säureausscheidung wird unterstützt mit Alfalfa-Tee, Artischocken- und Löwenzahnsaft, frischem Kohlsaft, frischen Keimsäften, La-Pacho-Tee (Bezugsquellen) und Kreosotstrauch-Tee. Kräuterteemischung: Ackerschachtelhalm, Goldrute, Esche, Holunder und Maisbart, nach Wahl süßen mit Süßholzpulver; Honig wirkt säuernd!

Ein köstlicher Entsäuerungstrunk ist auch die frische Schafs- oder Ziegenmilchmolke, jedoch nicht bei Allergikern (Milch- und Tiereiweiß-Allergie).

Vorschläge einer optimalen Ernährungsweise

1. Vor dem Frühstück oder zwischendurch:

Basenflüssigkeit, Seite 29, 52, 59, 93, 116
Frischzellsäfte, S. 93, 95, 111
Eisenelixier und grünes Manna, S. 111, 112
Mandel- oder Sesammilch, S. 127
Schafs- und Ziegenmilch, Sojamilch, S. 104
Spirulina-Anhang, S. 173
Basische Getränke: alle Frischgemüsesäfte und Frischsäfte aus reifem (B)-Obst, siehe hierzu Tabellen S. 78, 79

2. Zum Frühstück:

Eisen-Elixier, reich an Anti-Grau-Nährstoffen! S. 112
Kost zur Nierenstärkung, S. 99, 121 unten
Keimnahrung, S 85, 90 f
Schulfrühstück, S. 71, 85, 87, 126
Süße Köstlichkeiten, nicht säuernd! S. 81, 130
Schonkost, S. 67
Rohkost-Zubereitung für "Kaubehinderte", S. 89
10-Minuten-Schnellküche, S. 83, 88
Instant-Energie-Frühstück, S. 150, 151
Elixier A-HA-HAM, S. 150
Spirulina-Creme, S. 88

3. Zum Mittagessen:

Schonkost und Aufbaukost, S. 67 f, 104, 112
Alfalfa-Sprossen, S. 91
Schnellküche, S. 83 f, 87, 151
Elixier A-HA-Z, S. 151
Buchweizen-Gerichte, Gehirn- und Nervenelixier, S. 81 f, 86, 130
Blumenkohl-Cremesuppe und Süßkartoffel-Suppe, S. 83
Garbanzo und Spirulina-Creme, S. 84, 88

4. Zum Abendessen:

Beruhigungs-Elixier, Avocado-Milch, S. 131
Schonkost S. 67
Rote Grütze, Pudding für Kalorienbewußte, S. 131
Elixier A-HA-Z, S. 151
Avocado-Creme und Olivencreme zu gegartem Gemüse und auch zu Dinkel oder Fladenbrot, S. 84
Buchweizen-, Gemüse- und Soja-Suppe, S. 81 f, 83, 88
Dinkel- oder Essenzbrot mit Aufstrichen, S. 85, 87

Therapeutisch wertvolle Hinweise

Bei Haut- und Augenleiden reichlich Vit.-A-Nahrung essen. *Provitamin A im Verbund mit Chlorophyll wirkt leberentgiftend und aktiviert auch die Leberfunktion und den Gallenfluß.* Mit 10 g Spirulinapulver erhalten wir 30.000 IE Vit. A, das entspricht ca. 300 g Frischkarotten. Hinzu kommt die heilende Wirkung durch den hohen Chlorophyllanteil dieser Alge. Eine optimale Ergänzung zu diesem "grünen Manna" ist *das Weizengras mit seiner stark entgiftenden und entzündungshemmenden Wirkung auf alle Organe.* Frisch gepreßter Apfelsaft (1/2literweise, 50 zu 50 verdünnt) stimuliert auch die Gallen- und Leberfunktion. Unsere Haut und Augen leiden in dem Maße wie unsere Leber geschwächt wird.

Bei Haarausfall, Kopfjucken und Ekzemen vitamin-B_3- und B_6-reiche Nahrung wählen, extra Zugabe von Vit. B_3 und B_6-Präparaten, s. Kapitel Haar- und Kopfhautprobleme, gezielte Therapie von innen.

Täglich für calciumreiche Nahrung sorgen: siehe Calciummangel! Zugaben von Brennesselsaft oder -tee, reich an Kieselsäure und Calcium für Haut und Haare (auch Ovocalcin-forte und Metz-Aktivkalk, Apotheke). Nur Tee aus kontrolliertem Anbau wählen, siehe Gift im Heiltee!

Reichlich silicium- und schwefelhaltige Nahrung essen. Zinnkraut ist reich an Silikaten, einer biologisch wirksamen, gut löslichen Form der Kieselsäure, die Haut, Haare, Nägel, Zähne und Knochen festigt und für das elastische Stützsystem der Bindegewebszellen wichtig ist. In Tee oder Tropfenform fördert Zinnkraut den Stoffwechsel und stärkt die Abwehrkräfte; weitere Quellen siehe Vitamine!

Die schwefelhaltige Aminosäure Cystein aktiviert den Haar- und Nagelwuchs. Siehe Kapitel Haar - Kopfhautprobleme, Gezielte Therapie von innen: Cystein.

Bei Allergien und Hauterkrankungen unbedingt Trennkost wählen und alle schleimbildenden und glutenhaltigen Speisen meiden! Gluten (Klebereiweiß) ist in Hafer, Roggen, Gerste, Weizen, jedoch nicht im Kornkeimling und allen aus angekeimten Körnern hergestellten Backwaren und Speisen enthalten. Schleimbildend sind alle Milchprodukte (außer Schafs-, Stuten- und Ziegenmilch), Eierspeisen, Mehl- und Vollkornbackwaren, auch Vollkornbrot (außer Amaranthgetreide, Buchweizen, Naturreis, Vollwertsojaprodukte, Hirse, Mais), alle Zucker- und Süßspeisen, besonders wenn zusammen mit Getreide und Fetten verzehrt. Oft signalisiert der Körper mit Blähungen seine Abwehrhaltung gegenüber der noch im Mund befindlichen Speise (Schwingung der Nahrung über Nervenreflexe), bevor diese überhaupt in den Magen oder Darm gelangt ist. Die meisten hartnäckigen Allergien und Hauterkrankungen klingen nach einer gründlichen Darmentschlackung und anschließender Umstellung auf eine sinnvolle Trennkosternährung ab. Die toxischen Aflatoxine, Stoffwechselprodukte von Schimmelpilzen, sollten homöopathisch ausgeleitet werden, ansonsten flackern die durch Pilzbefall verursachten Allergien und Krankheitsbilder immer wieder auf, siehe Kapitel Candida. *Amalgamgifte und weitere Allergieauslöser beachten:* siehe Nützliche Aufklärung und Anhang.

Bei Erkältungen, grippalen Infekten und Husten ist es ratsam, nur Flüssignahrung aufzunehmen, damit dem Körper alle Energien zur Kräftesammlung verbleiben und nicht für Verdauungarbeit (50 bis 70 % Energieverbrauch) abgezogen werden. Fieber ist ein natürlicher Verbrennungsprozeß von Schlacken, toten oder entzündeten kranken Zellen und Fremdstoffen; jede Unterdrückung reduziert unsere Selbstheilungskräfte. Natürliche Abhilfe schafft uns Salbeitee: im 2-Stunden-Rhythmus jeweils 1/4 - 1/2 l warmen Tee mit der Zugabe von 3mal täglich 1 g pflanzlichem Vitamin C (Bezugsquellen); bei Halsschmerzen zusätzlich im 2-Stunden-Takt mit dem Tee gurgeln. Der Tymianextrakt Soledum (Apotheke) hilft bei hartnäckigem Husten. Dazwischen 3 - 4mal Apfelkompott mit 1 - 2 EL Blütenpollen (nicht bei akutem Pilzbefall) oder 1 EL Spirulina genießen. Propolis (alkoholfrei), Echinacea, und Hagebuttenmark (zuckerfrei) stärken zusätzlich die Abwehrkräfte. Mindestens 3 Liter Flüssigkeitseinnahme (incl. Kompott) pro Tag!

Bei Entzündung der Gallenwege und -blase, bei Gallen- und Nierensteinleiden, sowie auch bei Koliken wird der Neo-Lapitrypsin-Kur von Dr. R. Mauch (Ölkapseln, rein ätherisch und als Tee, Apotheke) eine ebenfalls gute Wirkung zugesprochen. Leberstärkend und leberschützend wirkt die Mariendistel und fördert auch den Gallenfluß. Bei Gallen-, Nieren- und Blasensteinen wird über erstaunliche Erfolge (Auflösung) mit dem Präparat Lithosol berichtet; erhältlich nur bei der See-Apotheke, Tel. 06202-65533.

Leberschäden: Giftstoffe aus dem Magen- und Darmtrakt (besonders Fuselalkohole durch Gärung) verursachen in der Regel erhöhte Leberwerte, wenn diese nicht durch toxische Chemikalien bewirkt wurden. Eine wirksame Lebertherapie sollte mit der Darmentgiftung (Colonic-Therapie) und Darmsanierung begleitet werden.

Bei schweren Leber- und Gallenleiden ist das beste Allheilmittel die Gerstengras- oder Weizengraskur (s. Keimnahrung; alternativ auch als Pulver, Bezugsquellen), Heilfasten mit grünen Pflanzensäften und als Stärkung das "grüne Manna" Spirulina. Die Alge wirkt durch den hohen Beta-Carotingehalt regenerierend auf die Leber, durch den hohen Chloropyllgehalt heilsam entgiftend auf alle Organe und unterstützt den Gallenfluß. Eine weitere hilfreiche Naturmedizin ist der Löwenzahn, am besten als Frischsaft, bei Gelbsucht, Gallen- und Nierensteinen (Neubildung soll verringert werden). Er ist ein gutes Blutreinigungsmittel, wirkt gegen chronisch rheumatische Leiden und Verschlackung. Hautausschläge und Sehstörungen, die als Folge schlechter Lebertätigkeit entstehen, können mit täglich 100 g Löwenzahngrün oder Getreidegräsern (Gerste und Weizen) kuriert werden. Das Löwenzahngrün wie auch die Wurzel wirken mit Hilfe der Bitterstoffe, Vitamine, Enzyme und Mineralstoffe stoffwechselanregend, magenstärkend, wassertreibend und halten das Blut dünnflüssig. Besonders wertvoll sind die jungen Blätter durch ihren hohen Gehalt an Vitamin A, Calcium, Magnesium und Mangan, eine optimale Mineralstoffkombination für das Nervenkostüm; lebenswichtig für MS-Kranke!

Bei geschädigter Bauchspeicheldrüse sollten mehrere kleine enzymreiche Mahlzeiten über den Tag verteilt werden. Das Präparat Wobenzym (Apotheke) kann als Alternative bei Entzündungen des Magens und besonders der Bauchspeicheldrüse eingenommen werden. Es ist um so nachteiliger, je vielgestaltiger die einzelnen Mahlzeiten sind, weil der Körper das zugemutete Durcheinander nur schwer, oder mangels Säften der Bauchspeicheldrüse überhaupt nicht auswerten kann. Basenreiche Nahrung gleicht den Mangel an Magensäure aus. Bei zuviel oder auch zuwenig Magensäure - ebenso bei Fehlfunktionen der Bauchspeicheldrüse infolge Pilzinfektionen - wirken frische Gersten- oder Weizengrassäfte regulierend und anregend auf die Drüsen: jeweils 10 Minuten vor den Mahlzeiten 30 ml langsam trinken. Alternative: Weizen- und Gerstengraspulver (Bezugsquellen).

Bei Magen- und Darmentzündungen, ja selbst bei Geschwüren ist *die Heilwirkung des Kohlblattes* erwähnenswert. Innerlich hilft der rohe Kohlsaft, Giftstoffe zu entfernen, zu entsäuern und gleichzeitig Magen-, Blasen-, Nieren-, Leber- und Gallenleiden auszukurieren. Rohe, gewalzte Blätter als Verband angelegt wirkt lindernd bei Entzündungen, Rheuma und Gicht, auch bei Verletzungen, Erfrierungen, Verbrennungen und Bißwunden infolge der ähnlich antiseptischen Heilwirkung wie beim Weizengras. Der rohe Kohl hat eine immunstärkende Wirkung und ist als Rohkost leichter verdaulich als gekocht. Als Heilnahrung nicht mit anderen Lebensmitteln mischen! Ähnlich stark wirkt der Frischblattsaft aus der Aloe Vera, siehe hierzu: *Darm-Magen-Heildiät und Übergang zur Aufbaukost: Schonkost.*

Bei Übersäuerung des Magens, auch Entzündungen und Geschwüren, wirken Weizengrassaft oder roher Kartoffelsaft heilend; eßlöffelweise 15 Minuten vor den Mahlzeiten gut einspeicheln! Kurweise Heilfasten mit Gras- und Keimsäften (Frischzellnahrung). Als feste Nahrung nur basische Kost wählen! (Basen-Säure-Tabelle; Darm-Magen-Heildiät; Schonkost). Chronische Schleimhautentzündungen sind sehr häufig auf Pilzinfektionen zurückzuführen (Kapitel Candida).

Bei Magensalzsäuremangel: Die Salzsäureproduktion ist ein lebenswichtiger Selbstschutz des Körpers, damit Bakterien und Viren nicht in den Blutkreislauf gelangen. Das Trinken zum oder nach dem Essen verdünnt zu stark die Magensalzsäure und somit kann die Aufgabe der Vorverdauung nur noch ungenügend bewältigt werden. Bei Überfüllung des Magens reicht die begrenzt verfügbare Salzsäure auch nicht aus, um eine ausreichende Verdauung zu gewährleisten; meist verbleibt die Speise zu lange im Magen und geht in Gärung über. Essig, Zitronensäure, Benzoesäure usw. reduzieren die Salzsäureproduktion des Magens, um die Magenschleimhäute vor den ätzenden Säuren zu schonen. Bei zuwenig Salzsäure zehn Minuten vor fester Nahrung 1/4 Teelöffel folgender Mixtur gut einspeicheln und kauen: Wermuttee und Enzianwurzel zu gleichen Teilen pulverfein mahlen (Schlagwerk-Kaffeemühle), dazu 3 - 4 Kardamom-Körner aus der Schote kauen (Apotheke).

Bei Nieren- und Blasenleiden wirken Aloe-Vera-Essenz (Bezugsquellen) und Gersten- oder Weizengrassaft besonders heilend und schmerzlindernd. Birkensaft oder als Tee ist ein gutes Diuretikum. Wacholder reizt die Nieren, nicht ratsam bei entzündlichen Nierenerkrankungen! Selleriesaftkuren, am besten Frischsaft, sind unübertroffen bei "Wasserleiden" aller Art. Die B-vitaminreiche Knolle ist darüber hinaus ein wirksames muskelentspannendes Anti-Streß-Mittel (Nervennahrung), ihr hoher Schwefelgehalt (Haut- u. Haarmineral) wirkt anregend auf alle Drüsentätigkeiten; vorrangig wird die Nierentätigkeit unterstützt. Ödeme und Wasseransammlungen werden abgebaut, mit verstärkter Urinausscheidung wird der Körper von Stoffwechselschlacken befreit. Der hohe Basenüberschuß der Knolle, regelmäßig täglich zweimal ein halbes Pfund (auch als Saft), reguliert Bluthochdruck und fördert die Heilung bei Gicht- und Rheumaleiden.

Stärkend und heilend wirkt die Aufbaunahrung: Kombination Buchweizen mit Alfalfasprossen, auch sonstige magnesiumreiche Nahrung, verstärkt durch die Zugabe von täglich nüchtern 2 Tassen Schafgarbe-Zinnkrauttee zu gleichen Teilen. Bei starken Nierenschmerzen (mögliche Ursache vgl. Candida) unbedingt Arzt aufsuchen! Oft erwirken homöopathische Mittel "kleine Wunder".

Zur Nierenentgiftung: An erster Stelle steht der Gersten- oder Weizengrassaft (auch in Pulverform) oder Aloe-Essenz. Bewährte Hausmittel: 3 - 4 Tassen Labkrauttee oder auch Brennesseltee. Gleichzeitig sollte eine Darmsanierung durchgeführt werden, um den Rückfluß von Darmgiften, meist der Hauptgrund von Nierenvergiftung, auszuschalten (Rückstau, Wasseransammlung, Schmerzen: siehe Abbau von Gewebeschlacken, wenn Gifte in die Blutbahn gelangen).

Zur Nierenreinigung Gersten-, Weizengrassaft oder Aloe-Essenz. Ein guter Reinigungseffekt kann auch mit einem Kurtag erzielt werden, an dem von morgens bis abends nur Wassermelonen- oder frischer Gurkensaft getrunken wird (nur pestizidefreie Ware ist sinnvoll). Reinigend und entwässernd wirken Brennessel, Birkenblätter und Bohnenschalen. Petersilien- und Löwenzahnsaft, beide reich an Vitamin A, Calcium, Eisen, Magnesium, Natriumsalz und Kalium, haben sich als wertvolles Heil- und Stärkungselixier bewährt. Natrium (auch in Kochsalz enthalten) ist in Maßen für den Stoffwechsel nötig; ein Übermaß an Kochsalz läßt Mangel an Kalium entstehen. Meerrettich, frisch gerieben oder püriert, wirkt durchblutungsfördernd und unterstützt die Entgiftung der Nieren und Lymphe, besonders wirksam auch gegen Eiweißfäulnis im Darm.

Bei Nierengrieß: bewährt haben sich täglich 2 - 3 Tassen Brennessel-Zinnkraut-Tee (zu gleichen Teilen), Löwenzahnsaft, am besten frische Blätter und auch die Wurzel. Alternative: Neo-Lapitrypsin-Kombinations-Kur.

Bei Nierensteinen sollen wirkungsvoll sein: Neo-Lapitrypsin-Tee und Ölkapseln oder 2 Tassen Färberwurzeltee, auch Rubia-Tinktur von Bioforce nüchtern mit 1/2 l Wasser einnehmen. Die Zugabe von 300 mg Magnesium und säurefreiem Vitamin C 100 mg aus 100 g Petersilie oder aus 50 g Alfalfasprossen, Bioflavonoide 500 mg, Vit.-E-Weizenkeimölkapseln 1.000 IE und Vitamin-B-Komplex mit 100 mg B_6 zur Tagesnahrung verstärken die Heilwirkung bei allen Nierenproblemen. Nierenkranke leiden häufig unter Zinkmangel. Bei Nierenschmerzen ist unbedingt ein Facharzt aufzusuchen (Magnesium- und Zinkpräparate bei Nierenschwäche nach Rücksprache mit dem Arzt einnehmen).

Die Nierentätigkeit läßt sich mit harntreibenden Heilpflanzen unterstützen: Artischocke, Löwenzahn- und Brennesselsaft, Lindenrindentee und Heidekraut.

Nierenstärkend ist alle kaliumreiche Nahrung: Keimlinge von Adzukibohnen (besonders der Bohnensud nach dem Garen), Mungobohnen und Weizen, angekeimte Kerne und Nüsse, alle dunkelgrünen Blattgemüse, besonders Löwenzahn, Endivie, Spinat, Kartoffel und -rohsaft, Kürbis, Weißkohl und Weißkraut, Rettich, Meeresalgen, Aloe-Vera-Saft, Aprikosen, Apfel, Banane, Birnen, Feigen und Orangen. *Kalium aktiviert die Darmfunktion (Peristaltik) und die Muskeltätigkeit aller Organe.*

Nierenbelastung: ein spätes eiweißreiches Abendessen, wie Brot mit Käse oder Wurst, gekochte Eier, Fisch, Fleisch etc. raubt dem Körper die nötige Regenerationsphase, da er 4 - 5 Stunden Verdauungsarbeit leisten muß. Mitbelastet werden auch die Nieren, die schließlich die Harnsäuren (durch die Eiweißspeisen verursacht) ausscheiden müssen. Fazit: bei einer solchen Überbelastung der Nieren verbleiben die harnsauren Salze im Körper als harmvolle Säureablagerungen mit den häufigen Folgeerscheinungen: steife Glieder, kalte Füße und Bauchbereich, Nieren- und Rückenschmerzen.

Oxalsäure in Rhabarber, gekochtem Spinat, Mangold und erhitzten Tomaten (besonders Tomatenmark, Ketchup etc.) schädigt die feinen Filterkörperchen der Nieren und wirkt hemmend bei der Calciumaufnahme. Kochsalz ist der heimliche Killer, weil es die Kapillarfunktion, besonders in den Nieren, zerstört; bei nicht gestörter Schilddrüse sind 5 g jodiertes Meersalz täglich unschädlich.

Bei schmerzhaften, entzündlichen und degenerativen Gelenkerkrankungen, auch Arthritis und Rheuma wirken therapeutisch Sentolöl, Emepa 70 und auch Aloe-Essenz (Bezugsquellen), verstärkt mit Golden Yacca plus Gerstengras und Selleriesaftkuren (siehe Nieren- und Blasenleiden); möglichst basenüberschüssige Kost wählen, siehe Basen-Säure-Tabelle. Hartnäckige Gelenk- und Gliederschmerzen werden oft durch Candida-Pilzbefall oder sonstige Mykosen verursacht; s. hierzu die Kapitel Candida; Calciummangel; Arthrose und Osteoporose!

Ausgezeichnet für die Säureausscheidung und bei allen rheumatischen Beschwerden ist die Lindenrinde; 40 g Rinde in 1 Liter Wasser auskochen, auf 2 - 3 Tassen über den Tag verteilt in leeren Magen trinken.

Bei Nervenentzündungen und MS nur die Omega-3-Fettsäure (Fischölpräparat) mit Vitamin-E-Anteil verwenden; keine linolsäurehaltigen Öle wie Boretsch-, Nachtkerzen-, Leinsaat,- Distel,- Sonnenblumenöl. Der Omega-6-Fettsäureanteil verstärkt bei MS-Nervenentzündungen die Entzündungsaktivatoren! (U. Fratzer, H. Hoffmann: Schach der MS, Printul-Verlag und H. Neumann: Stop dem Krebs und MS-Erkrankung, Fürhoff-Verlag).

Bei Venen- und Bindegewebsschwäche: Rutin und Vitamin-P-Komplex (Bioflavonoide) in Tablettenform, auch enthalten in Zinnkraut-Tee, Rutae herba (Gartenrautenkraut) und Buchweizen; siehe weitere Quellen: Kapitel Vitamine und Mineralien. Die einmalige gefäßstärkende Kombination von viel Vitamin C, Bioflavonoiden und Rutin im Buchweizen ist beim Kochen über 60 Grad teilzerstört. Zubereitung siehe Rezepte.

Bei beständigen sauren Gärungen (Anzeichen Gas) werden auch die Schleimhäute im Dünndarm angegriffen. Die meisten Menschen nehmen jahrelang eine Darmschleimhautentzündung nicht mehr wahr und leben mit dem Mißstand Gasdruck auf Leber, Magen, Milz und Herz, Schlafstörungen, Nervosität, dem Pendeln zwischen Verstopfung und Durchfall und der Abhängigkeit von Abführmitteln (sind fast alle stark säuernd). Ergebnis: mehr Säurebildung, weniger Nahrungsauswertung, ansteigende Hungergefühle. Nur eine nicht säuernde Schonkost nach gründlichem Darmentschlacken kann den Darm ausheilen. Heilend wirkt jeweils morgens und abends nüchtern 50 g Weizengras auskauen mit je 1/4 l Wasser. Als Grundnahrung eignen sich Buchweizen, Dinkel, Hirse und Mais mit gegartem Gemüse. Fette, wie Leinöl und Leinsaatpulver wirken gärungswidrig; Olivenöl wirkt heilend für Leber und Darm, Butter und Kartoffeln kann der Darm in kleinen Mengen tolerieren (s. Darmsanierung, Kleisternahrung). Meiden: alle gekochten Getreidebreie und Teigwaren, Müsli, rohes Gemüse, rohe Keimlinge, alle Süßfrüchte (Ausnahme: Apfelmus, zuckerfrei), alle Fermentnahrung (s. Candida), Hefe- und Sauerteigbrote (daher fast alle Brote), alle Milchsauer- und Essigsauerprodukte, Käse, Quark etc., Zucker, Honig, Alkohol, Schwarztee, Kaffee, Fleisch und Fisch.

Unterzucker, Hypoglykämie wird oft durch eine nicht erkannte Entzündung der Bauchspeicheldrüse ausgelöst. In diesem Fall produziert die Drüse mehr Insulin (Insulin ist der Schlepper der Glukose in die Zelle); es kommt zu einem Insulinüberschuß im Blut und damit steigt das Verlangen nach mehr Zucker, wobei der Glukosespiegel im Blut immer wieder rasch abfällt. Bei chronischer Entzündung der Bauspeicheldrüse können sich die Insulinreserven erschöpfen, dann ist die Insulinzufuhr von außen nötig (insulinabhängiger Diabetes).

Im Rahmen der Candida-Diät wird nun die gewohnte kohlehydratreiche Ernährungsweise drastisch reduziert (da der Pilz ja von Zucker, Hefen und KH lebt); diese Umstellung auf vorwiegende Eiweißnahrung kann ebenfalls zu Unterzucker führen. Die Bauchspeicheldrüse ist auf eine vermehrte Insulinausschüttung bei reichlicher KH-Nahrung (Teig- und Süßspeisen, Nuß-Schokoriegel, Müsli-Nußsnacks etc) programmiert gewesen und wenn nun plötzlich überwiegend eiweißreiche Nahrung zugeführt wird, kann sie nicht sofort die vormals benötigte Insulinproduktion reduzieren. Bis zur Angleichung der Drüse an die neuen Verhältnisse wird vorübergehend noch übermäßig Insulin in die Blutbahn ausgeschüttet, es wird also weiterhin von außen viel Zucker verlangt. Dieses Unterzucker-Symptom, wenn immer akut, kann mit der Einnahme von Spirulina-Algenpulver (am einfachsten mit 10 - 15 Tabletten immer zur Hand, Wasser nachtrinken) behoben werden. Mit ca. 60 g Eiweiß, 14 g Kohlehydraten, 6 g wertvollen ungesättigten Fettsäuren und 7 g Mineralstoffen je 100 g ist Spirulina auch für Diabetiker eine ideale Sofortenergiequelle. Diese basische Plfanzennahrung balanciert auf wunderbare Weise die Drüsenfunktion und Blutzuckerschwankungen aus (durchschnittlicher Brennwert: 1507 Kilojoule = 360 kcal).

Pflanzen-Chlorophyll baut das Blutplasma auf und wirkt heilend bei Schleimhaut-, Blasen-, Herz, Lungen und Leberschäden; am reichhaltigsten in der dunkelgrünen Alge Spirulina enthalten. Als "die Nährstoffquelle" für gesunde Haut und Haare und alle Körperorgane liefert die Alge sofort verfügbare Zellbausteine und Glukose als "Instant Gehirnnahrung". Der hochwertige, voll verwertbare organische Eisenanteil von 12 mg je 3 Gramm Spirulina wirkt aktivierend auf Haar- und Hautpigmentbildung (siehe Bezugsquellen).

Mit der Kirlian-Photographie konnte bewiesen werden, daß das Algenpulver Spirulina platensis auch in Tablettenform eine noch lebende Mikrozelle ist, also Lebensenergie (sichtbare Lichtaura) ausstrahlt und mit der Kraft aufgeladen ist, neue Zellen zu bauen. Die Alge ist nicht tot (anorganisch) im Gegensatz zu allen anderen Protein- und Vitaminpräparaten in Tabletten- oder Pulverform. Spirulina ist reich an noch aktiven Enzymen. Diese sind lebensnotwendig und nur in solcher Nuß-, Samen- und Pflanzennahrung zu finden, die noch die Kraft zum weiterwachsen besitzt.

Gift im Heiltee: nach einer dpa-Meldung aus Hamburg enthalten die meisten Gesundheits- und Heilkräutertees offenbar Schädlingsbekämpfungsmittel und Schwermetalle. Bei einem Test von 83 gängigen Sorten, den das Labor für Rückstandsanalytik Bremen, das Institut Fresenius in Stockach-Wahlwies am Bodensee und die Universität Kiel durchführten, waren drei Viertel der Proben "mäßig" bis "sehr hoch" belastet. In 53 Tees seien die giftigen Schwermetalle Cadmium und Blei gefunden worden. Der Aufguß einzelner Tees liege sogar um mehr als das Hundertfache über den Grenzwerten der Trinkwasserverordnung. 53 Tees enthielten der Untersuchung zufolge den Insektenkiller DDT und 49 das Pflanzenschutzmittel Lindan. In fünf von acht Kamillentees hätten die Tester das mit E 605 verwandte stark giftige Insektizid Malathion gefunden, berichtet ein Nachrichtenmagazin. Bei häufigem Genuß solcher Tees seien chronische Gesundheitsschäden nicht auszuschließen: Sämtliche Nieren- und Blasentees waren mit dem Nierengift Cadmium verunreinigt, und in einem Blutreinigungstee stießen die Tester auf fünf Insektengifte und Cadmium. Die Testergebnisse seien Beweis dafür, so das Nachrichtenmagazin, daß Heilkräuter beim Anbau wie gewöhnliche Feldfrüchte mit Ackergiften besprüht werden. Tee, Kräuter und Saatgut aus Bioanbau sind von nur natur erhältlich (Bezugsquellen).

Zur Gesunderhaltung wählen wir möglichst naturbelassene Speisen aus Bioanbau oder Eigenherstellung:

a) Weizenkeimsaft oder Weizenkeimlinge am Morgen; wie Elixier A-HA-HAM (Rezepte) oder ein Obstmahl für sich allein.

b) Dinkel, Hirse oder Kartoffeln mit gegartem Gemüse am Abend, mit nicht säuernden Fetten nach Wahl (siehe Trennkost-Tabelle).

c) Eine Proteinmahlzeit am Mittag: Elixier A-HA-Z oder Buchweizengerichte mit Salat und Rohgemüse (siehe Rezepte Seite 151).

Diese einfache Aufbaukost sollte solange eingehalten werden, bis die Symptome abgeklungen sind. *Mit einer "Mono-Diät" wird die Nahrung zur heilbringenden Medizin!* Nur die täglich gleichbleibende chemiegiftfreie Nährstoffzufuhr gewährleistet die schnellste Verbesserung des "Nährsaftes Blut" und die Regenerationsfähigkeit der Zellen.

Grundregeln die uns helfen, den Alterungsprozeß aufzuhalten: täglich mindestens 2 Liter Flüssigkeit trinken. Unterstützen wir unseren Zellstaat morgens beim Säure- und Schlackenausschwemmen mit 1 Liter Basentrunk (siehe Körpersanierung) oder Wasser (natriumarm). Das Frühstück sollte überwiegend aus saftigem Obst bestehen (Trockenobst einweichen, da Feuchtigkeitsentzug im Darm zu Verstopfung führen kann). Für Kraft und Energie 15 - 20 g Spirulina-Alge mit 1/2 l Flüssigkeit oder 50 g Getreidegras auskauen und reichlich Wasser nachtrinken. Mittags eiweißreiche Kost mit Gemüse oder Salaten; *Alternative:* 1/2 l Mandel-, Soja-, auch Rohmilch oder Gemüsesuppe mit Spirulina (s. Vorschläge einer optimalen Ernährungsweise).

Einmal wöchentlich sollten wir einen Schontag mit wasserhaltigem Obst (Apfel-Diät) oder Flüssignahrung einlegen. Dies verjüngt sichtbar die Haut, entlastet alle Ausscheidungs- und Verdauungsorgane und stärkt die körpereigene Abwehr. Einmal jährlich eine Heilfastenkur von 14 - 21 Tagen durchführen dient der Generalüberholung und Zellregeneration. Täglich eine halbe Stunde Laufen oder Spazierengehen in Grünanlagen ist weitaus effektiver als 2mal die Woche "Freizeitsport" in geschlossenen Räumen betreiben.

Nach einem streßreichen Arbeitstag sollten die Streßsäuren wohlweislich mit einem leichten nicht säuernden Abendessen (s. Rezepte) neutralisiert werden. Säurebildende Nahrungsmittel verursachen außer Verschleißerscheinungen und Leistungsabfall zusätzliche Reiz- und Spannungszustände! Wenn wir morgens zerschlagen erwachen, ist meistens das zu üppige oder späte Abendessen daran schuld. Das schwerverdauliche, säurebildende Eiweiß (Käse, Quark, Fisch, Fleisch, Wurst) belastet mit Abfallstoffen und Harnsäuren den Körper. Die am späten Abend genossenen Kohlehydrate, besonders Brot und Getreidespeisen, bringen den Darminhalt über Nacht zum Gären, denn die Leber ist in ihrem Speichervermögen begrenzt und kann abends keinen Zucker mehr aus der KH-Speise aufnehmen; dieser wirkt dann im Dünndarm mit dem verbleibenden Inhalt gärungsaktiv. Unbewußt willkommene *Begleiterscheinungen: narkotische Benebelung durch Gärungsalkohol; weniger willkommen: Darmgifte, Selbstvergiftung, Säureablagerungen, Gicht, sich früh morgens verkatert fühlen!*

Meiden wir alle Angst, Spannungs- und Schockeffekte durch Massenmedienkonsum am Abend, wenn wir nicht wieder mit übersäuerten Körpersäften einschlafen wollen. Die "TV-Psycho-Schocker-Säuren" nisten sich über Nacht mit Vorliebe in unseren "Körperschwachzonen" ein!

Lachen ist gesund und wird sogar als Heilaspekt ernstgenommen. In fortschrittlichen Kliniken der USA steht die Lach-Therapie mit kreativen Vorträgen und humorvollen Filmen auf dem Tagesprogramm. Leider sind für den Massenmedien-Verbraucher Filme zum herzhaften Mitlachen zur Seltenheit geworden. Die durch Lachen verursachte Schwingung wirkt auf die Zellmembranen wie eine entspannende Vibrationsmassage, welche Verkrampfungen, Streß- und Beklemmungsgefühle löst. Auch wurde erforscht, daß durch die Lachvibrationen körpereigene schmerztötende Substanzen (Endorphine) freigesetzt werden. Da körperlicher wie mentaler Schmerz immer einen inneren Streßzustand und damit verbundene Immunabwehrschwächung bedeutet, stärkt die Entspannung und Schmerzlinderung wieder das gesamte Immunystem. Mit Meßgeräten wurde bewiesen, daß bei gesunden Studenten nach dem "Genuß" eines Psycho-Schockers die Immunabwehrkörper auf die gleichen Meßwerte wie bei denen eines Krebskranken gefallen waren.

Die Lachmuskeln im Gesicht wirken über Nervenimpulse auf das Lustempfindungszentrum im Gehirn ein, wodurch ein unbewußtes Wohlgefühl ausgelöst wird. Ist der Mensch durch Lachen in einem gelösten Gemütszustand, kann er sein verkümmertes Freudeempfinden und die Kraft zum Ausbrechen aus dem "sauren Lebensmilieu" leichter wiedergewinnen.

Tips für Eltern und deren Kinder

Wenn wir gesunde Früchte ernten wollen, pflanzen wir einen Baum in eine mit besten Nährstoffen angereicherte Erde, geschützt und abgestützt gegen Wind und Wetter. Zeigen sich Flecken am Blattwerk, überlegen wir: was fehlt meiner Pflanze? Wir ziehen sogar einen Fachmann zu Rate und wollen natürlich den Baum gesund weiterwachsen sehen und scheuen auch nicht die Mühe, über Pflanzenernährung und Aufzucht mehr zu lernen.

Mit Cola gefüttert stirbt jede Zimmerpflanze den Säuretod schon in 48 Stunden. Dieses mit Zucker übertünchte Säuregebräu ist auch für jede menschliche Organzelle ein Killer, in seiner schädlichen Auswirkung durch die Unsitte verstärkt, Chips und Cola zusammen zu essen. Der Röstprozeß und die ranzigen Öle reichern die Chips mit krebserregenden Mutagenen an. Die Stärkemehle von Mais und Kartoffeln können nur mit basischen Magensäften ausgewertet und verdaut werden; die gärungsaktive Cola-Lösung (reine Säure) neutralisiert die Magensäfte und somit kann der Speisebrei nicht verdaut werden und verwandelt sich in eine Gärungsmasse. Dabei entsteht Gärungsalkohol, der natürlich aufputschend und süchtigmachend auf Kinder und Erwachsene wirkt. Wie schädigend sich Gärungsgifte und -alkohole auf die Lernfähigkeit und Gehirnintegration von Kindern und Erwachsenen auswirken, hat der amerikanische Physiker Steven Rochlitz in seinem Buch ausführlich dargelegt (Knaur-Verlag). Das Aufziehen von geistig und körperlich gesunden Kindern bedarf der Verantwortung und Bereitschaft, nicht die Mühe zu scheuen, die seit Generationen überlieferten Fehler zu berichtigen und sich das notwendige Wissen darum aneignen zu wollen. Hierfür ist das Wissen um die Zusammenhänge der Trennkost der erste Schritt. Es wäre sinnvoll, die Tabellen der Trennkostregeln und Basen-Säure-Karte vergrößert in der Küche aufzuhängen, damit die neuen Kenntnisse zu einer bereichernden Gewohnheit für die Familie werden. *Die Gesundheit unserer Kinder liegt in unserer Hand!*

Als Schulfrühstück eignen sich am besten 6 - 7 eingeweichte Feigen (viel Calcium) oder 2 Bananen mit 1 - 2 Äpfeln. Diese Obstmahlzeit braucht nur 10 % Verdauungsenergie und ist eine ideale Gehirnnahrung (sofort verfügbare Glukose) mit dreistündiger Sättigungsdauer. Unsere Gehirnzellen benötigen für ihre Funktionsfähigkeit hauptsächlich Glukose und Aminosäuren. Die Glukose kann am schnellsten von allen festen Nahrungsmitteln aus dem Frischobst über den Blutstrom zu den Gehirnzellen transportiert werden. Eine weitere Obstmahlzeit bestehend aus 3 Bananen und 2 Äpfeln gibt dem Körper weit mehr Nährstoffe und Zellbausteine als säurebildende Müsli, Körnerkost und belegte Brote oder totgekochte Gemüse, die dem Körper für die Verdauung 50% Energie entziehen. Als Zwischenmahlzeit eignen sich bestens Avocado mit Äpfeln, Frischkarotten und Rohkostgemüse mit Nüssen, vorzugsweise 15 - 20 angekeimten Mandeln als komplette Proteinnahrung. Alle Knollen- und Wurzelgemüse sorgen für tägliche Abwechslung, besonders die Anreicherung mit Alfalfasprossen. Dieses kleine "Pflanzenwunder" liefert mit 50 g Sprossen (1/4-Liter-Tasse gefüllt) sämtliche Aminosäuren (Zellbausteine), viel Calcium, Magnesium und lebensnotwendige Vitamine und Mineralien. Alfalfa ist mit zerdrückter Avocado, ein wenig Zitrone und einer Prise Meersalz eine Delikatesse und variabel zu Gemüse, Hirse, Buchweizen, Dinkelbrot oder zu Buchweizen-Hirsewaffeln.

Mandel- oder Sesammilch ist für Kinder und Erwachsene eine sehr bekömmliche Aufbaunahrung: 60 g Mandeln für ca. 12 Stunden in Wasser einweichen; danach kurz heiß überbrühen (nur 3 Sekunden), kalt abschrecken und die Kerne mit den Fingern aus der Haut drücken, nochmals durchspülen. Die Nüsse mit 1/2 l Wasser oder Karottensaft im Elektromixer verflüssigen. Die Zugabe von 1 TL Spirulina-Pulver oder 7 Tabletten ist auch für Kinder eine wertvolle, heilsame Nahrungsaufwertung.

Sesam-Milch: hierzu wird der ganze, trockene Samen (40 g) pulverfein frisch gemahlen (in Schlagwerkkaffeemühle) und mit obigen Zutaten ohne Mandeln gemixt. Sesammilch ist eine sehr eiweiß- und lecithinreiche Gehirn- und Nervennahrung und benötigt 4 Stunden Verdauungszeit. Nußmilch aus angekeimten Mandeln ist in drei Stunden verdaut. Mandeln und Kokosnüsse können auch mit zuckerfreien Obstsäften aus Apfel, Beeren, Aprikosen usw. gemixt werden.

Abends eignen sich warme Hirse- oder Buchweizencremes mit leicht gegartem Gemüse oder Sprossen (gekochte Hirse, körnig oder für Kleinkinder mit Gemüsesud verflüssigt). Über 65 ° erhitzte Kartoffeln sind Kleisternahrung (verstopfen und verkleben die Darmwände) und sollten nur schonend gegart mit gedünstetem Gemüse oder Salaten verzehrt werden. Am Abend eignen sich leicht gegarte Sprossen, Gemüse, Essenzbrot, Reis- oder Hirsewaffeln. Ein basenreiches Abendessen ist ein warmer Gemüseeintopf (am besten im Niedertemperatur-Gartopf) oder Gemüsebrühe (von Demeter, hefefrei bei Gärungssymptomen) mit Meeresalgen oder Kleie als Einlage; eine klare Suppe mit 1 EL Spirulinapulver oder 15 Tabletten ergibt eine "Instant-Vollwertnahrung" ohne Verdauungsbelastung und Energieverlust.

Lernen wir die Trennkostregeln, denn davon hängt die Nahrungsauswertung ab, denn wenn wir Eiweiß (Proteine) mit Stärken (KH) zusammen essen, endet die beste Naturnahrung in Gärung mit Nährstoffdefizit als Folge.

Bedenken wir:

Wieviel Zeit und Geld es kostet, natürlich belassene Nahrung einzukaufen, totzukochen und durch falsche Zusammenstellung für den Körper unverdaubar ja sogar in Schadstoffe zu verwandeln, wie z. B. Kartoffeln plus Käse oder mit Quark oder mit Rühreiern und Speck. Alle genannten Beilagen sind Proteine, erfordern andere Verdauungssäfte als die KH-Speise Kartoffel und somit wird nur der dominante Speiseanteil teilverdaut, der Rest geht mit schädigenden Zersetzungsgiften in die KH-Gärung über. Alle stärkemehlhaltigen Gemüse, wie Kartoffeln, Mais und Kastanien sollten am besten mit den nicht säuernden neutralen Fetten gemischt werden: Süßrahmbutter, rohes Eigelb, Dickmilch aus Rohmilch, Avocado, Nußfette aus angekeimten Kernen und Mandeln. Sonst liegt der Speisebrei schwer im Magen, es kommt spätestens im Dünndarm zu Gärungen. Auf diese Weise werden die Organzellen unserer Kinder systematisch unterernährt, jedoch die Schlack- und Fettzellen gefüttert (aufgedunsene, fettleibige Kinder ohne Muskeltonus).

Wenn wir ein gesundes, fröhliches Kind heranwachsen sehen wollen, vermeiden wir beim Säugling Kuhmilch, Weizenprodukte, Kleisternahrung, tote Nahrung in Gläsern und Packungen, Zucker, Eier und alle Medikamente zur Unterdrückung von Symptomen. Ebenso die raffinierten, fettigen, eiweißreichen Nahrungsmittel mit chemischen Konservierungsstoffen, die alle stark harnsäurebildend sind; ferner die karzinogenen (krebsfördernden) Substanzen, künstliche Farbstoffe, Nitrite, Mutagene, erhitzte Fette und Öle. Unter gehirn- und nervenschädigend fallen auch alle Formaldehydausdünstungen im Wohnmobiliar. Versteckte Phosphatzusätze in Nahrungsmitteln (s. Calciummangel) sind Calciumräuber und machen die Kinder hyperaktiv.

Übersäuerungsschäden bei Kleinkindern durch falsche Ernährung zeigen bereits folgende Symptome: Ständiger Schleimauswurf (laufende Nase), Anfälligkeit für Infektionen und Erkältungskrankheiten, Lungen- und auch Bronchienschäden durch zähe Schleimablagerungen, Zuckersucht und Hyperaktivität, Schlafstörungen und verminderte Lernfähigkeit, Schädigung der Bauchspeicheldrüse und der Verdauungsorgane. Gas- und Blähbauch erzeugen außer Blutgiften und Immunsystemschwächung auch Kiefer- und Rückenverformungen (Hohlkreuz), bedingt durch den körpereigenen Calciumabbau (Entmineralisierung) zur Neutralisation der Säureflut.

Mit der Trennkostlehre erkennen wir, was wir uns oder unseren Kindern antun, wenn wir gedankenlos den Verzehr von Bananen oder Nuß-Müsli-Süßfruchtriegel 1/2 Stunde vor oder nach dem Essen gewähren. Kommt nun die Hauptmahlzeit auf das Zuckergemisch in den Magen, ist die Voraussetzung für eine rasante "Fusel-Alkoholbildung" durch Gärung geschaffen. Die meisten Nuß- und Frucht- oder Getreide-Proteinriegel sind eine Mixtur von gärungsaktiven Substanzen.

Beispielsweise Hefe mit Trockenfrüchten und Malz, Fruchtzucker oder Honig mit Getreide, Nüssen, Milchpulver, Pflanzenfetten usw., die für sich allein schon durch die Fehlkombination Zucker mit Protein oder Stärke (KH) gemischt nicht vollständig verdaubar sind und als nicht verwertbare Schlackstoffe, auch in Form von Schleimauswurf, den Körper verlassen wollen. Nehmen die Schleim- und Schlackstoffe überhand, beginnen schon im Kleinkindalter ernsthafte Stoffwechselstörungen und Immunschwäche.

Ohrenschmerzen weisen meistens auf eine Dysbiose im Dünndarm, Schnupfen und Nebenhöhlenentzündungen auf eine Dysbiose im Dickdarm hin. Die beste und natürlichste Heilmethode für das Kind ist eine gluten- und schleimfreie Kost. (Prof. Ehrert: Die schleimfreie Kost; s. Gluten- und Kleisternahrung).

Inzwischen erkennen wir, daß die Zuckersucht mit der Alkoholsucht verbunden schon im Kleinkind genährt wird und sobald der Gärungsalkoholspiegel im Blut sinkt, schreit das Kind wieder nach mehr Süßigkeiten, wird aggressiv und nach dem erneuten Zuckerschub hyperaktiv. Natürlich wird dabei auch ständig die Bauchspeicheldrüse aufgepeitscht, was zu ihrem frühzeitigen Versagen führen kann (Früh-Diabetiker). Bekanntlich sind Zucker- und Süßmehlspeisen Calciumräuber.

Geben wir über 60 Grad erhitzte Milch oder Sauermilchprodukte zu dem als gesund gepriesenen Fertigmüsli (auch Cornflakes) - mit Trockenobst und Fruchtzucker, Honig oder Malz gesüßt - hinzu, dann rauben wir infolge der durch die Fehlkombination entstehenden Gärungssäuren das so wichtige Calcium. Allergien und Neurodermitis sind immer Erscheinungsbilder von Körperübersäuerung und sind durch die übersäuerte Mutter auch vererbbar auf das Kind. Wie sehr Darmgärungen und Fäulnisprozesse im Darm die Konzentrations- und Lernfähigkeit schon beim Kind beeinflussen, wird im Kapitel Kopforganstörungen und Candida dargelegt.

Viele Mütter klagen über Lernstörungen und dabei stellt sich immer eine gärungsaktive Ernährungsweise heraus. Wenn Sie um Ihre Gesundheit und die Ihrer Kinder wirklich besorgt sind, dann stoppen Sie die krankmachenden Eßgewohnheiten! Ersetzen Sie die säuernde Marmelade oder Honig mit Butter auf dem obendrein säuernden Hefebrot durch unverfälschte Nahrung: eine sättigende Obstmahlzeit aus Bananen oder Feigen mit Äpfeln, Aprikosen, Pflaumen. Anstelle des säurebildenden Getreidemüslis gegarten Buchweizen und Hirse (ggf. als Flocken, Reformhaus), Cornflakes aus Bioanbau (Naturkind); noch tolerierbar sind Frischhaferflocken aus der Haferpresse, süßen mit nicht erhitztem Süßrahm, Rohmilch, Sojamilch mit Carob oder Rote-Betepulver, Karottensaft oder zuckerfreiem Apfelmus. Anstelle von industriell bearbeiteter wertloser Milch bevorzugen wir die Schafs- oder Ziegenrohmilch, frische Nußmilch oder zuckerfreie Sojamilch.

Süßspeisen für Kinder und Erwachsene, nicht säuernd

- jeweils eine Vollwertmahlzeit für sich allein -

Bananenpudding: Im Kochtopf 1/2 l Apfelsaft (naturtrüb) mit 2 TL Agar-Agar-Pulver (reich an Calcium) kalt anrühren. Dann bringen wir die Mixtur unter ständigem Rühren zum Kochen und stellen den Topf nach 3 Minuten kalt. Inzwischen zerdrücken wir 3 - 4 reife Bananen. Nach 5 Minuten Abkühlungszeit verquirlen wir die sämige Mixtur mit den pürierten Bananen. 10 Minuten kaltstellen, nach Wahl den Pudding mit Cocosnußraspeln überstreuen.

Feigenpudding mit Aprikosensaft: 20 Feigen kurz abspülen, gut mit Wasser bedeckt 4 - 10 Stunden quellen lassen, mit Einweichwasser und 1/4 l Aprikosensaft verflüssigen. *Köstliche Schokoladencreme* zum Pudding: 2 EL Carobpulver unter 3 reife zerdrückte Bananen einrühren.

Buchweizen-Süßspeise: Pro Portion 50 g Buchweizenganzkorn spülen und 10 bis 12 Stunden mit gleicher Wassermenge einweichen. Unter die Körner mischen wir 2 EL natursüßes Johannisbrotmehl (Carob) mit Schokoladengeschmack und verfeinern die Götterspeise mit 3 - 4 Tropfen Anisöl (100 % naturrein), 1 EL Lecithingranulat oder zerdrückter Avocado. Köstlich munden dazu Apfelstücke und Cocosnußraspeln (Rapunzel) oder Chufas-Erdmandelflocken (Apotheke).

Hirse-Süßspeise können wir auf dieselbe Weise minutenschnell zubereiten. Unter die gegarte, noch warme oder kalte Hirse rühren wir Johannisbrotmehl, verfeinern mit selbstgemahlenem Fenchenlpulver, Weizenkeimen, Apfelmus.

Nuß-Haferspeise: In 1/4 l warmer Mandelmilch oder Karottensaft (nicht über 60 Grad erhitzen) lassen wir 1 Tasse Frischhaferflocken 10 - 15 Minuten quellen. Würzen mit Anis-, Ingwer- oder Fenchelpulver nach Wahl.

Schokoladen-Kichererbsen: Die noch bißfest gegarten Kichererbsen (siehe Rezepte: Garbanzo-Paste) rollen wir im Feuchtzustand in einer Pulvermixtur von 2 EL Carob mit 1 EL Fenchelpulver oder mit Rote-Betepulver (Reformhaus), ggf. mit Cocosnußraspeln überstreuen. Die phosphor- und eisenhaltige Erbse ist eine wertvolle Gehirnnahrung für Schule oder Arbeitsplatz. 500 g Trockenerbsen ergeben ca. 6 Vollwertmahlzeiten (luftdicht und gekühlt für 5 Tage haltbar).

Süßkartoffel-Cremespeise: Wir zerdrücken 1 große gekochte Süßkartoffel ohne Schale mit 1/2 Avocado; verfeinern mit einer Prise Meersalz und 1 TL Frischzitronensaft. Dazu eignen sich die calciumreichen Alfalfasprossen oder Kresse, Fenchel, Karotten, Spargel oder sonstiges Wurzelgemüse.

Als "Anti-Depressions-Mittel" ist die Aminosäure Phenylalanin bekannt. Die Schokoladenindustrie verkauft ihre Produkte "Eßt mehr Schokolade - das macht gute Laune" mit dem Hinweis, daß Phenylalanin, enthalten in der Schokolade, ja so gesund sei. Bei weitem zuträglicher, auch in größeren Mengen, ist diese Aminosäure in Äpfeln, Rohmilch (besonders von Schaf und Ziege) und in der Spirulina-Alge zu finden. *Beruhigend auf das Gehirnzentrum wirkt die Aminosäure Tryptophan*, die reichlich in Alfalfasprossen, Avocado, Rohmilch und Bananen enthalten ist. Beide Aminosäuren vereint zu einem natürlichen "Gemüts-Lift-up" erhalten wir mit folgender nahrhaften Süßspeise:

Bananen-Aqua-Pudding: 3 - 4 reife Bananen zu Mus zerdrücken, 10 g Spirulinapulver (1 EL) einrühren; nach Wahl Äpfel einreiben oder Apfelmus zugeben, würzen mit Ingwer- oder Cayennepulver. Diese wirksame Köstlichkeit für erschöpfte Körper- und Gehirnzellen kann auch am frühen Abend als leicht verdauliche Speise empfohlen werden.

Avocado-Milch: 1/2 l Mandel- oder Rohmilch mit 1 Avocado verquirlen, süßen mit 2 EL Carobpulver (sehr calcium- und eisenreich); nur mundwarm erwärmen.

Wollen Sie "aufgedrehte Kinder" zur Ruhe bringen, weil sie hyperaktiv sind oder unter Schlafstörungen leiden, wirkt diese Mixtur *als nahrhaftes Beruhigungs-Elixier* (die Honigmilch wirkt gärungsaktiv: Zucker plus Eiweiß).

Avocado-Apfel-Creme: 2 - 3 Äpfel mit 1/4 l Wasser oder Aprikosensaft (zuckerfrei) verflüssigen, zum Schluß 1 Avocado (gute Lecithin- und Nervennahrung) einmixen. Zu dieser sämigen Creme munden Apfelstücke, die knackigen Alfalfasprossen, Cocosnußstücke, Hirse oder Buchweizen, auch Waffeln; gut kauen!

Für Kaugeschädigte: zur Creme 1/4 l Flüssigkeit einmixen; mit der Zugabe von 5 - 10 g Spirulina erhalten wir einen köstlichen Energietrunk (Vollwertnahrung).

Schoko-Creme - Leckerei für Kalorienbewußte -

a) *nicht fettend:* 2 EL Demeter-Süßmolke und 2 EL Carob-Pulver mit 6 EL Wasser glattrühren, dazu 1 - 2 EL Lecithinpulver einrühren, bis sich eine sämige Creme bildet. Köstlich als Dip zu Apfelscheiben, Fenchel, Selleriestangen, Karotten oder als Aufstrich zu Roggenschrotknäckebrot, Reis-, Buchweizen-Hirsewaffeln. Anstelle Molke eignen sich auch Karotten- oder Betesaft ohne Wasserzugabe.

b) *mit Fett* (Vollwertnahrung): Grundrezept wie a); anstelle der Molke 1/8 l Rohmilch oder Süßrahm wählen. Cocosnußraspeln oder frisch gemahlene Mandeln untermengen. Um eine schnittfeste Konsistenz aller Cremes zu erhalten, mit dem Mixer 1 TL 100 % reines Apfel-Pektin untermengen. Die Kombination Pektin und Lecithin baut überschüssiges Cholesterin und Fett ab.

Rote Grütze oder Apfelgrütze für die Schnellküche und Kalorienbewußte

1/4 l Rote Bete- oder Apfelsaft (auch jeder andere Obstsaft) mit 1/8 l Wasser und 1 TL Apfelpektinpulver im Elektromixer (Blender) bis zur cremigen Konsistenz mixen, 10 Minuten im Eßgefäß nachquellen lassen. Apfelpektin läßt sich nicht von Hand glatt einrühren! *Alternative ohne Mixer:* 2 EL Flohsamenschalen (Reformhaus) auf die gleiche Menge Bete- oder Obstsaft einrühen, 30 Minuten quellen lassen; bei mundwarmer Flüssigkeit ist die Quellzeit auf ca. 15 Minuten verkürzt. Flohsamengrütze ist ideal als kalorienarmer "Magenfüller" ohne Verdauungsbelastung beim Fasten.

Nützliche Aufklärung

Der Säurestoffwechsel der Nahrung hängt vom Grad der Azidose ab und kann sich bei jedem Menschen verschieden auswirken. Bei den Nahrungsmitteln geht es um deren sauren Charakter und nicht um die mögliche basenbildende Wirkung nach dem Stoffwechselprozeß im Körper. Bei Menschen mit gestörtem Stoffwechsel durch Übersäuerung kann sogar der über 50 % hohe Kieselsäureanteil der eigentlich basischen Hirse säuernd wirken, ebenso der geringste Anteil an Fruchtsäure, besonders bei unreif geernteten Früchten. Hier kann der *Speicheltest* mit Indikatorstäbchen (Lackmuspapier, Apotheke) nach dem Essen über die Säureauswirkung Zweifelsfragen beantworten.

Bei Menschen mit einem intakten Säurestoffwechsel werden die Fruchtsäuren oxidiert und die basischen Mineralstoffe der Frucht freigesetzt; diese führen dann zur Bildung von Basen. Bei gestörtem Säurestoffwechsel hingegen werden die Säuren derselben Früchte weder oxidiert noch umgewandelt, sie verbleiben als Säuren im Organismus und müssen mit basischen Mineralien neutralisiert werden, was zu einem Mineralstoffdefizit führt. Inwieweit ein Nahrungsmittel im Stoffwechselgeschehen säure- oder basenbildend wirkt, ist vom sauren Körpermilieu des Einzelnen abhängig.

Purine in Lebensmitteln bilden konzentrierte Harnsäuren! Diese lagern sich vorwiegend in den Gelenken und Extremitäten ab und führen zu Gicht. Die Funktion der Nebennierenrinde wird durch erhöhten Harnsäurespiegel und damit auch der gesamte Hormonhaushalt erheblich gestört. Purine sind nicht nur in tierischen Produkten, sondern auch in pflanzlicher Nahrung enthalten: Sojabohnen, Linsen, Bohnen, Kaffee, Schwarztee und Kakao, auch in Schokolade. Nur in angekeimten Hülsenfrüchten wird Purin durch den 2 - 3tägigen Keimprozeß abgebaut. Purinwerte über 100 mg möglichst meiden. *Starke Harnsäurebildner* sind Innereien, Fleischbrühe, Fleischextrakt, alter und hitzebehandelter Käse (Schmelz-, Creme-, Chester-, Schimmelkäse, Überkonsum von Schokolade, Kakaogetränken). Nährwertkompaß der Universität Gießen:

Je 100 g Nahrung	Purin-Werte		Purin-Werte
Fleischextrakt	3000 mg	Lachs, Hummer	60 mg
Kalbsbries	1000 mg	Räucherfische	220 - 250 mg
Innereien, Leber	280 mg	Räucherfleischwaren	270 - 300 mg
Wurstwaren, Rindfleisch	150 mg	Schwarztee	2800 mg
Wild und Geflügel	130 - 150 mg	Kaffee, Kakaopulver	1100 - 1900 mg
Schinken, roh	80 mg	Trockenerbsen, Linsen	150 mg
Muscheln, Schnecken	380 mg	gekochter Spinat	70 mg
Bücklinge, Heringe	320 mg	Fleisch	250 mg
Makrele, ungeräuchert	95 mg	alle Weißmehlprodukte	140 mg
weißfleischige Fische	150 - 170 mg	Back-, Eierteigwaren	150 - 180 mg
Ölsardinen	350 mg	Trockenbohnen, weiß	50 mg

Essig jeder Art ist ein Calciumräuber; auch der als gesund gepriesene Obstessig entzieht bei gestörter Stoffwechsellage (Übersäuerung) genau wie jede andere Säure Mineralstoffe zum Abpuffern der Säure im Blut. Die anfängliche gesundheitliche Besserung nach der Aufnahme von Obstessig ist trügerisch, denn er führt zwar dem Körper die fehlenden Kaliumionen zu (Kaliummangel verursacht Darmträgheit), jedoch wiegt der Nachteil Calciumabbau diesen Vorteil nicht auf. Empfehlenswerter sind natürliche Kaliumquellen (siehe Vitamine und Mineralien).

Der russische Wissenschaftler Dr. Pavlov bewies, daß jeder Essig sowie Zitronensäure die Verdauungssaftproduktion erheblich herabsetzen. Dadurch liegt die Speise zu lange im Magen, gärt und endet als Säureablagerung in Zellen, Muskeln und Gelenken. Das häufige Aufstoßen nach dem Essen bekundet Übersäuerung oder Gärung im Magen; das Entweichen von Kohlendioxid (Gas) ist ein Anzeichen von Säureerkrankung im Magen. Das Zuviel an Säuren in Nahrung und Getränken nagt die Schleimhäute von Magen und Darm an und die Folgen sind Magen- und Darmschleimhautentzündung und Geschwüre. Für Abhilfe siehe Abbau von Gewebeschlacken, Schonkost und Therapeutische Hinweise. Hervorragende entgiftende Wirkung auf Eiweißfäulnisprodukte besitzen die Enzyme im rohen Kartoffelsaft; kleine Mengen vor den Mahlzeiten helfen die Magensäuredrüsen wieder anzuregen und wirken heilend auf die Schleimhäute (siehe Eisenmangel im Zusammenhänge mit Magensäuremangel).

Für und wider Milchsäure

Die L(+)Milchsäure entsteht beim anaeroben (sauerstoffunabhängigen) Abbau des Glykogens bei der Muskelkontraktion und ist ein Bestandteil des Stoffwechsels. Die Beseitigung dieser Milchsäure ist nur mit genügend Sauerstoffzufuhr (aerob) möglich; sie wird wieder in der Leber für die Neubildung von Zucker verwertet. Hingegen wird die D(-)Milchsäure (linksdrehend) nicht in den Stoffwechsel einbezogen und belastet die Nieren bei deren Ausscheidungsarbeit. Bei bereits saurem Körpermilieu mit überlasteter Niere und geschädigtem Darm (bei über 90 % der Bevölkerung bedeutet der üppige tägliche Milchsauerprodukteverzehr (Quark, Käse, Sauerrahm, Früchtejoghurt) noch mehr Säuren und ist nicht mehr der Gesundheit zuträglich.

Rechtsdrehende L(+)Milchsäure hat eine fäulnishemmende Wirkung und wird als natürliches Konservierungsmittel geschätzt. Die meisten mit Milchsäure haltbar gemachten Lebensmittel enthalten ein Gemisch von links- und rechtsdrehender Milchsäure (Racemat). Der Versuch, milchsaure Kost mit L(+)Milchsäure anzureichern, ist wertlos, da in jedem Fall auch linksdrehende D(-)Milchsäure und somit auch Racemat enthalten ist. Bei Anreicherung von Racemat im Körper (infolge Übermaß von milchsaurer Kost) kann es zu Störungen des Milchsäurestoffwechsels kommen (Belastung der Leber und Nieren; daher kann milchsaure Kost keine Heilnahrung für Kranke sein!). Die als gesund gepriesenen Vorteile der Milchsauerprodukte sind fraglich und überwiegen nicht den Nachteil, daß jede Ansammlung von Milchsäure den Mineralienbestand im Körper mindert (Fred Koch), denn bei bereits saurem Körpermilieu (verstärkt durch Krankheit und Schmerzen) wird Milchsäure wie alle Säuren durch Calciumentzug abgepuffert.

Die für Krebs- und MS-Kranke befürwortete überwiegend milchsaure Kost muß in Frage gestellt werden, da aufgrund der Erkenntnisse von Prof. O. Warburg in der Krebszelle eine Anhäufung von linksdrehender Milchsäuregärung zu finden ist. Eine überwiegend milchsaure Kost führt aber nicht nur beim Krebskranken zur Laktat-Azidose, denn die Leber kann nur begrenzt die Milchsäure zu Glykogen (gespeicherter Zucker) aufbauen. Aus diesem Grund kommt es besonders bei Anwendung der Milchsäure-Diät zur Glykogenverarmung in Leber und Muskulatur (Muskelschwund).

Allergien und Hautauschläge sind ernstzunehmende Signale

Auf der deutschen Ärztetagung (3/90) wurde eindringlich vor chemiegiftbelasteten Tropenfrüchten gewarnt: in der BRD leiden immer mehr Menschen an Allergien, Darmstörungen, Hautausschlägen und sogar an Schockzuständen (besonders Kleinkinder) nach dem Verzehr von Ananas, Kiwi, Mango, Papaya usw. Kein Wunder, wenn man bedenkt, daß die in Europa vor Jahren verbotenen Dünge- und Spritzgifte tonnenweise in die Dritte Welt verkauft wurden. Leider sieht der Genießer dieser exotischen Köstlichkeiten nicht, wie die Gifte sackweise ohne Vorsichtsmaßnahmen von unaufgeklärten Arbeitern (meistens Frauen und Kinder) ohne ausreichende Schutzmaßnahmen verteilt werden und diese durch das Einatmen der Gifte (auch Eindringen über die Haut) in kurzer Zeit schwerwiegende, oft auch lebensbedrohliche Gesundheitsschäden erleiden.

Welche Familie kann sich schon die teuren "unbehandelten oder wildgewachsenen exotischen Früchte" leisten, wenn sie mit "Fit-for-Life"-Früchtekost mithalten möchte? Die Motivierung zu diesem Exotic-Früchtekonsum steht nicht im Einklang mit dem ökologischen Gleichgewicht, noch mit dem Basen-Säure-Gleichgewicht, denn diese Früchte sind alle unreif geerntet, meistens säurebildend und können bei weitem nicht die Vitaminangaben der Nährwerttabellen rechtfertigen. Die Angaben beziehen sich auf sonnengereiftes Obst und sind für kalifornische Verbraucher bestimmt. Die Auswahl unserer europäischen Früchte ist üppig genug und wir sollten durch Nachfrage dazu anregen, daß unsere Fruchtbäume natur- und menschengerecht gehegt und gepflegt werden.

Das Genußgift Kaffee raubt uns nicht nur Calcium aus den Knochen, es dezimiert auch die Eisenaufnahme und damit die Sauerstoffversorgung der Zellen (Stoffwechselerlahmung). Bei regelmäßigen Kaffetrinkern werden nachweislich 50 % weniger Eisen im Magen-Darmtrakt resorbiert und vermehrt Calcium über die Nieren ausgeschieden. Die Stimulanzien lähmen das Schlafzentrum im Gehirn und durch den widernatürlichen Aufpeitscheffekt fließt zwar das Blut kurzfristig schneller durch unsere Adern, der ruhebedürftige Zellstaat wird jedoch mißhandelt, praktisch mundtot gemacht; ähnlich der Zudeckmethode vieler Arzneidrogen und Suchtmittel. Unsere Körperzellen können sich nicht mehr energetisch aufladen! Nach kurzer Zeit fühlen wir uns wieder abgeschlafft, energielos und die harmlose nächste Tasse führt zur Coffein- oder Teeinsucht. Süßstoffe mit

Saccharin- und Cyclamat-Gemischen haben im Tierversuch zu Blasenkrebs geführt; diese Süßmacher meiden! Kaffee verursacht durch den hohen Säuregehalt und durch die Röststoffe immer eine Reizung der Schleimhäute; dies ist oft der Auslöse-Effekt für eine Darmentleerung nach der regelmäßigen Tasse Kaffee frühmorgens. Greifen wir lieber zu einem wirksamen, magen- und darmfreundlichen Hausmittel: 1/2 Liter mundwarmen Leinsamensud (ohne Kerne) morgens nüchtern trinken. Als Geschmackzugaben eignen sich etwas Apfel- oder schwarzer Johannisbeer-Muttersaft, Molkosan oder Demeter-Süßmolke; separat auflösen und dann in den Sud einrühren.

Leinsamensud ist Balsam für den Darm und sollte unbedingt nach jeder Darmspülung oder Einläufen getrunken werden, damit sich die gereizten Darmschleimhäute schneller regenerieren können. Regelmäßig den Sud nüchtern morgens trinken, pendelt die natürliche Darmentleerung wieder ein.

Vor Mutagenen und Freien Radikalen wird gewarnt! Diese Substanzen verändern die Grundstruktur der Gene und schwächen das Immunsystem (Dr. Barry, Universität Washington). *Mutagene sind in allen radioaktiv bestrahlten Nahrungsmitteln und besonders in allen Speisen, die mit überhitzten Fetten und Ölen (rauchend) zubereitet werden,* wie alles Geröstete und Geräucherte, Hamburger und Hot Dogs, Chips und Nüsse jeder Art, Pommes frites, mit Zucker geröstete Backwaren, Röstgetreide (Müsli) und Toast, Röstkaffee, Karamelzuckerspeisen und gekochte Milchprodukte. Auch Fleisch, das längere Zeit in Kontakt mit Metall (Büchsen, Folien) war, entwickelt Mutagene. Weiterhin sind die herz-, nieren- und nervenschädigenden Bleigifte zu meiden, die in allen Speisen (auch Gefrorenem) in Alufolien, Zahnpasten in Alutuben, allen Dosengetränken und -speisen zu finden sind. Nicht zu vergessen die bleihaltigen Benzinabgase!

Freie Radikale sind hochaktive, aggressive Moleküle, die in unserem Zellstoffwechsel laufend entstehen. Bei gesunder Darm- und Immunsystemlage können unsere Abwehrkräfte die "bösen Radikale" unschädlich halten. Entscheidend sind die zunehmend durch äußere Einflüsse aktivierten Freien Radikale aus Abgasen, Zigarettenrauch (passives Mitrauchen-müssen), Medikamenten, Smog, UV-Licht, radioaktiver Strahlung, Entzündungsprozessen, Streß und Traumata. Die Radikale sind so "frei", sich das zu ihrer Vollständigkeit fehlende Elektron von anderen, gerade in der Nähe befindlichen Zellverbindungen mit Gewalt zu holen; dabei schädigen sie die betroffene Körperzelle so massiv, daß die Zelle meistens zugrunde geht. Wenn die Freien Radikale bis in den Zellkern vordringen, kann die Zelle sogar entarten und sich zur Tumorzelle (Krebs) entwickeln.

Freie Radikale wurden auch im Hautgewebe entdeckt, wo sie ebenfalls die Haut schneller altern lassen und Altersflecken hervorrufen. Mit vitamin-A- und -E-reicher Nahrung (z.B. Spirulina-Alge, Selen plus Vit. E) können die Störenfriede gebunden und außer Gefecht gesetzt werden. Die Forschung spricht von sogenannten Radikalenfängern (die Antioxidantien) als wirkungsvolle Gegenmaßnahme. Das sind Stoffe, die die schädigende Wirkung der Freien Radikale sowie auch krebsauslösender Substanzen im Körper aufheben. Dazu zählen

Carotinoide (Beta-Karotin, das Pro Vitamin A), Vitamin E, Selen und das Zellschutzvitamin C. Mit dem Kombinationspräparat Vit-Antox-M ist ein wirksamer "Radikalen-Fänger" verfügbar, siehe Bezugsquellen.

Mikrowellenerhitzte Nahrung ist weder für einen Gesunden noch für einen Kranken zumutbar. Der wissenschaftlich fundierte Beweis von Prof. Bernhard Blanc und Dr. Hans Hertel an der Schweizer Universität (raum&zeit 55/92) ruft zur Besinnung: *die Aufnahme von Nahrung, die in Mikrowellenöfen zubereitet wurde, bewirkt unmittelbar nach der Nahrungsaufnahme Veränderungen im Blut, wie sie bei der Auslösung eines Krebsprozesses vorliegen!* Inwieweit mikrowellenerhitzte Nahrung Mutagene hervorruft, ist unabsehbar. Tatsache ist, daß alle lebensnotwendigen Enzyme zerstört werden und die Nährsubstanzen eine strukturell unnatürliche Veränderung erfahren (Zerplatzen der Moloküle führt zur Zerstörung der Nährsubstanzen). Wissenschaftler in Rußland entdeckten als Folge von Mikrowellenstrahlung bei Pflanzen und Tieren besorgniserregende Veränderungen; beim Menschen wurden Schwankungen der Herzfrequenz und veränderte Nervenfunktionen festgestellt.

Die Bestrahlung von Lebensmitteln ist gesundheitsbedenklich und muß deshalb abgelehnt werden. Beispiel: bestrahlte Kartoffeln werden nach längerer Lagerung nicht mehr grün und zeigen nicht mehr das sich dennoch unter der Schale bildende giftige Solanin. Die gängigsten bestrahlten Produkte sind Kartoffeln, Zwiebeln, Gemüse, Geflügel, Getreide und Frischobst aus Belgien, Bulgarien, Frankreich, Italien, Niederlande, Polen, Spanien, Rußland, Ungarn und den USA; fast alle Überseewaren, (besonders die schnell verderblichen) sind mit höheren Dosen bestrahlt (Webb, Lang: Bestrahlte Nahrung; Knaur TB 6017-5).

Wollen wir weiterhin die Opfer der Konsummanipulation mit ihren versteckten Süchtig- und Sauermachern bleiben? Fortschritt heißt "fortschreiten" von all dem, was raffiniert verpackt und verfeinert ja so gut mundet und unsere Geschmackssinne pervertiert, die Augen blendet und die Sinne verwirrrt. Zweifelsfrei löst die denaturierte und chemisch behandelte Nahrung chemische Veränderungen destruktiver Natur nicht nur in den Organen, sondern auch in den Gehirnzellen aus: Minderung der Impulsübermittlung von Nervenfasern zu Gehirnzellen, Depressionen, Agressionen, Willens- und Bewußtseinsschwächung und damit auch Genschwächung in der neugeborenen Zelle.

Um den enormen Einfluß auf menschliches Verhalten durch chemische Veränderungen wissen die Top-Lebensmittelchemiker und nicht zuletzt die gesamte Lobby, die sich für Genmanipulation und gengeimpfte Nahrungsmittel einsetzen.

Säureschäden durch Elektrosmog

Die Belastung durch die Strahlungsintensität (Elektrosmog) aller Mikrowellenerzeuger wirkt stark säuernd im menschlichen Körper. Dazu zählen Fernseh-, Radar-, Richtfunk-, Mikrowellen-Therapiegeräte, Mikrowellenöfen und Satellitensender. So legte Dr. Schulte in seinem Handbuch der Geo- und Baubiologie folgende Tatsache dar: In einer Zeitspanne von 2 Jahren nahm das Waldsterben in der BRD um 500 % zu. Eine Vielzahl von Millimeterwellen- und Satellitensendern wurden in dieser Zeit in Betrieb genommen. In Gebieten, wo der Boden keine meßbare Übersäuerung aufwies, wurde dennoch an den Bäumen das Eingehen der Feinwurzeln festgestellt. Selbst in Kanada wurde diese Beobachtung bestätigt.

Nach Brodeur ist der ständige Strahlenhintergrund, der von Mikrowellen herrührt, ca. 100millionenmal höher als die natürlichen elektromagnetischen Wellen der Sonne. Die Auswirkungen der Stärke dieser Mikrowellenstrahlung läßt berechtigte Rückschlüsse zu, indem das Absterben der Baumwurzeln parallel zum Verkümmern von Haarwurzeln und Nervenenden zu sehen ist. Erwähnenswert ist die Forschungsarbeit der Verbraucher-Initiative e. V., Breite Str. 51, 53111 Bonn.

Die Problematik einer fachgerechten Zahnsanierung.-Zur wesentlichen Voraussetzung einer richtigen Körpersanierung gehört auch die Berücksichtigung der Beschaffenheit aller Materialien (Metalle, Kunststoffe), die am Körper getragen werden (Brille, Schmuck, Uhren, Kleider) oder sich im Körper befinden, vor allem im Bereich der Zähne. Die schleichenden Schädigungen durch inkorporierte Gifte (Zahnwerkstoffe, Metalle und deren Oxide, auch Kunststoffe) können zu anhaltenden Beschwerden führen, ohne daß hierfür zunächst Gründe gefunden werden. Das Austesten der Kunststoffe und Metalle mit Elektroakupunktur (Messung der Potentialströme am Patienten) führt nicht immer zum Erfolg, da diese als Material auch innerhalb des Meßkreises des Gerätes verwendet werden. Bei allen chronischen Erkrankungen, besonders bei MS und Krebs, wird jede Naturheiltherapie durch nicht fachgerechte Entfernung und Ausleitung des Amalgams und durch die Streuherde toter Zähne blockiert. Siehe Auswirkungen der Umweltgifte Seite 115 und Anhang Adressen.

Azidose als Auslöser von MS und Krebs

Der Nobelpreisträger Prof. O. Warburg entdeckte, daß die Krebszelle überwiegend nach dem Ur-Stoffwechselprinzip der Gärung lebt. Zweifelsfrei können wir erkennen, daß die heute übliche gärungsaktive Kost krebsfördernd ist. *Die Darmgifte - eine Begleiterscheinung der Azidose - und die Streßsäuren beschleunigen Zellzerfall und Immunsystemschwäche.* Vor Jahrzehnten warnte der deutsche Arzt und Chemiker F. Sander: der Grad der Säuerung und Alkalisierung ist weitgehend von der täglichen Nahrungsaufnahme abhängig. Kunstdünger, Spritzmittel und Chemikalien zur Haltbarmachung haben als "Hilfsmittel" den Vollwert der Nahrung erheblich gemindert; sie verändern das natürliche Basen-Säure-Gleichgewicht in der Ur-Nahrung zu einem Säureübergewicht. Beispielsweise ist die ohne Pestizide biologisch angebaute Sojabohne eine basenüberschüssige Vollwertnahrung, jedoch nicht die überwiegend angebotenen Sojaprodukte. Diese werden durch die Aufnahme von Herbiziden, Hexan (ein Gift vorwiegend bei Sojaauszugsprodukten) und anderen Chemikalien zu Säurebildnern deformiert. Selbst das Menü in Kliniken und feinsten Restaurants, kurz fast alles, was wir heute essen, ist säureüberschüssig. *Die meisten Menschen befinden sich unwissentlich in einem Zustand der verborgenen Übersäuerung (latente Azidose)*, die durch die üblichen ärztlichen Untersuchungsmethoden nicht festgestellt werden kann.

Die Entstehung der Krebszelle und auch von MS wurzelt im übersäuerten Körpermilieu. Kristallisierte Säuren können durch Schmirgeleffekt Nervenentzündungen verursachen, die haarfeinen Nervenenden abätzen und somit die Impulsübermittlung vom Gehirn zu den Muskeln unterbrechen. Folgeerscheinungen der Azidose, wie Hefepilzüberwucherung, leisten Krebs Vorschub; bei den meisten Krebs- und MS-Patienten in USA wurden Candida-Mykosen festgestellt. Dieser aggressive Hefepilz attackiert wie die Krebszelle die körpereigene Immunabwehr. Nach neuesten Erkenntnissen kann es sich auch bei MS um eine Fehlreaktion der körpereigenen Abwehr handeln. Die Immunabwehr ist fehlgesteuert und richtet sich so gegen den eigenen Körperzellstaat, Autoaggressionskrankheit genannt. Dazu zählen Aids und MS.

Kein Wunder, daß das Immunsystem verrückt spielt, wenn man bedenkt, was ihm alles aufgelastet wird; zusätzlich die Abwehrarbeit gegen eine Fülle von giftigen Fremdkörpern (Chemiegift in Luft., Wasser, Nahrung, Mobiliar), die ständig in uns hineinströmen und dazu der eigene innere Kampf gegen Pilze, Aflatoxine, Viren, Mykosen, Wucherzellen und geistigen Müll (destruktives Gedankengut).

Unumstößlich steht der Beweis, daß negative Gedankenschwingungen und destruktive Eindrücke (Überangebot in Massenmedien) die Immunabwehrkörper auf die gleichen Werte dezimieren wie in der akuten Krebsphase (Universität Boston, USA). Die Tatsache, daß fast jeder 4. Mensch an Krebs stirbt (Internationaler Krebskongreß 1978) spricht für sich; ebenso leiden ca. 20 Millionen an Krebskrankheiten. Eine krebsfeindliche Kost für Körper und Gemüt wurde schon damals proklamiert; leider hat sie das Ohr der meisten Krebsopfer nicht erreicht.

Was uns sauer machen kann - aus unserem Leben entfernen! Dazu zählen auch die Miesmacher und Nörgler, Spannungszustände zu Hause durch Familie oder Partner und auch am Arbeitsplatz, Lärm und Gestank, besonders zu Ruhezeiten. Nicht zuletzt müssen wir all die Konflikte lösen, die dazu beitragen, daß wir über uns selbst sauer sind. Auf die Krebszelle sauer zu sein, schwächt nur noch mehr die Immunabwehr. Hier muß ihre Entstehung aus der Vielschichtigkeit der zugelassenen Einflüsse erkannt werden: kein Mensch hat uns den Krebs gemacht; wir haben die Umstände, die dazu beitragen, aus Ignoranz und Bequemlichkeit zugelassen. Wir müssen systematisch all die Faktoren durchdenken, die Krebswachstum begünstigen und dann abwägen, ob unser Leben und die Wiedergewinnung eines gesunden Körperzellstaates große Veränderungen wert sind. Die kleinen machbaren Veränderungen mit großer Wirkung sind:

Säureüberschüssige Nahrung meiden: Fleisch, Fisch mit hohen Purinwerten (s. Tabelle Nützliche Aufklärung), alle Konservenwaren, Eierspeisen, besonders Mayonnaisen, Fertigsalat-Dressings, Schmelz- und Schimmelkäse, Quark, alle Getreidesorten (Ausnahme Amaranthgetreide, Buchweizen, Dinkel, Hirse, frischer Mais), alle Brote (außer aus angekeimten Körnern), Mehlspeisen, weißer Reis,

Topfen, Essigsaures, Ketchup, Cola-Getränke, erhitzte Fette und Öle, alle über 60 Grad erhitzten Milchprodukte, Alkohol, Kakao, Kaffee, Schwarztee, Zucker, Kuchen und Süßspeisen.

Basenüberschüssige Nahrung wählen: rohes, nicht zu süßes Obst, fast alle Gemüsesorten (außer oxalsäurehaltige), Kartoffeln, Buchweizen, Dinkel, Hirse, Mais, Keimnahrung, Sojaprodukte (rückstandsfrei), Ziegen- Schafsrohmilch, Mandel- und Kokosnußmilch, (rohes Sauerkraut oder -saft, selbstgesäuerte Rohmilch nur in kleinen Mengen). Eine ähnlich sinnvolle MS-Diät bewährte sich bei der Betreuung einer seit 20 Jahren an den Rollstuhl "Gebannten".

Nahrungsquellen aus möglichst chemiegiftfreiem Anbau wählen, Frischobst und Gemüse nach den Jahreszeiten, ggf. nicht feucht gehaltene, schwefelfreie Trockenfrüchte; unreif geerntetes und überdüngtes Überseegemüse und -obst meiden! Alle Gemüsesorten, Keimnahrung und Ölfrüchte möglichst als Rohkost essen. Wenn Milch, dann nur Schafs-, Stuten- oder Ziegenmilch als Mahlzeit für sich allein verzehren; keine Kuhmilchprodukte (s. Calciummangel und Ursachen). Kapitel Schutzmaßnahmen gegen Schwermetallgifte beachten; diese Gifte fördern in ähnlicher Weise wie Erdstrahlenbelastung die Thrombozyten-Aggregation (krebsaktivierend). Eisenmangel leistet der Krebsanfälligkeit Vorschub, s. hierzu Kapitel Eisenmangel und Nützliche Aufklärung: Genußgifte.

Pro und Kontra milchsaure Kost: eine überwiegend milchsaure Kost führt nicht nur beim Krebskranken zur Lactat-Azidose, denn die Leber kann nur begrenzt die Milchsäure zu Glykogen (gespeicherter Zucker) aufbauen. Aus diesem Grund kommt es besonders bei Milchsäure-Diäten zur Glykogenverarmung in Muskulatur (Muskelschwund) und Leberschäden. Milchsaure Kost ist in Maßen für den Gesunden tolerierbar, jedoch nicht für Krebs- und MS-Kranke und ist auch keine vor Krebs schützende oder gar krebsheilende Kost (Nützliche Aufklärung).

Bedenklich stimmt auch die Tatsache, daß die Krebszelle ihren Energiebedarf überwiegend aus der Gärung deckt. Die Krebszelle hungert förmlich nach gärungsaktiver Kohlehydratnahrung (Musterbeispiele: Früchtemüsli, Früchtejoghurt, Käsesahnekuchen, Käse- oder Wurstbrot, Honig- oder Marmeladebrot etc.; siehe Trennkostregeln). Wollen wir der Krebszelle den Nährboden entziehen, müssen wir auf diese gärungsaktiven Süchtigmacher verzichten.

Bedenken wir, daß es oft viele Jahre dauert, bis eine Krebsgeschwulst als schmerzhaft empfunden wird und somit meistens erst im fortgeschrittenen Stadium erkannt wird. Hier schützt uns eine vorsorgliche Lebensweise. Die Überernährung mit Fleisch, Fett und Eiern erhöhte in den letzten Jahren die Zunahme von Dickdarmkrebs um 100 %, Brust- und Prostatakrebs um 50 %. Der Nitratgehalt im Gemüse bedingte eine Vermehrung von Magenkrebs um 25 %. Alle Röstprodukte, auch coffeinfreier Kaffee, leisten ebenfalls Vorschub für Krebs.

Krebserzeugende Nitrosamine und Aflatoxine meiden; diese bilden sich im salzsauren Magenmilieu aus den mit Nitrit belasteten Lebensmitteln, wie alle rotgefärbten Fleisch- und Wurstwaren, Gebratenes, Gepökeltes und Räucherwaren. Treibhausgemüse ist mit 30 % mehr nitratbelastet als Freilandgemüse.

Gefährlich ist auch der Nitratgehalt im Trinkwasser! Belastungsgrenze für Babys 10 mg; ein gesunder Erwachsener könne das 4 - 5fache verkraften? - jedoch nicht der schon kranke Mensch. Wenn die Aflatoxine (Stoffwechselgifte der Schimmelpilze) im Körper zurückbleiben, kann dies zu ernsthafter Leberschädigung bis zu Leberkrebs führen, siehe Kapitel Candida.

Tierisches Eiweiß und Eiweißspeicherkrankheiten, "die Wendt-Therapie". Prof. Lothar Wendt: nach jeder erhitzten Mahlzeit, besonders tierischem Eiweiß - dazu zählt auch die Milch - steigt die Anzahl der weißen Blutkörperchen (Leukozyten) um das 2 - 3fache an; das bedeutet, die Sauerstoffzufuhr wird abgedrosselt und die roten Blutkörperchen vermindert. Einer der Hauptgründe, warum wir uns nach einer Fleischmahlzeit müde oder abgeschlafft fühlen. Die übliche Tasse Kaffee hinterher ist ein "Peitschenhieb" für den ohnehin schon gequälten Körperzellstaat, s. Nützliche Aufklärung. Rücksichtslos schaufeln wir "Körpermüll" produzierende Kost hinein und erwarten dennoch optimale Zellfunktion.

Bei den meisten Krebs- und MS-Kranken wurde eine erhöhte Leukozytenzahl festgestellt; dies bedeutet immer eine Schwächung der Immunabwehr. *In gleicher Weise schädigen auch die zu großen Eiweißmoleküle der Fleischprodukte,* die mangels Enzymen und Verdauungsäften sogar von der Immunabwehr als Fremdkörper behandelt werden. *Ein Beweis dafür, daß Fleisch nicht für den menschlichen Organismus gedacht ist.* Fleischfressende Tiere neutralisieren 98 % ihrer Harnsäure, indem sie mit dem Enzym Uricase (fehlt beim Menschen) die Harnsäuren in das weniger schädliche und leichter lösliche Endprodukt Allantoin umwandeln können. Die Rohfleischesser Eskimos und einige Naturstämme gleichen die sich bildenden Harn- und Stoffwechselsäuren mit dem Dazutrinken von basischem Blut aus. Der übliche Mitverzehr von Seetang im Norden und grünen Papaya im Süden hilft durch seinen Enzymreichtum, das Fleischeiweiß aufzuspalten, schneller zu verdauen und reduziert somit die Verwesungsgiftgefahr im Darm. Das Millionengeschäft mit den eiweißspaltenden Enzymtabletten (meistens Papain, Bromelain und Pankreasextrakt von Tieren) beseitig weder den Körpermüll noch die Ablagerungskrankheiten, sondern ist lediglich eine Symptombehandlung. Bis die gekochte Fleischkost in 12 - 14 Stunden den Darm passiert hat, haben sich massiv gesundheitsschädigende Zersetzungsgifte gebildet (Rückvergiftungseffekt, Darmgifte - Blutbahn).

In der Natur liegen die Mittel aller Heilung! An erster und nächster Stelle steht das Gersten- oder Weizengras mit seinen krebshemmenden Enzymen, unübertroffen in seiner Wirkung auf Körperentgiftung und Zellenerneuerung. Eine Medizin, die wir nicht kaufen, jedoch selbst in jeder Stadtwohnung herstellen können. Im Kampf gegen Wucherzellen und Parasiten stehen uns der Frischblattextrakt des Aloe-Kaktus (Aloe-Essenz, Bezugsquellen), der segensreiche Papayabaum (s. Anhang) und auch die Mistel zur Seite. Dr. C. Shaw und Dr. C. N. Lai (USA) erforschten, daß Linsen- und Mungobohnenkeimlinge das Wachstum von Krebszellen stoppen. Die aktivsten Substanzen sind im Chlorophyll und den einzigartigen Enzymkomplexen und noch reichlicher im Weizengras zu finden.

Auf dieser Erkenntnis basiert auch die seit 20 Jahren in den USA bewährte Heilmethode von Dr. Ann Wigmore mit Sprossen und Weizengras gegen Krebs und alle chronischen Krankheiten. Diese pflanzlichen Nahrungsmittel, wirksam gegen Krebs, habe ich an mir selbst efolgreich erprobt und kann diese mit voller Überzeugung jedem Hilfesuchenden empfehlen!

Auf dem Gebiet der MS-Behandlung mit Enzymen kann Frau Dr. Neuhofer in Salzburg von ihrer eigenen MS-Genesung berichten. Mit einer von ihr entwickelten Diät mit hohem Anteil an Rohkost, Zufuhr mehrfach ungesättigter Fettsäuren (Omega-3-; Emepa 70) und Wobe-Mugos-Enzymen konnte sie bis jetzt bei mehr als 600 MS-Kranken das Fortschreiten der Erkrankung eindämmen.

Die Colonic-Hydro-Therapie gewährleistet eine effektive Darmreinigung. Meistens bedarf es einiger Wiederholungen, um alte teerähnliche Verkrustungen zu lösen, die oft zur jahrzehntelangen Selbstvergiftung und Organschädigung beigetragen haben. Ein Colonic-Gerät sollte heute in keiner fortschrittlichen Klinik fehlen. Gerade bei Allergien, Candida-, Krebs- und MS-Leiden muß zuerst einmal der Darm von alten Schlacken befreit werden, bevor weitere Behandlungsmethoden dauerhaft wirken können! Durchführung von Colonic-Hydro-Therapie: siehe Kapital Candida und Anhang.

Krebs und auch MS können wir aus unserem Leben bannen, wenn nicht nur die Symptome behandelt werden, sondern der saure Nährboden, auch im Gemütsbereich (Disharmonie und Konflikte), abgebaut werden. Zur Gesundung verhelfen wir unserem Körperzellstaat, wenn wir all unsere geistigen wie körperlichen Kräfte für Neuaufbau mit den nur besten natürlichen Heil- und Nährsubstanzen und Anwendungen unterstützen. Welche Substanz oder Therapie unseren Zellstaat stärkt oder schwächt, kann mit Hilfe der cranio-sacralen Therapie (Armlängenreflextest) festgestellt werden, eine sichere Methode, die jeder Laie in Wochenendseminaren selbst erlernen kann (Info siehe Anhang Adressen).

Möglichkeiten der Krebsfrüherkennung:

Blut-Test nach Dr. Aschoff und Dr. von Brehmer, Labor für Humoraldiagnostik, Goldbacher Str. 9, D-63739 Aschaffenburg, Tel. 06021-13 935.

HLB-Blut-Test und Dr.-v. Brehmer-Test (Kombitest), Humoralpathologisches Laboratiorium, Quellenstr. 1, 95213 Münchberg, Tel. 09251-5353.

Servamed-Blutkristall-Bild: dieser Test liefert Aufschluß über Organübersäuerungsschäden und Krebsfrüherkennung; Servamed Labor und Diagnostik, Im Winkel 8, 55262 Heidesheim, Tel. 062132-5106

Die unmittelbaren Zusammenhänge über Auswirkungen der Azidose auf Krebs- und MS-Entwicklung habe ich in einem kleinen Handbuch, verständlich für jeden, ausführlich dargelegt. Dort finden sich ebenfalls praktikable Lösungen, natürlich wirksame Methoden und ein Selbsthilfe-Ganzheitsprogramm mit Diätplan (H. Neumann, Stop dem Krebs und MS-Erkrankung).

Für alle Azidose - Geschädigten

Die Naturheilkräfte und Hilfsstoffe können nur ihre potentielle Heilwirkung entwickeln, wenn der Mensch es lernt, sich schrittweise aus seinem sauren Körpermilieu zu befreien. Das heißt, die "Sauer-Macher" im körperlichen und auch im geistigen Bereich abzubauen. Das gewohnt "Sauermachende" muß durch die Freude am Neuen, Heilbringenden ersetzt werden. Homöopathie und Bachblüten wirken positiv in die körperliche und geistige Ebene ein und können Heilprozesse beschleunigen. *Es gibt kein Rezept für Wunderheilung*, jedoch brauchbare Anregungen, unsere Gesundung in unsere Hand zu nehmen. Glauben wir, der Mensch sei mit weniger Selbstheilungskräften als das Tier oder die Pflanze ausgestattet? Das Tier wählt instinktiv bei Erkrankung das Heilfasten, indem es nur noch trinkt, Gras oder Grünpflanzen kaut und die Ruhe sucht. Selbst Fleischfresser laben sich dann nur am basischen Blut ihrer Beute. Der chronisch Erkrankte sollte auf Fleisch als Eiweißquelle verzichten, das dem Körper 70 % Verdauungsenergie raubt, ca. 70 % nicht verwertbares Protein als Schlacken hinterläßt und somit nicht zur Kräftesammlung oder Heilnahrung dienlich sein kann.

Bedenken wir, daß 20 Personen (Vegetarier) von den Unkosten ernährt werden können (Zuchthaltung, Antibiotika, Schlachthauskosten, Verpackungsmaterial und Werbung, Transport), die notwendig sind, um nur eine Person mit dem Durchschnittsfleischbedarf zu beliefern. Die Fakten aus geprüften Statistiken zeigen weiterhin: die Brustkrebsrate ist bei Frauen, die täglich Eier, Butter und Käse (aus Massenzuchthaltung) essen, 3mal höher im Vergleich zu einem eingeschränkten Konsum von 1 - 2mal pro Woche. Ich empfehle jedem die erschütternde Aufklärungsinformation "Realities" von Earth-Save, P.O.BOX 949, CA 95018 Felten, USA, erhältlich im Fürhoff-Verlag, Postfach 3107, D-82312 Starnberg (englische oder deutsche Version, bitte Briefmarken je DM 6.-- inkl. Porto beilegen).

Es ist die lebendige, naturbelassene Nahrung mit der ihr innewohnenden Kraft zum Weiterwachsen, die unsere Zellerneuerung anregt. Hierzu ein Zitat von Khalil Gibran: Zermalmt ihr einen Apfel oder eine Nuß, so spreche euer Herz dazu: dein Same wird in meinem Körper leben und mir Kraft für gute Früchte geben - und wenn ihr ein Brot ohne Liebe backt, ist es nicht nährend, denn euere Vibrationen sind darin eingewoben. Euer Tisch sei euch Altar und euer Mahl sollte mit Dankbarkeit und Freude verzehrt werden; doch tötet ihr ein Tier für euere Gelüste, so wird die gleiche Macht euere Kräfte verzehren, die euch zum Töten treibt!

Wenn uns die Umstellung von der "Zivilisationskost" mit ihren versteckten Süchtigmachern schwerfällt, rufen wir uns den hilfreichen Leitsatz in unser Gedächtnis: *Ich will nur noch das Beste für meinen Zellstaat,* damit er die Vitalkraft erhält, um mir funktionsfähig dienen zu können. Ein Ingenieur ist bedacht, seine Maschinen zu warten, sein Auto mit dem besten Treibstoff zu füttern. Wir erwarten von unserem Körperzellstaat trotz nachlassender "Innenpflege" und verminderter Nahrungsqualität, daß er uns zuverlässig dorthin transportiert, wo immer unser Kopfdenken ihn hindirigiert. Unsere feinen Nervenfasern sind durch die Reizüberflutung in allen Bereichen empfindungsarm geworden; wir können die Körpersprache (Signale) nicht mehr wahrnehmen und werden erst durch eine massive Organschädigung wachgerüttelt. Warum lassen wir es soweit kommen? Wieviel Zeit und Wartungsaufwand investieren wir in die Maschinerie um uns herum!

Wir vergessen, daß die Seele der Träger aller ordnenden, sinngebenden und formenden Kräfte im Menschen ist. Der Körperzellstaat, das Haus unserer Seele, besitzt in all seinen Zellen treibende, reproduzierende Kräfte, die sich nach einem genialen Ordnungsprinzip unablässig teilen und vermehren. Sie bringen jedoch aus sich selbst keine höhere Ordnung hervor und bei Nährstoff- oder Sauerstoffmangel sterben sie ab und bilden tote Zellschlacken. Solche Schlackenhalden sind willkommene Brutstätten für Viren, Bakterien, Pilze und Krebs. Krebsartige Zellen fressen einerseits den Abfall und schützen den Körper vor einer Vergiftung (Notwehr), andererseits ist jedoch der Zellstaat durch das unkontrollierbare Krebswachstum gefährdet. *Krebs manifestiert sich als seelenloses Eigenleben im Körper.* Die Entstehung geht in den meisten Fällen auf Nachlässigkeit - oft aus Lieblosigkeit zu uns selbst - und Kraftlosigkeit zurück, weil innere oder äußere Vorgänge uns seelisch stark geschwächt haben. Bei Pilzbefall lassen wir unbewußt aus Gleichgültigkeit oder aus Kraftlosigkeit eine Fremdbesiedelung in unserem Zellstaat zu. Auf der geistigen Ebene dulden wir eine Fremdbestimmung; dazu trägt vor allem die Konsummanipulation durch die Massenmedien (Filme, TV-Werbung, Zeitschriften usw.) bei.

Unser Körperzellstaat will und kann sich heilen, wenn wir für Ruhe, Reinigung, aufbauendes Gedankengut und für naturbelassene Nährstoffe sorgen.

Wie kommen wir in Kontakt mit unseren Selbstheilungskräften?

Gedanken sind Kräfte - sind Energien, die etwas bewegen oder verändern können. Je stärker ein Gedanke ist, um so kraftvoller ist seine Schwingung (Energie), um ihn im stofflichen Bereich zu manifestieren.

Die Autosuggestion ist eine effektive Methode, die Kräfte und Fähigkeiten des Unterbewußtseins zu nützen und nach dem eigenen Willen zu lenken. Durch regelmäßige Wiederholung von lebensbejahenden Erfolgsgedanken entwickeln wir durch die willentlich gesteuerte Programmierung eine verstärkte Willenskraft und nie zuvor gekannte Kraftquellen. Wir beginnen zu fühlen, wie bis jetzt ungeahnte Kräfte (Selbstheilungskräfte) in uns wachsen und unser Glaube an Heilung wächst mit!

Besonders wirkungsvoll arbeiten für uns im Unterbewußtsein die lebensbejahenden Gedanken, die wir in Form von Leitsätzen vor dem Einschlafen innerlich wiederholen oder unser Unterbewußtsein mit Autosuggestions-Kassetten positiv einstimmen: Klangfarbenkassette "Aktivierung der Selbstheilungskräfte" von Halima Neumann, siehe Bezugsquellen.

Kopfzonenkarte mit Akupressurpunkten

Die "Schwachzonen" zeigen Organstörungen an!

Zonen mit Kreisbewegung massieren!

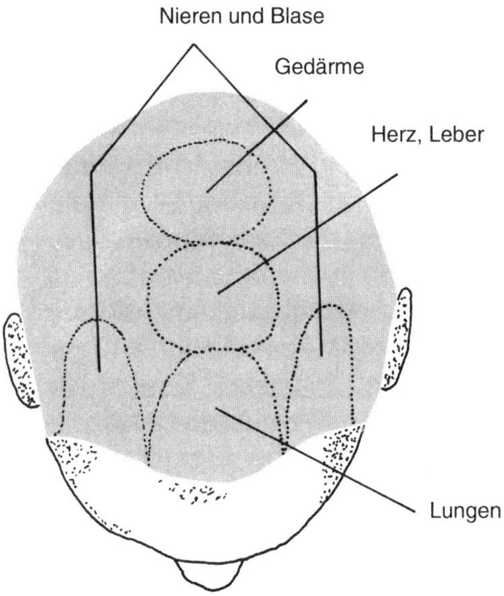

Die Akupressurpunkte lösen "Energie-Blockaden"

Punkte mit Fingerdruck und Kreisen massieren!

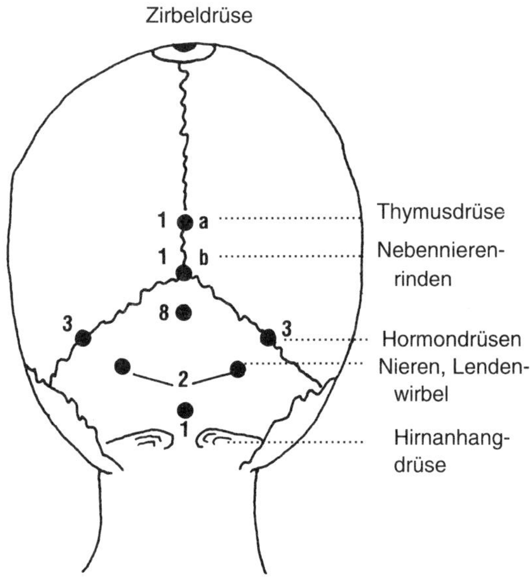

Auswirkungen:

1 Hypophyse, Gehirn, Gemüt, alle Drüsen
1a Immunsystem, Anämie, Abwehrkräfte
1b Blutzucker, Darmfunktion, Stress- und Schockausgleich
2 Haut, Nieren, Rückenschmerzen
3 Sexorgane, Hormonfunktion
12 Gehirn u. Gesamtnervensystem

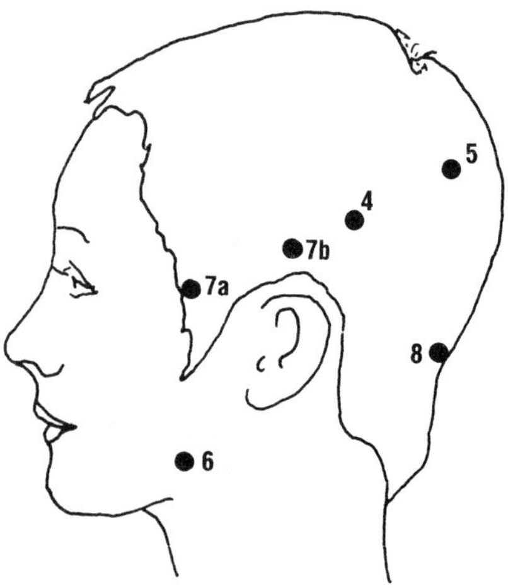

4 Milz, Blutzuckerkontrolle
5 Dünn- und Dickdarm, Verdauung
6 Magen, Augen, Nase u. Nebenhöhlen
7a Nieren, Nackenwirbel
7b Gallenblase, Nervenfunktion
8 Galle, Gehirn, Herz, Leber, Lungen

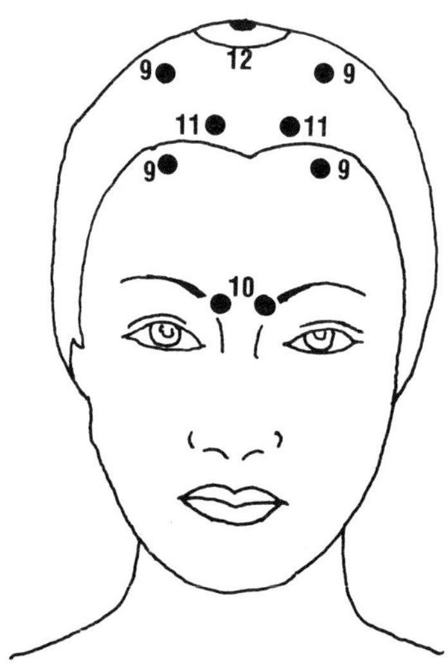

9 Leber, Augen, Kopfschmerzen
10 Blasenfunktion und Stress
11 Verdauungsorgane, Blase und Stresskontrollpunkte
12 Zentralnervensystem u. Gehirn, Herz, Leber, Lunge, Magen, Blase

Haar- und Kopfhautprobleme

Die Haare werden in der chinesischen Naturheilmedizin als die "verlängerten sensiblen Nervenden" betrachtet. Sie stehen oder fallen mit dem Gemüts- und Gesundheitszustand. Wollen Sie Ihren Haarwuchs zurückgewinnen und erhalten, so ist dies nur mit einer sinnvollen Umstellung der Ernährung und einer Änderung der eingefahrenen Lebensgewohnheiten möglich.

Es ist ein weitverbreiteter Irrtum, daß ein üppiger Haarwuchs vom Proteinkonsum abhängt. Bedeutend wichtiger sind die Mineralien, die wir heute nur noch in biologisch gewachsenem Gemüse, Körnern, Samen, Nüssen und nicht verseuchtem Quell- und Meerwasser finden. Eine ausreichende Mineralstoffversorgung wird mit zunehmender Umweltverschmutzung immer schwieriger. *Die Eiweiß- und Fettüberernährung in USA und Europa ist eine wesentliche Mitursache für vorzeitigen Haarausfall.* Ein Übermaß an Fett und Eiweiß führt zu Säureablagerungen und zur Anhäufung von Fett- und Schlackzellen. *Zusätzlich verdickt sich die Galea, eine Hautschicht unter der Kopfhaut*; damit wird die Blutzufuhr durch die feinen Kapillargefäße zu den Haarwurzeln blockiert. Der Überkonsum an Protein-, Fett und Süßmehlspeisen führt erfahrungsgemäß auch zur Talgdrüsenüberfunktion und Talgknotenbildung unter der Kopfhaut.

Wir kennen das Erscheinungsbild, daß bei der Frau in Streßsituationen (auch Menstruation) die Haare zusammenfallen oder bei ständigen inneren Spannungszuständen (Angst, Haß, Mißgunst, Ärger usw.) die Haare ergrauen. Beim Schock muß das durch Streßsäure verdickte Blut große Mengen von basischen Mineralien aus dem Körper abziehen und bevor es an die Knochensubstanz geht, können die Haare über Nacht ergrauen. Studien in USA besagen, daß die meisten "Haargeschädigten" in einem übersäuerten Körperzellstaat leben, womit kontinuierlicher Mineralstoffabbau mit einhergeht. Gerade diese Mineralien, die zum Abpuffern der Säuren aus dem Körper abgezogen werden, sind mit die wesentlichen Substanzen, die für kräftiges Haar und Haarpigmentbildung (Farbe) nötig sind. Außer dem Stütz- und Aufbaumineral Calcium sind Eisen und Kupfer für die Haarfarbe verantwortlich, für die Haarstruktur und Wurzeln Vitamin A, B und E, Lecithin und Kollagen. Die Kollagenbildung aus pflanzlichem hochwertigem Eiweiß wie Spirulina-Alge ist der Eiweißquelle Fleisch vorzuziehen, da wir uns damit wieder die haarfeindlichen Purinsäuren, Antibiotika- und Hormonrückstände mit einverleiben. Avocado und Sojalecithin können mit dem lecithinreichen rohen Eigelb mithalten. Die beste Vitamin E-Quelle ist der Weizenkeimling oder das Weizenkeimöl. Die reichhaltigste Quelle für Vitamin A und B, Eisen und Kupfer ist die Alge Spirulina.

Die markierten Schwachzonen auf der Kopfzonenkarte zeigen uns, daß die sehr häufig gelichteten Haarbereiche auf die Organzonen Blase, Nieren, Leber und Lungen hinweisen. Das sind genau die Organe, die durch Übersäuerung zuerst geschädigt werden. Dazu betrachten wir die Auswirkungen unserer Lebensgewohnheiten: täglicher Alkoholkonsum raubt dem Körper Vitamin B und Calcium, schädigt Leber, Nieren und Blase, ebenso exessiver Fleisch- und Fettkonsum. Rauchen zerstört die Lungen. Diese Organe können durch den Raubbau unserer Vorfahren erblich schon geschwächt sein und somit zeichnen sich die Schwachstellen im Kopfbereich oft früher und deutlicher ab.

Die unerschöpflichen Regenerationskräfte beim Menschen und in der Natur lassen dort neue Wurzeln sprießen, wo Nährboden und Nährstoffe (Blut) gesunden! Jeder kleinste Zellkern ist mit der genetisch bedingten Erbenergie zum Wachsen programmiert. Es gibt Zellzonen im menschlichen Körper, die durch Vererbung mit geschwächter Erbenergie ausgestattet sind. Diese so von Geburt an geschwächten Zellzonen können mit einer optimalen Aufbaunahrung (Frischzellkeimnahrung) und Sauerstoffversorgung (Atmungs- u. Bewegungstherapie) gestärkt werden. Dies erfordert lediglich unsere Willenskraft und Bereitschaft zum selbsttätigen Handeln, sich das Wissen anzueignen und in die Tat umzusetzen. *3 Minuten Zeit pro Tag für die Aufzucht einer wertvollen, giftfreien Frischzellnahrung (Keimgut) und 2mal 10 Minuten Bewegungstherapie sollten uns unsere Gesundheit mit Haut und Haaren wert sein!*

Pflanzen-Chlorophyll fördert die Haut- und Haarpigmentbildung, ist der Baustein für das Blutplasma, Sauerstoffspender in Flüssigform, heilend und regenerierend für alle inneren Organe, besonders Leber, Herz und Lungen. Chlorophyll ist am reichhaltigsten in der dunkelgrünen Alge Spirulina enthalten. Als die ideale Nährstoffquelle für gesunde Haare, Haut und alle Körperorgane liefert die Alge sofort verfügbare Proteine, die als Zellbausteine ohne Verdauungsarbeit für Zellreparatur und Gehirnnahrung zur Verfügung stehen. Der voll verwertbare organische Eisenanteil von 12 mg je 3 Gramm Algenpulver und der hohe Beta-Carotingehalt verhelfen zu einer gesunden Haut und ursprünglichen Haarfarbe.

Warum leiden Männer früher unter Haarausfall als Frauen? Seit Generationen trinken die Männer mehr Alkohol und das mit Vorliebe zum Essen, was zu täglichen Gärungssäuren führt. Dazu kommt der weit höhere Fleisch-, Wurst- und Fischverzehr vom Mann gegenüber der Frau. Diese Eiweißnahrung führt zu Eiweißspeicherkrankheiten, Harnsäureansammlungen und verschlackten Kapillargefäßen. Die Frau folgt intuitiv noch mehr ihrer Körpersprache und stillt das Verlangen nach basischen Gemüsen und Obst als Ausgleich für die säurebildenden Hauptnahrungsmittel in Europa: alle erhitzten Getreidesorten, Brote mit Hefe, Süß- und Teigspeisen, Eier und Milch, Fleisch, Fisch, Geflügel und tierische Fette. Ein weiterer wichtiger Aspekt ist die Tatsache, daß der Mann sich als Kämpfernatur mehr Streßsituationen aussetzt und damit mehr Streßsäuren im Körper ansammelt als die Frau. Streß ist für viele Männer eine Herausforderung - ein Nervenkitzel - nicht ohne nervenschädigende Folgen, sichtbar nach außen mit Haarverlust.

Zum Thema Streßabbau: die Frau ist bei weitem aktiver, die täglichen Säureansammlungen wieder mit Hilfe von atmungsorientierten Bewegungsübungen, Tiefenatmung und Meditation abzubauen. Hierzu veranlaßt die Frau zuerst die Eitelkeit, da sich die Säureschlacken bei ihr im weichen, dehnbaren Bindegewebe als unschöne Orangenhaut (Cellulitis) sichtbar zeigen. Der Mann bietet mit seinem von Natur aus festeren Bindegewebe den Säureschlacken keine so augenscheinlichen Ablagerungsstätten; dafür nisten sich die Säuren bei ihm, für Jahre nicht sichtbar, in den feinen Haargefäßen (Blutkapillaren) und im Muskelgewebe ein.

Wenn wir die Organ-Schwachzonen nicht stärken, begleitet uns das vorzeitige Lichten der Hauptkrone als Zeichen "akuter innerer Mangelversorgung" von Körper und Gemüt!

Zuviel Sonne schädigt die Nervenzellen und die Haarwurzeln: den Kopf nicht der Sonnenhitze aussetzen, da die kurzwelligen UV-Strahlen zwischen elf und 15 Uhr am stärksten die Haarwurzeln schädigen, besonders auch die Nervenzellen und die Vorarbeit für Hautkrebs leisten. In verbrannten toten Hautschichten können keine Wurzeln mehr sprießen, sind keine Durchblutung und Zellstoffwechsel mehr möglich. Aus solchen toten Zellhalden kann nur noch die dem Milieu angepaßte entartete Krebszelle sprießen. Rufen wir uns ins Gedächtnis zurück: überall wo im Körper Fäulnisprozesse, Gärung und Schlackenansammlungen. Zersetzungsgifte in die Blutbahn freisetzen, werden die Hirnanhangdrüse und alle Hormondrüsen in ihrer Funktion beeinträchtigt, ein weiterer massiver Störfaktor für Gehirnzellen und Haarwurzeln.

In eigener Sache

Ich selbst litt schon in jungen Jahren an schwerwiegenden Darm- und Nierenstörungen und der Haarwuchs am Hinterkopf lichtete sich beängstigend. Wie sah es mit meinen Körpersäften aus? Mühsame Forschungsarbeit enthüllte mir schrittweise erst zehn Jahre später die ausschlaggebenden Zusammenhänge.

Seit Geburt war ich mit Blasenleiden geplagt, da aufgrund von Harnkanalverengung die Blase sich nie vollständig entleerte und der zurückbleibende Urin sich zu Harnsäure kristallisierte. Diese Säurekristalle reizten ständig die empfindlichen Blasenwände, was schon im Kindheitsalter zu immer wiederkehrenden Blasenentzündungen führte. Schon mit 12 Jahren waren meine Gelenke durch Harnsäureablagerungen partiell steif und unbeweglich und ich das Gespött der Turnklasse. Die Einnahme von säurebildenden Arzneimitteln verschlimmerte meinen Zustand erheblich; ohne Antibiotika konnte ich ab meiner Pubertätszeit nicht mehr entzündungsfrei leben. Diese Medikamente zerstörten gänzlich die Darmflora und eine normale Darmfunktion.

Das Anraten, "viel Joghurt" zu essen, also Milchsäure, hatte verheerende Auswirkungen. Gärungssäuren und Darmgifte vergifteten mehr und mehr Blut und Nieren mit den Folgen: Hautausschläge, auch auf der Kopfhaut, Rückenschmerzen und Wasserstau in Beinen und Bindegewebe. Perioden zwischen Durchfall oder Verstopfung schwächten durch die Darmgifte erheblich mein Immunsystem und den Kreislauf. Gärungssäuren verursachten Fuselalkohol im Blut und ich wurde joghurt- und zuckersüchtig. Mein Verlangen nach Honig- und Süßfrüchtejoghurt stieg rapide an, obwohl die lästigen Blähungen auf Bauch und Gemüt drückten. Erst die sich verschlimmernden Hautunreinheiten und partieller Haarausfall rüttelten mich wach und ich verschwendete viel Geld und Zeit für Behandlungsmethoden, die mein Problem nur oberflächlich angingen. Mir fehlte damals mit 25 Jahren die grundlegende Erkenntnis, daß meine lebenslange Fehlernährung und Fehlhaltung (depressive negative Lebenseinstellung) mein Blut übermäßig mit Säuren anreicherten und meine Körperzellen bis hin zu den Haarwurzeln keine ausreichenden Nährsubstanzen mehr erhalten konnten. Mit 30 Jahren wurde Krebs diagnostiziert und nach erfolgloser Chemotherapie sah ich mich nur noch als ein "kümmerliches Etwas" ohne Haare.

Durch einen glücklichen Zufall wurde ich auf der Suche nach Selbstheilmethoden Wochen danach durch den inzwischen verstorbenen Dr. Bernhard Jensen zu einer 21tägigen Darmsanierungskur angeleitet. Obwohl ich bis auf die Knochen abgemagert war, erleichterte sich mein Darm um große Mengen teerähnliche Schlacken. Erst danach war die Basis für Regeneration und Heilung von innen heraus geschaffen. Endlich konnte mein Blut über die freigelegten Darmwände wieder Nährsubstanzen zum Wiederaufbau der Organzellen und Haarwurzeln aufnehmen. Natürlich brauchte mein geschwächter Körper alle Heilkräfte während der ersten sechsmonatigen Heilfastenzeit, um die "Wucherzellen" abzubauen. Doch schon nach sechs Monaten bedeckte dichter Flaum mein Haupt. Weitere sechs Monate mit Pflanzenfrischzell-Nahrung belohnten meine Ausdauer mit voller Genesung und üppigem Haarwuchs bis zum heutigen Tage.

Aufbau eines gesunden Haarnährbodens

Auch Haarbodensanierung beginnt mit Darmsanierung! (siehe Körpersanierung, Darmsanierung). Nachdem das "gründliche Entschlacken" durchgeführt wurde, ist damit die Grundlage für eine Wiederherstellung des Haarnährbodens geschaffen. Ein kluger Gärtner erforscht, was seinem Boden an Nährstoffen fehlt. Jeder kann selbst Mangelerscheinungen und deren Ursachen erkennen. Mit dieser neu gewonnenen Erkenntnis wählen wir Nährsubstanzen und Therapievorschläge zur Stärkung der "Schwachzellen" aus. Nun werden wir zum Gärtner unseres Zellstaates, der wohlweislich nur die besten Nährstofflösungen für sein Keimgut wählt. Die Haarwurzeln brauchen ein nährstoffhaltiges Blut, das mit viel Sauerstoff, Aminosäuren, Mineralien, Vitaminen und Chlorophyll angereichert ist. Der Sauerstoff wird durch Atmungs- und Bewegungstherapie im Blut angereichert. Die restlichen notwendigen Substanzen erhalten wir noch unverfälscht aus schadstofffreiem, selbstgezüchtetem Keimgut und Pflanzengrün sowie auch aus dem grünen Algenpulver Spirulina. Mit Geduld beobachten wir, wie sich die liebevolle Pflege auf die Haare auswirkt. *Halbheiten führen zu keinem Erfolg!*

Auch die kostspieligsten Zudeckmethoden, wie Haarverpflanzungen, verkümmern ebenso wie der Eigenwuchs ohne Ernährungsumstellung. Tinkturen und Pillen bringen ebenfalls keine anhaltenden Erfolge, wenn nicht von innen heraus die Voraussetzungen für einen gesunden Haarnährboden geschaffen werden. *Neues Haar sprießt durch überwiegend basenreiche Nahrung,* wie Alfalfasprossen, Weizenkeimlinge, keimfähige Mandeln, Samen und Körner.

Gezielte Therapie bei Haarergrauen: unbedingt Streßsäuren meiden!

Der Lebenssaft Blut benötigt täglich dieselben Nährstoffe, besonders organische Mineralien und 80 % basenüberschüssige Nahrung, s. Tabelle Seite 79.

Vitamin A: Therapiebedarf 20.000 IE mit 1/2 l Frischkarottensaft oder 6 g Spirulinapulver (1 TL oder 12 Tabletten), weitere s. Kapitel Vitamine und Mineralien.

Vitamin-B-Komplex: 100 g Weizenkeimlinge decken den Tagesbedarf aller B-Vitamine; die Zugabe von 3 g Spirulina sichert den Vitamin-B_{12}-Bedarf, mit 30 g Spirulina-Alge ist die gesamte Vitamin-B-Versorgung gewährleistet.

Extra-Vitamin B_5 und B_9 Pantothen und Folsäure (hoch dosiert in Gelée Royale und Anti-Grau-Vitaminkomplex, s. unten), wirken dem Ergrauen der Haare entgegen. Die Dosis von ca. 40 mg ist enthalten in 100 g Weizenkeimen, 120 g Mungobohnensprossen, 250 g Broccoli und Blumenkohl, Süßkartoffeln, rohem Spinat, Grünkohlsaft, 1/2 l Wassermelonensaft, 1/4 l Ziegen- oder Schafsrohmilch.

Vitamin C 500 mg mit Bioflavonoiden und Rutin (Bezugsquellen). Der rutinhaltige Buchweizen verstärkt die Regeneration der Kapillar- und Haargefäße.

Vitamin D: Lebertran oder 100 g Alfalfasprossen, weitere Quellen s. Vitamine.

Vitamin E: 100 g Weizenkeimlinge -gras oder 300 IE Weizenkeimölkapseln.

Eisen und Kupfer fördern die Haarpigmentierung, 100 g Alfalfasprossen oder 50 g Weizenkeimlinge decken den Tagesbedarf. Alternative: 5 - 10g Spirulina.

Lecithin und Cholin: 1 - 2 EL Soja-Lecithingranulat (Vitacron) oder sechs Stück Buerlecithin-Compact, zusätzlich 2 EL kaltgepreßtes Lein- oder Sesamöl. Alternative: Avocado, 2 rohe Eigelb oder 40 g frisch gemahlenes Sesampulver.

Jod und Mineralien: 1/4 l Meerwasser oder 5 g jodiertes Meersalz, Meeresalgen. Wertvolle Mineralienspender: Alfalfasprossen, Gerstengras, Spirulina.

Silicium: 50 g Alfalfasprossen, 50 g angekeimte Kürbiskerne, 100 g Hirse; Alternative: Kieselsäure-Gel Eubiona.

Zink: 100 g angekeimter Weizen oder 50 g Kürbiskerne. Alternative: Zink-Orotat 30 - 50 mg. Weitere Quellen siehe Vitamine.

Ein **"Anti-Grau-Vitaminkomplex"** mit Paba, Pantothen, Folsäure, Inosistol und Cholin hat sich erfolgreich in USA bewährt (siehe Bezugsquellen). Natürliche Kombination: 100 g Weizenkeimlinge, auch als Keimsaft, plus 10 g Spirulina und Lecithin. Alfalfasprossen, Avocado, Mungobohnen und eisenreiche Kost (siehe Kapitel Eisenmangel) liefern ebenso die essentiellen Anti-Grau-Wirkstoffe.

Gezielte Therapie von innen bei Haarausfall und Kopfhautproblemen

Der "Nährsaft Blut" benötigt dringend Sauerstoffanreicherung!

Gezielte Bewegungs- und Atemübungen: 10 Minuten Tiefenatmung erhöhen um das 50fache die Kopfdurchblutung! Die Zu- und Ableitungen zum Haarnährboden müssen entschlackt werden. Wichtig ist das morgendliche Entsäuern und Entschlacken mit reichlich Basenflüssigkeiten (Kapitel Körpersanierung). Den Haarnährboden für ca ein Jahr mit 90 - 100 % basischer Nahrung versorgen!

Ergänzende Aufbausubstanzen für Haut und Haare - *täglich zuführen!*

Vitamin A 50.000 IE ist mit 1/2 l Karottensaft (20.000 IE) und mit der Zugabe von 10 g Spirulina-Pulver (30.000 IE) ausreichend gedeckt.

Vitamin-B-Komplex: 100 - 500 mg Dosis (Centropa-Pharma) oder 30 g Spirulina-Alge mit Extrazugabe von Vitamin B_6 (Niacin 100 - 300 mg) und B_3 100 mg.

Extra Inosistol 500 mg plus **Folsäure 1 mg** plus **Biotin 2,5 mg;** diese wirkungsvollen Haarnährstoffe finden wir im 500mg-dosierten Vitamin-B-Komplex (Centropa-Pharma, Bezugsquellen) oder im Keimsaft aus 250 g Weizenkeimlingen.

Weitere *Quellen:* Soja-Lecithin, Flüssighefe und -pulver. Mungobohnenkeimlinge, Hafervollkorn, angekeimte Kürbiskerne, Mandeln, frischer Mais, Schafs- oder Ziegenmilch. Nur jeweils eine Eweißquelle pro Mahlzeit wählen.

Vitamin C 500 mg mit je 50 mg Bioflavonoiden und Rutin, s. Bezugsquellen.

Vitamin D: 2 EL Lebertran oder 50 g Alfalfasprossen, 50 g (1/2 Tasse) angekeimte Kürbiskerne, 2 Eigelb, 1/2 l Schafs-, Ziegenrohmilch, auch -joghurt.

Vitamin E und Lecithin : 400 IE (Spondyvit, Apotheke) zu Gemüsesaft oder zu Proteingerichten zuzüglich 1 EL Lecithin oder 3 - 6 Stück Lecithin-Compact sind als Snack mit Apfel oder Karotten ein "Lift-up" für Nerven und Haare.

Vitamin F, essentielle Linolen-Fettsäuren: Boretsch-, Nachtkerzenöl mit Vitamin E natürlicher Herkunft von Centropa-Pharma. *Alternative:* 40 g Leinsamen- oder Sesampulver (selbst frisch gemahlen) aus Bioanbauware.

Aminosäure Cystein; haarwuchsfördernd, 65 mg Tagesbedarf sind in Gelacet-Pulver (Apotheke) und auch in 6 Kapseln "Aminorheum" enthalten, siehe Bezugsquellen, weitere Quellen: Kapitel Vitamine und Mineralien.

Mineralien: Morgens 20-30 Alfalfa-Tabletten (Bezugsquellen) oder 2 EL Spirulina. *Extra Zinkversorgung:* 2mal 50 mg-Zinkorotat plus ein EL Kieselsäure-Gel für Silicium; Alternative: täglich 50 g angekeimte Kürbiskerne für Zink und 100 g Hirse (vorgeweicht für 10- 12 Stunden, schonend garen) für Kieselsäure.

Alle nötigen Ingredenzien für den Aufbau des Haarnährbodens erhalten wir mit zwei selbst zubereiteten Mixturen: Elixier A-HA-HAM und A-HA-Z.

Elixier A-HA-HAM: als Frühstück mit Langzeit-Energieversorgung

100 g	Weizenkeimlinge (ab 2.-3. Keimtag)
6 - 8	Trockenaprikosen ungeschwefelt; eingeweicht
1/8 l	ungesüßter Apfelsaft oder 1 Apfel und 1/8 l Wasser
1 EL	Lecithin-Granulat oder 1/2 Avocado
50 g	(ca. 1/2 Tasse) Alfalfasprossen
1/4 TL	Meerrettich (ungeschwefelt)

Obige Zutaten zuerst ohne Keimlinge im Elektromixer verflüssigen; danach Keimgut einmixen. Falls die Creme zu dickflüssig ist, mehr Wasser zugießen. Nach Wahl angekeimte Mandeln oder Kürbiskerne, Alfalfasprossen oder Apfelstücke (saure Sorte) dazu kauen. *Für Kaubehinderte:* Kerne oder Nüsse mit verflüssigen, als Einlage 2 - 3 EL Metz-Aktivkalk (Apotheke) 10 Minuten quellen lassen oder grobe Weizenkleie wählen. Beachten: Getreidebrei- und Cremespeisen kauen, denn nur mit ca. 30mal Kauen wird das für die Kohlehydrateverdauung erforderliche Enzym Ptyalin im Mundspeichel gebildet. Ohne Elektromixer verflüssigen wir das Elixier mit 1/2 Stunde "tüchtig Kauen".

Variationen: Anstelle von Weizenkeimlingen können auch 100 g angekeimter Ganzkornhafer oder Frischhaferflocken gewählt werden. Um die gleichen Nährsubstanzen zu erhalten, fügen wir 30 - 40 g angekeimte Kürbiskerne (für Zink) und für B-Vitamine 5-10 g Spirulina hinzu. Wählen wir Buchweizen oder Hirse als nicht säuernde Grundnahrung, so bedarf es nur noch der Zugabe von silicium- und schwefelreichen Beilagen und Keimlingen (siehe Kapitel Vitamine und Mineralien). Auf diese Weise erhalten wir sämtliche haaraufbauenden Nährstoffe als schmackhafte Vollwertkost.

Sofort-Energie-Frühstück A-HA-HAM - ohne Verdauungsbelastung -

10 g	Spirulina (1 gehäufter EL)
1/4 l	zuckerfreier Apfelsaft oder Apfelmus
1/4 l	Aprikosensaft (aus Bioanbau)

Die Zutaten mit dem Pulver mixen (Schüttelbecher oder Mixer), würzen mit Ingwer oder Merrettich. Essentielle Zugabe für die Haare: 2 EL Kieselsäure-Gel. 1 - 2 Stunden später 1 Vitamin-C-Taler (100 mg) zuzüglich 3 Lecithin-Faszikel lutschen. 1/2 l Tee oder Wasser nachtrinken.

Elixier A-HA-Z *ein Vollwert- Mittag- oder Abendessen*

80 g	Buchweizen-Ganzkorn
150 g	Schafsjoghurt
1	Zwiebel
oder 1/4 TL	ungeschwefelter Meerrettich

Vorbereitung: 60 - 80 Gramm Buchweizen gut durchspülen, dann mit doppelter Wassermenge und Prise Meersalz für 8 - 10 Stunden einweichen.

Alle Zutaten werden mit einer halben Tasse Sellerie- oder Karottensaft im Mixer verflüssigt. Wir erhalten eine würzig pikante Cremespeise und können diese mit folgenden Eiweiß- und Fettquellen anreichern: 3 - 4 EL Leinsaat- oder Sesampulver (ca. 40 - 50 g pro Tag) oder Mandeln, Kürbiskerne, Weizenkeime oder -keimlinge. Das Elixier eignet sich als delikater "Cremedip" zu Gemüse und Rohkostsalaten, Bohnenkeimlingen, Essenzbrot, Reis-Hirsewaffeln.

Variation: Das Grundrezept ergibt eine köstliche Suppe: mit Gemüsesaft mundwarm erwärmen; Einlage Metz-Aktivkalk, auch Chufas-Nüssli (Apotheke). Abends basische Fette: Avocado, angekeimte Mandeln, Oliven, Olivenöl.

A-HA-Z - Mittag- oder Abend-Vollwertnahrung - 10 Minuten Zubereitung -

a) Mittag- oder Abendessen: Hafer- oder Hirseflocken in Karotten-, Sellerie- oder Gemüsesaftmischung 10 Minuten einweichen, würzen mit Merrettich oder Ingwerpulver; für Fettzugabe: 2 EL Lein- oder Sesamöl oder 40 g Leinsaat-, Sesampulver. Alternative: 2 EL ungeröstete Sesambutter (Tahini). Essentielle Zugaben für die Haare: 800 IE Vit. E, 1 EL Lecithingranulat, 50 mg Zinktabletten oder angekeimte Kürbiskerne. Als Beilage Rohgemüse oder Kresse dazu kauen.

Abends nur gegartes Gemüse und basische Fettzugaben.

b) *warme Instant-Vollwertsuppe:* Demeter Gemüsepulver oder Gemüsesaft, ggf. auch Süßmolkepulver mit 2 EL Spirulina und 1/8 l mundwarmem Wasser anrühren, heißes Wasser nachgießen, würzen mit Meersalz, Ingwerpulver oder Meerrettich; als Fettzugabe: rohes Eigelb, Olivenöl, Schafsjoghurt oder Avocado. Für Ballaststoffe: Weizenkleie oder Erdmandelflocken (Chufas-Nüssli).

c) 1/2 l Schafs- oder Ziegenrohmilch zuzüglich 10 g Spirulina ersetzen eine Vollwertmahlzeit zu jeder Tageszeit. Extra Zugabe: Vitamin E und Lecithin, jedoch nicht spät abends, da Lecithin und Spirulina die Gehirntätigkeit anregen.

Natürliche Behandlung für Kopfhaut und Haare von außen

Bei trockener und schuppiger Kopfhaut sollten wir täglich abends eine Kopfmassage mit 100 % reinem Jojoba-Öl durchführen und über Nacht einwirken lassen. Dieses Öl, das Schuppen löst, kräftigt und pflegt das Haar zusätzlich. Empfehlenswert sind Shampoos mit einem ph-Wert 7 oder mit Zinnkrautsud, täglich waschen; anschließend Jojobaöl in die Kopfhaut einmassieren.

Bei fetter, schuppiger Kopfhaut wählen wir Brennesselshampoo und massieren danach ein Brennesselextrakt in die Kopfhaut ein. Dieses bewährte Durchblutungsmittel wirkt durch den Kieselsäuregehalt haarwuchsanregend. Schuppenbildung ist oft mit Pilzbefall der Kopfhaut verbunden; hier hilft die Zugabe von 3 Tropfen ProSeed-Extrakt in das Haarwaschmittel. Nach dem Abtrocken in die noch feuchte Kopfhaut eine 50:50 Mixtur von Melaleuca-Öl mit Jojoba-Öl einmassieren, nicht ausspülen!

Bei nässender und ekzembefallener Kopf- und Körperhaut ist der Weizengrassaft das beste Heilmittel (Anleitung zur Selbstherstellung siehe Keimnahrung). Der konzentrierte Saft wird auf die Wundstellen geträufelt. Nach dem Eintrocknen wird dieser Vorgang 1 - 2mal wiederholt; über Nacht einwirken lassen! Erst nach dem völligen Abtrocknen und Schließen der offenen Stellen sollten die Haare - nur handwarm - mit Aloe-Vera-Gel oder Frischblattsaft gewaschen werden. Im Notfall (unterwegs) zerdrücken wir mit einem Mörser mehrere Zinktabletten pulverfein und bestreuen damit die nässenden Stellen. Zinkoxidpulver, auch Zinksalbe, beschleunigen das Abtrocknen und die Wundheilung. *Weizengrassaft ist nicht nur heilend; es nährt den Haarboden, regeneriert die Haut und wirkt haarwuchsfördernd.*

Zur Haarwuchsförderung trägt auch der Zwiebelsaft durch seinen Schwefelgehalt bei. Er wirkt desinfizierend und heilend bei Flechten, Ekzemen und allen Wunden. Der Saft wird mit der Handpresse oder einem Elektromixer von der Rohzwiebel gewonnen und durch ein Tuch oder Sieb gepreßt. Mit einer Pipette tropfen wir den Saft direkt auf die Kopfhaut und massieren diesen an den nicht offenen Zonen gut ein; danach atmungsaktive Kopfbedeckung tragen. Der Geruch ist am nächsten Morgen verflogen. Die Haare sollten nur bei völlig abgetrockneten Wundstellen mit Aloe-Vera-Flüssigextrakt oder Zinnkrautsud gewaschen werden.

Bei Kopfhaut- und Hauterkrankungen ist der Frischsaft der *Aloe-Vera-Pflanze* ein weiteres, wirkungsvolles Heilelixier. Besitzen wir eine Aloe-Pflanze, wird das Kaktusblatt am Ansatz mit einem Messer abgetrennt. Die Pflanze sondert für ihre eigene Wundheilung einen schleimigen, gelb-weißen Saft ab, den wir auf die akuten, offenen Wundstellen sofort auftragen. Dieser Frischsaft heilt und schließt alle Wunden in kürze. Für den weiteren Bedarf schneiden wir täglich kleine Scheiben ab; öffnen das Blattstück mit einem Messer und geben die geleeartige Substanz direkt von der Blatthülle auf die Wundstellen; das Blatt bewahren wir im Kühlschrank auf. Für eine großflächige Behandlung kann das Blattgelee im Elektromixer mit Zugabe von wenig Wasser verflüssigt werden. Diese Mixtur ist luftdicht verschlossen im Kühlschrank bis zu einer Woche haltbar. Die Haltbarkeit der Mixtur kann mit 20 - 30 % Alkoholzugabe verlängert werden. Der Anschnitt eines ausgewachsenen Blattes färbt sich nach dem Trocknen rot, was jedoch keine Minderung der Heilsubstanz bedeutet. Wir tragen den Blattsaft mehrmals täglich auf die Wundstellen auf, bis sich eine Schorfschicht bildet. Erst dann bürsten wir die Haare vorsichtig aus und entfernen somit unerwünschte getrocknete Geleerückstände. Der Frischblattextrakt heilt, nährt und reinigt Haut und Haare. Aloe wirkt - feucht gehalten - porenreinigend und nach dem Antrocknen adstringierend.

Bei brüchigem, dünnem und gespaltenem Haar hilft die Beinwell-Wurzel. Anwendung: 2 EL Wurzel in 1/2 l Wasser für 30 Minuten köcheln. Den abgeseihten Sud abgekühlt in das noch feuchte Haar einreiben, 1/2 Stunde oder über Nacht eintrocknen lassen. Danach nur mit Wasser ausspülen. Der Extrakt kann luftdicht für längere Zeit im Kühlschrank aufbewahrt werden. Alternative: Aloe-Vera-Gel oder Frisch-Extrakt in das noch feuchte Haar und die Kopfhaut einmassieren; 1/2 Stunde mit Plastikhaube warmhalten oder über Nacht einwirken lassen! Danach nur mit Wasser ausspülen. Als Intensivkur für Haare und Gesicht wirkt Aloegel oder Frisch-Extrakt während eines Bades oder beim Saunaaufenthalt. Im Feuchtzustand, nach dem Tiefenreinigungseffekt, das Gel abwaschen; nach Bedarf erneut als adstringierende Hautpflege auftragen und einwirken lassen. Dünnem Haar verleiht Henna-Naturpulver (farblos) schon nach einmaliger Anwendung mehr Haarfülle und Glanz. Henna quellt im Haarschaft auf und deckt auch als unschädliche Naturhaarfarbe leichtes Ergrauen ab; (nur rückstandkontrolliertes Logana-Henna, Naturkostläden).

Dünne kraftlose und auch brüchige Haare hängen meistens mit Calcium- und Magnesiummangel zusammen (s. Calciummangel). Eine ausreichende Calciumresorption ist hormonabhängig, Östrogen bei der Frau und Testosteron beim Mann. Beide Hormonfunktionen werden durch Körperübersäuerung gestört.

Bei fetter Kopfhaut und fetten Haaren können wir täglich Brennesselshampoo und -tinktur anwenden. Bewährt hat sich folgende Methode: abends Aloe-Gel vom Frischblatt mit Brennesseltinktur gemischt in die trockene oder feuchte Kopfhaut einreiben. Am folgenden Morgen muß das Haar nicht unbedingt gewaschen werden, da Aloe-Gel wie ein Trockenshampoo wirkt; die getrockneten Flocken lassen sich leicht ausbürsten.

Pflege für trockenes und glanzloses Haar: Jojoba-Öl sparsam in das noch feuchte Haar einmassieren; über Nacht einwirken lassen.

Fettige Haut: Reinigen mit Fenchellotion, gestreckt mit 20 % Weingeist. Mit Aloe-Vera-Gel oder Frischblattextrakt pflegen. 90% reine Aloe-Vera-Produkte normalisieren die Fettabsonderung, wirken porenverengend und hautstraffend!

Unreine Haut: besonders um den Mundbereich, signalisieren meistens, daß die Nieren und das Blut mit Darmgiften überlastet sind. Eine effektive Heilung kann nur von "innen" erfolgen, siehe Körpersanierung, Darmsanierung.

Aloe-Vera-Kaktus als Topfpflanze erhältlich von Edelstein-Pflanzen, Waldplatzstr., D-79331 Teningen-Nimburg.

Aloe-Gel, äußerlich, 98 % naturrein: Pharmos Aloe Vera, Naturkosmetik und Heilmittel GmbH, Defreggerstr. 3, D-81545 München, Tel. 089-648095.

Der frische Preßsaft aus der Pflanze, ohne Zuckerzusatz, wirkt Candida-Pilzbefall, Tumorbildung und Darmträgheit entgegen; regeneriert besonders die Darm- und Magenschleimhäute und ist sehr heilend bei Magen- und Darmblutungen! Innerlich und äußerlich anwendbar, s. Bezugsquellen: Aloe-Essenz.

Atmung und Bewegung als die Sauerstoff - Therapie

Sauerstoff ist ein entsäuerndes Lebenselixier - das Schönheitselixier für Haut und Haare! Schon allein zehn Minuten Tiefenatmen von Frischluft in entspannter Haltung neutralisiert eine Blutübersäuerung. Die Frequenz und Tiefe der Atmung steuert den pH-Wert und über den Rückkopplungseffekt das Zentralnervensystem. Zu schwaches Atmen führt zu einer erhöhten Kohlendioxidkonzentration im Blut, was ein Absinken des pH-Wertes (Azidose) zur Folge hat. Die Atmung und der Nierenregelmechanismus wirken mit den Puffern (basenbildende Substanzen) zusammen, um das lebenswichtige Basen-Säure-Gleichgewicht zu erhalten.

Ausreichende Sauerstoffzufuhr ist für einen gesunden Haarnährboden notwendig. Durch Spannungszustände verursachte Blut- und Nervenbahnen-Stauzonen müssen täglich gelöst werden, besonders wenn sie im Bauch-, Schulter- und Nackenbereich liegen. Erst dann kann sauerstoff- und nährstoffangereichertes Blut unbehindert in den Kopf fließen. Damit das Blut dort zirkuliert, wo eine erhöhte Durchblutung erwünscht ist, sind die nachfolgenden Atmungs- und Bewegungsübungen besonders hilfreich.

1. Die Durchblutung im Bauch sollte durch die Blasebalg-Atmung angeregt werden; dadurch werden die Hormondrüsen, Nieren und alle Entgiftungsorgane aktiviert. Nüchtern frühmorgens wirken 10 Minuten Atmungs- und Bewegungsübungen mit Frischluft als bester Kreislauf- und Energieschub. Dafür eignet sich am besten die Katzenstellung; hierbei bleibt jeder Wirbel vom Körpergewicht unbelastet. Eine Gymnastikmatte oder Decke dient als Unterlage.

Placieren Sie Ihre beiden Knie schulterweit auseinander; beide Arme werden in Schulterhöhe voll durchgestreckt, wobei die Handflächen auf den Boden aufgestützt werden. Lockern Sie zuerst mit Wedelbewegungen Gesäß und Hüfte, dann die Schultern und lassen Sie dabei den Kopf entspannt nach unten pendeln. Atmen Sie nun bewußt in den Bauch und dehnen Sie ihn weitmöglichst aus. Dabei wölbt sich der Bauch sichtbar in Richtung Boden. Beim Ausatmen ziehen Sie den Bauch weitmöglichst ein. Mit dem Einziehen der Bauchmuskeln versuchen Sie alle Luft aus dem Bauch zu pressen; dann Pressung loslassen - somit strömt der nächste Atemzug ganz von selbst ein. Die Ausatmung bedarf der vollen Konzentration auf das "Bauch-Einziehen". Die Atmung sollte durch die Nase erfolgen. Je schneller und kraftvoller das Ein- und Ausatmen mit den entsprechenden Bewegungen aufeinanderfolgt, um so mehr Sauerstoff und Wärme tanken Sie auf.

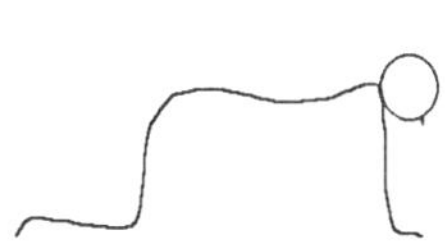

Katzen-Stellung
Kopf hängen lassen

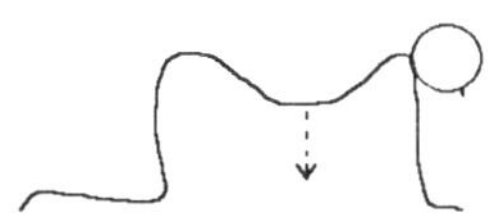

Bauch "ausdehnen"
einatmen

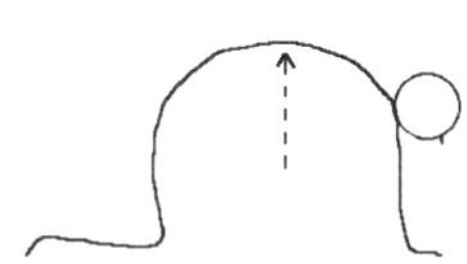

Bauch "einziehen"
ausatmen

Anfangs pausieren Sie nach ca. 30 kraftvollen Atemzügen und legen sich in Bauchlage ausgestreckt auf Ihre Matte. Versuchen Sie die Arme über dem Kopf mit ineinandergreifenden Fingern, Handfläche nach außen gewendet, durchzustrecken. Dabei atmen Sie tief in den Brustkorb und entspannen beim Ausatmen die Arme und Beine. Diese Tiefenatmung in der Arm-Dehnstreckung sollten Sie 7mal durchführen und dabei Arme und Beine abwechselnd "verlängern". Sie fühlen, wie sich dabei die Hüftgelenke verschieben und lockern. Wiederholen Sie die Bauchatmung in der Katzenstellung für ca. 30 schnelle Atemstöße. Danach legen Sie sich wieder entspannt auf die Matte, um die 2. Dehnstreckung auszuführen.

Anschließend legen Sie die Hände rechts und links in Ihre Leisten und wiegen Sie die Hüften über Ihre Handkanten, wobei Sie durch Ihr Körpergewicht einen Druck auf die Leistenlymphe ausüben. Der Kopf liegt dabei entspannt in der Seitenlage. Erfahren Sie selbst die wohltuende, oft nötige Stimulation, die den Lymphfluß und die Hormondrüsen anregt. Auch werden Verspannungen und Organstörungen im Bauchbereich gelöst. Versuchen Sie den Atemrhythmus täglich zu verlängern, bis Sie 2 Mal 3 Minuten Blasebalg-Atmung mühelos meistern. *Ein straffer Bauch und gesunde Bauchorgane werden Ihre Mühe belohnen!*

Nach einiger Zeit können Ihre Lungen doppelt soviel Sauerstoff als zuvor aufnehmen, was erhöhte Energie und Zellregeneration bedeutet. Durch die kraftvolle, schnelle Bauchatmung wird die gesamte Wirbelsäule mittels Wärme und Wellenbewegungen gelockert. Jede Nervenfaser, die entlang der Wirbelsäule wurzelt, erhält dadurch Energie-Impulse, die bis zur Hirnanhangdrüse gelangen. Diese steuert alle Drüsenfunktionen im Körper, einschließlich der Keimdrüsen, die für gesunden Haarwuchs mitbestimmend sind.

2. Wenn Sie abends sauerstoffarm und streßgesäuert nach Hause kommen, gönnen Sie sich erst einmal eine 10-Minuten-Revitalisierungskur. Die nachfolgenden Übungen wirken besonders auf den Kopf-, Schulter- und Nackenbereich durchblutungsfördernd.

Sorgen Sie für Frischluft und legen Sie sich zuerst ausgestreckt in Rückenlage auf Ihr Bett. Die Kante wird mit einem Kissen extra gepolstert. Lassen Sie Schultern und Kopf lose über die Kante hängen und führen Sie mit beiden Armen "Rückwärtsschimmbewegungen" (20mal) aus. Beim jeweiligen Hochheben der Arme atmen Sie tief in die Brust und kreisen die Arme solange, bis sich Ihre Schulter- und Nackenverspannungen lösen. Dann legen Sie sich entspannt in die Rückenlage und erhöhen das Gesäß mit einem Polster oder festen Kissen. Schulter und Nacken liegen nun flach, der Kopf kann leicht gepolstert werden. Legen Sie beide Handflächen entspannt auf den Bauch und führen Sie nun die Blasebalg-Atmung (20 - 30 Atemzüge) in den Bauch im Liegen durch. Erst wenn Sie im Bauch- und Rückenbereich Wärme fühlen, verlangsamen Sie die Atmung und verlagern diese in den Brustkorb. Dazu legen Sie das Gesäßpolster oder eine Nackenrolle längsseits unter die Schulterblätter und lassen Sie die Arme entspannt neben dem erhöhten Brustkorb liegen. Nun dehnen Sie mit dem

Einatmen den Brustkorb weitmöglichst aus, wobei der Kopf entspannt auf der Matte (auch Kissen) ruht. Beim langsamen Ausatmen pressen Sie die letzten stagnierten Luftreste aus der Lunge aus. Diese Reinigungsatmung 3 bis 7mal wiederholen!

Führen Sie danach entspannt in der Rückenlage die Tiefenatmung in den Burstkorb durch. Wissenschaftlich wurde erforscht, daß sich schon nach 20mal verlängertem Ausatmen die Gehirnimpulse von Beta (Aktivfrequenzen) zu Alpha (Entspannungsfrequenzen) verlangsamen; dabei muß die Ausatmungsphase 3mal länger als die Einatmungsphase sein. Erfahrungsgemäß halten Sie diesen Atem-Rhythmus spielerisch beim Einatmen mit den Klanglauten "HA" und "LA MA HAM" beim Ausatmen ein. Das innerliche Summen der Laute verursacht eine zusätzliche entspannende Vibrationsmassage im Herz-Zentrum. Alles, was schwingt, erzeugt Wärme und Energie. Diese Urklanglaute artikuliert schon jedes gesunde Baby, will es Wonne und Zufriedenheit ausdrücken. Wann immer Sie sich bedrückt oder angespannt fühlen, wirken die Schwingungen dieser Klanglaute harmonisierend für Körper und Gemüt. Singen Sie diese Laute innerlich oder laut nach jeder beliebigen Melodie und sie werden die wohltuenden Vibrationen im gesamten Brustbereich fühlen. Atmung, Klanglaute und Entsäuerungsübungen sind auf Kassette erhältlich, siehe Bezugsquellen.

Bedenken Sie, daß bei zu kraftvollem Atmen anfangs leicht Schwindelgefühle auftreten können; die erhöhte Sauerstoffzufuhr wirbelt Gift- und Schlackstoffe auf, die schnellstens mit 1 l Basenflüssigkeit ausgeschwemmt werden müssen. Bei zu starkem Atmen (Hyperventilation) steigt auch der pH-Wert des Blutes erheblich an, wodurch dem Blut zuviel Kohlendioxid entzogen wird, was ebenfalls Schwindelanfälle zur Folge hat. Dosieren Sie Ihre Sauerstoffanreicherung schrittweise; am sinnvollsten unter Anleitung eines Atemtherapeuten oder mit der Kassette Entsäuerungsübungen.

3. Um eine zusätzliche Kopfdurchblutung und Haarwuchsstimulation zu erreichen, können Sie nun Ihre neu gewonnenen Energien verwenden. Lassen Sie hierfür den Kopf lose über die Bettkante hängen und massieren Sie selbst mit den Fingerspitzen oder Handballen die Kopfhaut nach der beigefügten Kopfzonenkarte. Abschließend pressen Sie die Handkanten mit Aufwärtsdruck in die Mulden unterhalb der Schädelbasis (siehe Punkt 1 der Karte), während Sie das Kinn gegen das Brustbein drücken. Beim Einatmen entspannen Sie den Nacken und die Arme. Wiederholen Sie diese Nackendehnung 5mal, danach drehen Sie Ihr Kinn 1mal in Richtung rechtes und linkes Schlüsselbein und fühlen, wie sich dabei Ihre Nackenwirbel ausstrecken. Beenden Sie keinen Tag ohne Nacken- und Kopfentspannung!

4. a) Zusätzlich helfen auch alle *Umkehrstellungen* über Sesselelemente. Diese entspannen und durchbluten den Bauchbereich und die Beine, wobei die Nierenfunktion (auswirkend auf Haare und Hormone) angeregt wird; ebenso die Entgiftung der Leber. Achten Sie darauf, daß Schulter, Nacken und Kopf frei über der gepolsterten Kante hängen. Vollziehen Sie mit den Armen Rückwärts-

Schwimmbewegungen, wobei sie beim Öffnen der Arme tief in die Brust einatmen. Auftretende Schwindelgefühle resultieren infolge der erhöhten Durchblutung von aufgewirbelten Gift- und Schlackstoffen; schwemmen Sie diese sofort mit 1/2 l Basenflüssigkeit aus, siehe Kapitel Körper-, Darmsanierung. Steigern Sie täglich diese Übungen vorsichtig minutenweise bis ca. 10 Minuten.

b) Auf dem Boden strecken Sie in der Rückenlage beide Arme in Schulterhöhe seitwärts, so daß die Handflächen auf der Matte aufliegen. Heben Sie zuerst das rechte Bein durchgestreckt in die Senkrechte und beschreiben Sie einen großen Kreis im Uhrzeigersinn. Kreisen Sie mit weit ausholenden Bewegungen das gestreckte Bein mindestens 10mal. Das linke Bein kreist in entgegengesetzter Richtung. Gesäß, Schultern und Kopf verbleiben entspannt auf der Matte.

Alle Gymnastikübungen, bei denen die Beine in der "Horizontalen" sind (Radfahren und Schwimmbewegungen in Rückenlage) stärken die Nieren und deren Ausscheidungsfunktion. Dabei sollte die Wirbelsäule ohne Körpergewichtsbelastung auf dem Boden aufliegen. Spezielle Darmanregungs- und Entsäuerungsübungen von 30 Minuten sind auf Kassette erhältlich, siehe Bezugsquellen.

Sollten Wadenkrämpfe oder Muskelkater auftreten, hat sich eine Magnesiumzugabe (300-500 mg) bewährt (bei schlechter Nierenfunktion nach ärztlicher Rücksprache nur geringe Dosen). Je älter und basenärmer der Körper ist, desto länger können diese Symptome anhalten; sie klingen jedoch mit calcium- und magnesiumhaltiger Nahrung schneller ab. Gewähren Sie abends Ihren müden Beinen noch 10 Minuten "liebevolle Zuwendung". Stützen Sie die Beine in Rückenlage fast senkrecht an der Wand oder Polster bequem ab und kreisen Sie für einige Minuten die Fußgelenke. Verbleiben Sie in dieser Stellung noch eine kleine Weile, damit durch den Rückfluß des Blutes auch Ihr Herz mitentlastet wird.

Nur wenn Sie die durch Streß verengten Kapillargefäße abends mit erhöhter Sauerstoff- und Blutzirkulation wieder durchlässig "entkrampfen", können die Nährstoffe blockadenfrei zu den Gehirnzellen und Haarwurzeln fließen.

Die Thymusdrüse ist das zwischen Geist und Körper Verbindungsorgan, das von geistig-psychischen Faktoren und Streß als erstes beeinflußt wird. Diese Drüse ist lebenswichtig für die immunologische Überwachung (Unterscheidung zwischen körpereigen und körperfremd), sie ist mitverantwortlich für den Lymphstrom, die Muskelkontraktion und für das Wachstum unserer Zellen. Bei einer erkrankten Tymusdrüse tritt starke Muskelschwäche auf. Sind wir körperlich oder geistig geschwächt, erweist es sich als wirkungsvoll stärkend, diese Drüse 3mal täglich für 3 Minuten zu stimulieren. Die Drüse liegt ca. 2 cm unterhalb des Schlüsselbeines in der Brustmitte und verläuft je nach Größe (Einschrumpfen durch Alter und Flüssigkeitsmangel) in Richtung Zwerchfell. In entspannter Haltung aktivieren wir die Thymusdrüse, indem wir mit unseren Händen die Brustmitte leicht massieren oder abklopfen. Vitalisierend wirkt: mit ausgebreiteten Armen tief einatmen, die Lungen dehnen sich aus; während dem verlängerten Ausatmen die Brustmitte mit den Fingerkuppen abklopfen.

Alles was schwingt, erzeugt Energie!

Die reine Schwingungsenergie des eigenen Atemrhythmus ist das beste und kraftvollste Mittel, um unseren Energiekörper wieder aufzuladen. Erwähnenswert ist hierzu auch das "Trimilin-Training" auf dem Minitrampolin. Mit nur 10 Minuten "Jogging-Spaß" am offenen Fenster wird eine enorme Herz-, Kopf- und Lymphgefäßdurchblutung erreicht. Das bewegungsbedingte kraftvolle Ein- und Ausatmen bewirkt auch zusätzlich ein Neutralisieren der täglichen Säureansammlungen und somit eine Blutverdünnung, vorausgesetzt, die gelösten Schlacken und Säuren werden nachfolgend mit mindestens 1/2 l Basenflüssigkeit ausgeschwemmt.

Der Mensch besteht nicht nur aus Materie, sondern er besitzt auch einen Energiekörper; zum wesentlichen Teil aus sichtbarem Licht (Kirlian-Fotografie). Der Physiker Dr. Popp hat nachgewiesen, daß in jeder Körperzelle elektromagnetische Schwingungen ein regulierendes Kraftfeld aufrechterhalten. Die gesamten biochemischen Vorgänge werden von der Energieausstrahlung dieser Zellkörperkraftfelder maßgeblich beeinflußt; ebenso der osmotische Druck innerhalb der Zellwände, der für jede Zellfunktion im Gleichgewicht gehalten werden muß. Mit gezieltem, bewußtem Tiefenatmen kann jede Zellfunktion, Herz- und Gehirntätigkeit gesteuert und das von unharmonischen Umwelteinwirkungen täglich deformierte Energiekraftfeld wieder ausbalanciert werden. Die Wirkung aller Mittel, mit denen der menschliche Organismus beeinflußt werden kann, geht über den Energiekörper. Das gilt auch für Medikamente und für sämtliche Substanzen in Nahrung, Haus und Umwelt. Zum Beispiel zeigt die Kirlian-Fotografie beim Spirulina, daß jedes mikrofeine Pulverkorn (selbst in Tablettenform) ein lebendes, hell erleuchtetes Energiekraftfeld ausstrahlt. In der Fachsprache spricht man hier vom Energiewert der Nahrungssubstanz. Jede ganze nicht vertrocknete Nuß, Samen, Korn oder Pflanze beinhaltet eine spezifische Schwingungsenergie, verstärkt in der angekeimten Form. Je mehr lebensspendende Schwingungsenergie durch Luft- und Speiseröhre in unseren Zellstaat fließt, umso leistungsfähiger arbeitet der gesamte Zellstoffwechsel; kurz, wir fühlen uns leichter, agiler und wohler und sind gegen die heutigen Umweltbelastungen widerstandsfähiger. Durch die sattgrünen Pflanzensäfte (Weizengras, Grünsprossen, Spirulina) werden unsere Widerstandskräfte ganz gewaltig gestärkt. *Chlorophyll bildet mehr rote Blutkörperchen und das Blut kann somit mehr Sauerstoff befördern!*

Das Wasser, neben dem Sauerstoff unser wichtigstes "Mittel zum Leben", hat auf dem Weg von der Aufbereitung bis zum Wasserhahn seine natürliche Lebendigkeit eingebüßt; es ist noch immer mit vielen Schadstoffen und sogar Schwermetallen gesättigt. Zwar warnt das Bundesgesundheitsamt mit Rundschreiben 12/92: Kleinfiltergeräte sind zur Reduzierung der Schadstoffe nicht geeignet; ja selbst bei Umkehr-Osmose besteht eine Verkeimungsgefahr. Es werden leider keine praktischen Lösungen angeboten. Auch Mineralwässer sind keine Alternative, da sie oft zuviel Natrium enthalten, das sich im Körper in die krebserregenden Nitrosamine umwandelt. Die anorganischen Mineralien in diesen Wässern können vom Körper so gut wie nicht resorbiert werden. Unsere tägliche Mineralstoffversorgung wird nur durch organisch gebundene Mineralien in vitaler Nahrung gewährleistet: Keimgut, Gemüse, Obst und Nüsse. Kohlensäure im Wasser kann nicht gesund sein, denn Kohlensäure ist das Stoffwechselgift, das die Lungen ausscheiden. Ein lebendiges, nicht schadstoffbelastetes Quellwasser ist heute eine Rarität; dazu zählt das Haderheckwasser aus Königstein. Das levitierte Wasser, durch Mikrowirbel mit Energie angereichert, gewinnt dadurch anscheinend an Lebendigkeit. Nach biochemischen Analysen weist es dieselben Schadstoffe wie als Leitungswasser zuvor auf. Bewiesen ist jedoch eine veränderte Wasserstruktur, die eine positive Wirkung auf Stoffwechselprozesse ausübt.

Destilliertes Wasser, wie es Apotheken, Tankstellen usw. verkaufen, ist nicht als Trinkwasser geeignet! Dieses großtechnisch hergestellte Wasser enthält gelöste Kohlenwasserstoffe und Dioxine (Leitungen und Behältnisse aus PVC). Das dampfkondensierte Wasser hingegen, das der Vitacron-Destiller tropfenweise liefert, ist kein Lagerwasser und gewährt eine höchstmögliche Reduktion aller Schadstoffe bis zu 99,5 %, besonders auch Kalk. Das Gerät in der Größe eines 5-Liter-Edelstahlkochtopfes liefert im 6-Stunden-Durchlauf 4 Liter bestes Trinkwasser und schaltet danach automatisch ab. Ein Liter Wasser kostet etwa 35 Pfennig incl. Stromverbrauch. Der Anschaffungspreis ist fast für jeden Haushalt erschwinglich und macht sich bezahlt.

Mineralreiches oder mineralarmes Wasser? Nur dieses reine, ungesättigte und somit mineralarme Wasser kann sich im Körper mit Stoffwechselschlacken anreichern, Gifte und Ablagerungen herausschwemmen und ist daher auch ideal zum Heilfasten. Um das Wasser wieder energetisch aufzuladen, genügt ein Fensterplatz mit Sonnen- oder Tageslicht für die Glasflaschen; dadurch hat sich nachweislich auch die Wasserstruktur positiv verändert. Dr. Ann Wigmore potenziert die Schwingungsenergie des dampfdestillierten Wassers mit der Zugabe von nur einem Weizengrashalm pro Flasche, täglich erneuert!

Dampfdestilliertes Wasser kann bei einer mineralstoffarmen Ernährung (nur gekochtes Essen) ohne Frischobst, Keimkost und Gemüse den Mineralstoffdefizit verstärken. Es ist daher sinnvoll, dieses Wasser mit möglichst organischen Substanzen zu remineralisieren: entweder im Mund rollen und einspeicheln, durch die Zugabe von Gemüse- und ungesüßten Obstsäften (Muttersäfte) oder Prise jodiertes Meersalz. Mineralwässer und Obstsäfte mit künstlich zugesetzten Vitaminen können den Mineralstoffbedarf nicht ausgleichen. Informationsmaterial über den Destiller erhältlich beim Verlag.

Nachwort

Der ganze Kosmos - Mensch, Tier und Pflanze - ist der Teil einer harmonischen Weltschwingung. Die Herstellung und Aufzucht der heutigen gesundheitsschädigenden Mastkost hat nicht nur das ökologische Gleichgewicht auf der Erde, in Luft und Wasser zerstört, sondern auch unser eigenes Basen-Säure-Gleichgewicht. Die noch gesunden Körperzellen kämpfen in den sauren Körpersäften um das Überleben, die innere Dauerspannung nimmt zu. Diese Zerr-Schwingungen übertragen sich auf Gehirnzellen und Gemüt und werden als Disharmonie nach außen in unsere Umwelt reflektiert.

Die Naturverstümmelung und unsere unnatürliche Ernährungsweise hat den Menschen von der ursprünglichen Art, liebevoll mit sich selbst und seiner Umwelt umzugehen, entfremdet. Durch die chemiebeladenen "süßen Süchtigmacher" verkümmern die sensorischen Wahrnehmungen. Der konsummanipulierte Mensch hat den Kontakt zu seinem Körperzellstaat wie auch zu seinen Mitmenschen verloren. Die Massenmedien verstärken diese "innere Kontaktlosigkeit" noch mehr, berieseln uns mit sauermachenden Informationen (energetisch negative Schwingungen) und widernatürlichem Nervenkitzel, der zum Abstumpfen der Sinnesorgane führt. Der Mensch verliert immer mehr den Kontakt zu seinen Urkräften, zu seinem gesunden Selbstvertrauen und inneren Halt. Damit wächst die Angst vor dem Ungewissen, ganz besonders vor dem Kranksein und hilflos werden. Aus dieser inneren Unsicherheit heraus sucht der Mensch sich in Äußerlichkeiten zu bestärken und diese auf der materiellen Ebene zu sichern. Ein trügerisches Unterfangen, welches das Haus seiner Seele, seinen Körpertempel und Geist infolge der nagenden Säurefluten und energetischer Unterversorgung verkümmern läßt.

Aus der Biophysik wissen wir, daß der Körper aus Millionen von Lichtmolekülen besteht und jede Zelle durch diese Moleküle energetisch genährt wird. Licht ist Wärme, wird zu Energie umgewandelt und ist die Kraft, die hinter allem Werden und Sein steht! Fehlt es dem Körperzellstaat an dieser lebensspendenden Lichtenergie, werden die Zellen krank; die Zellresonanz und Zellkommunikation erlahmt und damit natürlich auch die Impulsvermittlung von den Nerven zum Gehirn und umgekehrt. Prof. Heustenberg konnte beweisen, daß Zellen Sinneswahrnehmungen besitzen und unser Zellstaat liebevolle gedankliche Zuwendung in Form von aufbauenden Gedankenschwingungen benötigt, um reibungslos funktionieren zu können. Besonders kranke Organe benötigen mehr verbale, ermunternde Kommunikation und unsere Unterstützung, um die Wiederherstellungsarbeit im Körperzellstaat zu erleichtern! Jeder Selbstheilungsprozeß wird beschleunigt, wenn wir das Unterbewußtsein kontinuierlich mit lebensspendenden Gedankenmustern speisen. Wir können die Art der positiven Selbstbeeinflussung spielerisch erlernen! (K.O. Schmidt, Selbst- und Lebensbemeisterung, Reichl Verlag).

Schauen wir in die Natur: das Tier sucht Stille, Ruhe und Fasten zur Regeneration und Kräftesammlung. Auch wir benötigen die Stille, das Heilfasten und das Hineinhorchen, damit wir wieder in Kontakt mit unserem Körperzellstaat und Selbstheilungskräften gelangen können. Wir werden erkennen können, was uns wirklich fehlt. Es mangelt uns meistens an Motivation, liebevoller Zuwendung, an lichtvoller Geistesnahrung und an energetisch aufgeladener Vitalkost. Alle Nährsubstanzen, die nicht mehr die Lebensenergie der Elemente Erde, Wasser und Sonne (Photosynthese) enthalten, sind keine echten Mittel zum Leben, sondern Krankmacher. Ursprüngliche Lebensweise und Nahrung verhilft uns zur Urkraft, Stärke, Selbstvertrauen, Zufriedenheit und Harmonieempfinden. Denaturierte Nahrung und naturentfremdete Lebensweise schwächen Körper und Geist. Sterbende Zellen und tote Schlackenhalden in unserem Zellstaat verdüstern unser Gemüt, lassen ungute Gedanken entstehen. Diese verdichten sich zu negativen Schwingungsfrequenzen, welche die energetische Strahlungskraft jeder Zelle abschwächen (Kirlian Fotografie). Die Abwesenheit von Licht im Körperzellstaat trennt uns von der Lichtseite des Lebens und macht uns unzufrieden. Dieses Abgetrenntsein von der Fülle des Lebens führt zur Disharmonie und schürt Angstgefühle, der Killer Nummer eins für unser Immunsystem! Angst ist machbar, macht uns leicht manipulierbar und bedeutet für die Körperzelle Zusammenziehen, Kälte, Stoffwechselhemmung, Energieblockaden. Auf der geistigen Ebene wird Angst assoziiert mit Beugen, Hinunterschlucken, in Kauf nehmen, Abschwächung der Willenskraft. Schon sind wir auf der Bewußtseinsebene angelangt, wo wir uns von willensstärkeren Menschen fremdbestimmen lassen, wo wir leicht das Opfer von Schmarotzern, religiösen Irrlehrern und Machtbesessenen werden können. In einem durch Angstvibrationen gestreßten Körperzellstaat können sich nun mangels Immunabwehr Parasiten wie Candida-Hefepilze ausbreiten oder sogar Geschwüre und Wucherzellen entstehen.

Während meiner langjährigen Heilungsphase haben tägliche Autosuggestionsübungen für mich Unmögliches ermöglicht. Wir sollten lernen, unser Denken zu reinigen, uns unsere Schwächen, Fehler und Gefühle einzugestehen, uns selbst und anderen zu vergeben, damit sich die innere Daueranspannung in Form von Blockaden löst und somit die Körperenergien wieder fließen können. Wir lernen, unerquickliche Gedankenbilder mit Aufbauenden auszutauschen und nicht mehr zu verdrängen. Lassen wir uns nicht entmutigen, wenn uns die alten gesundheitsschädigenden Gewohnheiten in Krisen zurückwerfen. Halten wir uns stets unsere Zielsetzung bewußt und bildhaft vor Augen, besonders am Abend vor dem Einschlafenn, da in der Tiefschlafphase unser Unterbewußtsein die Selbstheilungskräfte intensiver aktivieren kann. Damit wird unser Denken und Handeln in der Weise gesteuert, daß wir wieder beginnen, auf die Körpersprache zu hören und damit simultan nur noch das Beste für Geist, Körper und Seele anstreben.

Freuen wir uns darauf, daß wir noch mit voller Lungenkraft atmen und mit offenen Sinnen Lichtmoleküle aufsaugen können. Öffnen wir unsere beklemmten Herzen und fühlen wir uns mit den Wurzeln der Erde verbunden. Mit Gedanken der Liebe, Dankbarkeit und Zufriedenheit sind wir zum schöpferischen Wachsen fähig. Wir lassen keinen Gedanken mehr zu wie "das schaff ich nicht, das kann ich nicht ändern", denn nicht sehen und nicht lernen wollen bedeutet, sich vom Licht abwenden. Es ist unsere Wahl, ob wir uns wie jeder Halm, Blüte oder Baum dem Licht entgegenstrecken, um an Größe und Stärke zu gewinnen, damit wir über die Angst vor Krankheit und Tod hinauswachsen können.

Es ist an der Zeit, endlich die Verantwortung für unser Wohlbefinden in unsere Hand zu nehmen und nicht mehr auf Wunder von außen zu hoffen. Wir können die wunderbare heilbringende Wandlung in uns selbst vollziehen: die unerschöpflichen Selbstheilungskräfte dafür schlummern in jedem von uns.

Aufruf zur Gründung von Selbsthilfegruppen für Azidose- und Candida-Geschädigte. Jeder Laie kann die Aussage meiner Bücher und seine Erfahrungen mit Gleichgesinnten und "Gleichgeschädigten" teilen und austauschen. Dabei wächst das Vertrauen in unsere Selbstheilungskräfte und wir gesunden durch die Herausforderung, Wissen in die Tat umzusetzen! Im Rahmen meiner Seminare und Selbsthilfegruppe haben sich erfreulicherweise auch Naturärzte und Heilpraktiker eingefunden, die ihre aus der Selbsthilfegruppe gesammelten Anregungen wiederum vielen Patienten zugute kommen lassen können.

Aufruf zur Unterstützung eines Papaya-Projekts zur Kultivierung des Papaya-Baumes! Der deutsche Arzt Dr. Kurt Koesel in Maui, Hawaii hat in fünfzig Jahren Behandlungs- und Laborarbeit die segensreichen Heileigenschaften der Papayafrucht vielen Hilfesuchenden nahegebracht. Dr. Koesel (†) und Dr. Ray entdeckten, daß das Papain der Frucht tumor- und krebsheilende Eigenschaften besitzt und mit einer verstärkten entschlackenden und entgiftenden Wirkung auf alle Organe regenerierend einwirkt, besonders bei arteriellen Ablagerungen, Entzündungsherden, Darmverschlackungen und Stoffwechselstörungen. Der hohe Vitamin A-, C- und E-Anteil unterstützt die Zellregeneration. Krebshemmende und parasitentötende Wirkstoffe sind ebenfalls in den dunkelgrauen bis schwarzen Papayakernen zu finden (sehr wirksam zur Tierentwurmung). Die Kerne weisen wie die Aprikosenkerne einen hohen Gehalt an Anti-Krebs-Vitamin B_{17} (Laetril) auf. Ich selbst habe für ein Jahr täglich 30 - 50 Kerne zerkaut; bis heute schätze ich die Kerne als pfefferähnliches Gewürz, frisch oder getrocknet und fein gemahlen; ebenso die getrockneten Blätter als verdauungsanregender Tee. Die Frucht ist im Verbund mit den Kernen eine ideale Heil- und Entschlackungsnahrung und steht uns gegen die Zivilisationskrankheiten Candida, Krebs, Übergewicht, Fettsucht Leber- und Stoffwechselschäden hilfreich zur Seite.

Nur die grüne Papaya (bis gelbgrün, noch bißfest) enthält im Fruchtfleisch, besonders unter der Schale in konzentrierter Form, das wertvolle Papain, das totes Gewebe, Schlacken und Zersetzungsgifte, besonders auch alte Darmschlacken aus den Wänden schonend, aber gründlich herauslöst. Zur Darm- und Organentschlackung: morgens eine halbe Stunde nach 1/2 l Flüssigkeitseinnahme ca. 250 g bißfeste Frucht mit Schale fein reiben, würzen mit 1 TL Papyaya-Kernpulver, ggf. verfeinern mit frisch geriebenem Apfel oder Sauerkraut-, ggf. Zitronensaft. Für die Schnellküche können obige Zutaten im Elektromixer mit Wasser bzw. Saft zu Papayamus fein püriert werden. Weitere Papaya-Rezepte sind kostenlos gegen Freiumschlag beim Spira-Versand erhältlich.

Leider haben wir in Europa nur spärliche Quellen für Papaya aus biologischem Anbau. Für den Anbau eignen sich klimatisch am besten die Kanaren oder Südspanien. Mit meinem Aufruf möchte ich dort - oder an einem anderen geeigneten Ort - eine Papayafarm ins Leben rufen oder eine bereits bestehende zum biologischen Anbau motivieren. Hilfreiche Organisationstalente sind willkommen. Informationsmaterial über die noch vielen therapeutischen Vorzüge dieses Baumes sind gegen Freiumschlag beim Spira-Versand erhältlich. *Nur die pestizidefreie Papaya-Frucht kann den Gesundungsprozeß unterstützen!* Lieferung der chemiegiftfreien grünen frischen Papaya aus Übersee sowie schonend getrockneten grünen Früchte als wohlschmeckendes Papaya-Granulat, wie auch die pulverisierten Kerne siehe Bezugsquellen.

Literaturhinweise

Airola, Paavo: *How to get well,* Health-Plus, Phoenix, 85028 Arizona, USA

Banik, Allen: *Trinkwasser und Ihre Gesundheit,* Bionika, Ritterhude

Bergasa, Ana: *Kampf der Arthrose*, Ernsthaler-Verlag, Steyr

Chemie in Lebensmitteln, Katalyse-Inst. für Umweltfg., Engelbertstr. 41, 50674 Köln

Crook, Wilh.: *The Yeast-Connection* (Candidiasis, die epidemische Pilzkrankheit), M. D. Vintage Book's, New York

Ehrert, Arnold: *Die schleimfreie Heilkost,* Bionika, Ritterhude

Flade, Sigrid: *Diät für Allergiker,* Eigenverlag, 83700 Bad Weisach

Flade, Sigrid: *Neurodermitis, Allergien und Übergewicht*, Verlag Gräfe & Unzer

Fischer, William: *How to fight Cancer and win,* Canefield, 44406 Ohio, USA

Glaesel, Karl: *Heilung ohne Wunder und Nebenwirkungen,* Glaesel-Verlag, Konstanz

Glenk, W. und S Neu: *Enzyme, Bausteine des Lebens,* Heyne-Verlag

Finck, Hans: *Freundliche Bakterien,* Ehrenwirth-Verlag

Fratzer, U., Hoffmann, H.: *Schach der MS,* Printul Verlag

Handbuch der Geo- und Baubiologie, Dr. Schulte-Uebbing-Verlag, München

Hoffmann, Klaus: *Rette Dein Immunsystem*, Vier-Flamingos-Verlag, 48429 Rheine

Jensen, Bernhard: *Nature has it`s Remedy,* USA-Naturkostläden

Juchheim, Jürgen: *Immun,* BLV-Verlag, München

Koch, Fred: *Saure Nahrung macht krank,* Frech Verlag, Stuttgart

Nährwertkompaß der Universität Gießen, Verlag Gräfe & Unzer

Neumann, Halima: *Stop dem Krebs und MS-Erkrankung,* Fürhoff- Verlag

Rauscher, Walter: *Tödliche Mykosen,* Eigenverlag, Sophienstr. 114, 76135 Karlsruhe

Rochlitz, Steven: *Die fehlende Dimension: Energiebalance* gegen Allergien und Candida, Knaur-Verlag, München

Schmidt, H.G.: *Osteoporose*, Kneipp-Verlag, Bad Wörishofen

Schmidt, K. O.: *Selbst- und Lebensbemeisterung durch Gedankenkraft,* Reichl-Verlag

Shelton, Herbert: *Foodcombining made easy,* Shangrila-Institute, Bonita Springs, 33923 Florida, USA

Tilden, John: *mit Toxämie fangen alle Krankheiten an,* Bionika, Ritterhude

Vasey, Christopher: *Das Säure-Basen-Gleichgewicht,* Midena Verlag, CH-Aarau

Walker, N. W.: *Colon-Health* (Darmgesundheit), Bionika, Ritterhude

Weise, D.: *Harmonische Ernährung,* Smaragdina-Verlag, München

Wigmore, Ann: *Lebendige Nahrung ist die beste Medizin,* Knaur-Verlag

Wirth, Wolfgang: *Mit Aloe heilen,* Echter Verlag, Würzburg

Zuhause selber keimen und *Weizengrassaft Medizin für ein neues Zeitalter,* Verlag Ernährung und Gesundheit, Leostr. 14, D-81375 München, Tel. 089-716134

Stichwortverzeichnis

A n h a n g

Cranio-sacrale Therapie, Armlängenreflex-Test: Arbeitsgemeinschaft für Physioenergetik, Sieveringerstr. 126/4, A-1190 Wien. Institut für angewandete Kinesiologie, Zasiusstraße 67, D- 79102 Freiburg, Tel. 0761-72729

Colonic-Hydro-Therapie, stationäre Darmspülungen:

Berlin (14193), HP J. Eugenie Marquardt, Königsallee 20 A, Tel. 8919793

Düsseldorf Dr. A.F. Scheumann, Grafenberger Allee 134, Tel. 021-686633, 44

Konstanz (78467), HP Regina Dziuba,Theodor-Heuss-Str. 7,Tel. 07531-53636

München: (81549), HP Ina Müller-Arnold, Schwanseestr. 43, Tel. 089-690 00 01
(81679), HP Karin Grewe, Bülowstr. 19, , Tel. 089-98 65 06
(80469), HP Nathalie Grillet, Ehrengutstr. 19, Tel. 089-721 12 64
82131 Gauting, HP Helen Blohm, Starnberger Str.3, Tel. 089-8507235
(81545), Bezoldstr. 1, HP Ulrike Henning, Tel. 089-645923
Candida-Therapie und spektralanalytischer Pilz-Test, HP Susanne Geyer, Sendlinger Str. 28/1, 80331 München, Tel. 089-264680

Colonic-Hydro-Therapie und Darmsanierung, ambulant und stationär; naturheilkundliche Behandlung verbunden mit "Anti-Candida-Heilfasten" und *Beckenschiefstand-Behandlung:* Therapie- und Seminarhaus Wald-Eck, Leitung HP Günther Haberkorn, Fichtenweg 4, 88085 Langenargen, Tel. 07543-2021

Candida-IgG-Test: Antikörper (Candida-Allergene werden unter die Haut gespritzt), Dr. Erik Vonhof, Prinzenstr. 13, 80639 München, Tel.:089-133041

Fachlabor für diagnostische Mikrobiologie (Stuhluntersuchungen): Dr. Schuler, 82335 Berg, 08151-50044; Labor Dr. Hauss, 24340 Eckernförde, 04361-3411

Institut für Umweltkrankheiten, ambulante Ausleitung von Zahngiften und Chemiegiften: 34308 Bad Emstal, Tel. 05624-8061

MS-Selbsthilfegruppe e.V. (Bundesorganisation), Gerd Hoerst, Auf der Höhe 9, 68535 Edingen, Tel. 06203-81894

Selbsthilfegruppe für Azidose-, Krebs-und MS-Geschädigte mit Halima Neumann. Monatliche Treffen im Münchner Raum erfragen: Tel. 08151-28777

Weitere Selbsthilfegruppen "Azidose und Pilzerkrankungen" in:

Düsseldorf (40211) Barbara Eßer, Düsselthaler Str. 20, Tel. 0211-363695

Essen (45473) P. Schipke, Mülheim, Winkhauser Weg 180, 0208-763737

Hamburg (20255) I. Mahak Wasserscheidt, Osterstr. 146, Tel. 040-407537

Konstanz (78467) HP Regina Dziuba, Theodor-Heuss-Str.7, 07531-53636

Schwerin (19063) Selbshilfe für Nahrungsmittel- und Chemikalien-Allergiker Bärbel Köhler, O.-v. Guericke-Str. 26, Tel. 0385-864592

Österreich Kontaktadresse für alle größeren Städte: Medizin. Selbsthilfezentrum 1020 Wien, Obere Augartenstr. 26-28, Tel. 0222-3308972

9100 Völkermarkt, Selbsthilfe "Allergiker und Pilzgeschädigte" Irmgard Issak, Herzog-Bernhard-Platz 7, Tel. 04232-2801

Bezugsquelle für weiterführende Literatur und Produkte: Life Light Naturwaren, A-7572 Deutsch-Kaltenbrunn, Rohrbrunn 53, Tel. 0043-3383-3310-0; Fax -4